ZHONGLIU NEIKE HULI

肿瘤内科护理

吴万垠　名誉主编
蔡姣芝　邱圣红　主编

U0214494

SPM 南方出版传媒
广东科技出版社 | 全国优秀出版社
·广州·

图书在版编目（CIP）数据

肿瘤内科护理 / 蔡姣芝，邱圣红主编. —广州：广东科技出版社，2021.11

ISBN 978-7-5359-7715-1

Ⅰ.①肿… Ⅱ.①蔡… ②邱… Ⅲ.①肿瘤学—护理学 Ⅳ.①R473.73

中国版本图书馆CIP数据核字（2021）第164262号

肿瘤内科护理
Zhongliu Neike Huli

出 版 人：严奉强

责任编辑：曾永琳 汤景清

装帧设计：友间文化

责任校对：陈静 李云柯

责任印制：彭海波

出版发行：广东科技出版社

（广州市环市东路水荫路11号 邮政编码：510075）

销售热线：020-37607413

http://www.gdstp.com.cn

E-mail：gdkjbw@nfcb.com.cn

经　　销：广东新华发行集团股份有限公司

印　　刷：广州市东盛彩印有限公司

（广州市增城区新塘镇太平洋工业区十路2号 邮政编码：510700）

规　　格：787mm×1 092mm　1/16　印张18.5　字数370千

版　　次：2021年11月第1版
　　　　　2021年11月第1次印刷

定　　价：68.00元

编委会名单

名誉主编： 吴万垠

主　　编： 蔡姣芝　邱圣红

副 主 编： 肖舒静　吴巧玲　叶　红　陈二辉　李清娟

编　　委： 郭利晓　魏球娣　梁志娴　陈淑玲　赵莞丽

　　　　　　杨敏菲　刘　杨　李月芳　吴利敏　张馥丽

　　　　　　王金华　廖牡丹　彭金瑞　陈晓玲　卫碧娟

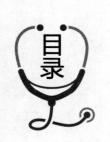

目录

第三章

心理和社会支持

第四章

饮食营养

第五章

康复运动与居家护理

第六章

安宁疗护

第一章

概　　论

肿瘤护理概论

国际癌症研究机构的全球癌症流行病学数据库（GLOBOCAN）显示，2018年全球恶性肿瘤的新发病例约1 807.9万例，死亡病例约955.5万例，其中肺癌新发病例达11.6%，死亡病例占总癌症死亡病例的18.4%，其他排名较前的分别是乳腺癌、前列腺癌、结直肠癌、胃癌和肝癌。随着发病率上升，预计到2040年，全球恶性肿瘤新发病例将达到2 953.3万例，死亡病例将达到1 638.8万例。

在国内，恶性肿瘤已成为我国居民死亡的第一原因。国家癌症中心肿瘤登记数据显示，2014年，中国恶性肿瘤新发病例数为380.4万，发病率为2.78‰，2015年，恶性肿瘤新发病例数增至392.9万，发病率为2.86‰，其中，发病例数较高的分别是肺癌（78.7万例）、胃癌（40.3万例）、结直肠癌（38.8万例）、肝癌（37.0万例）、乳腺癌（30.4万例）。到2018年，全球癌症流行病学数据库（GLOBOCAN）显示我国恶性肿瘤新发病例数为428.5万，死亡病例数为286.5万。

随着医疗技术的不断进步，近年恶性肿瘤的治疗效果有了明显的提升，患者生存期也大大延长，许多恶性肿瘤被归为慢性病，带瘤生存者、癌症幸存者人群都在不断扩大，这对肿瘤患者及其家属来说是幸事。但在同时，肿瘤患者和癌症幸存者的身体状况复杂，需要专人来进行护理和辅助，肿瘤护理在患者的诊疗和生活中发挥着越来越重要的作用。

肿瘤护理包括整个生命周期，从预防到治疗，再到监测，最终到患者康复或者死亡，为全程延续性照护。随着社会的发展，肿瘤护理也在不断扩宽服务的范畴，从医院走向社区和家庭，提供个性化护理服务，服务对象也从患者本人扩展至患者家属。肿瘤护理属于肿瘤三级预防工作的一个重要组成部分。

肿瘤护理是一门关于肿瘤预防、筛查、护理、康复、健康教育的护理学科，有自己的专科特点，有独特的专业理论和操作规范，也有独立的专业实践领域。随着实践范围与内容的延伸和扩展，现在的肿瘤护理涉及了生理、病理、药理、临床、心理、社会、伦理、营养、康复等多个学科，注重多学科的合作和发展；同时，肿瘤护理遵循整体健康理念，重视身体、心理、精神和社会适应的全面照护。

　　肿瘤护理成为一个专门的护理学科的时间不长。1974年，美国癌症护理学会（U. S. Oncology Nursing Society，ONS）成立；1978年，第一届国际肿瘤护理会议召开，《癌症护理》杂志出刊，护士第一次受邀参加第12届国际肿瘤会议；1982年，护士第一次在第13届国际肿瘤会议上做论文报告；1984年，国际肿瘤护士协会成立（International Society of Nurses in Cancer Care，ISNCC）。在中国，1987年，中华护理学会外科护理专业委员会成立肿瘤护理专业组；1989年，肿瘤护理专业组升格为中华护理学会肿瘤护理专业委员会；1990年，中华护理学会肿瘤护理专业委员会成为国际肿瘤护士协会会员；2005年，卫生部在《中国护理事业发展规划纲要（2005—2010）》中明确提出肿瘤护理是培养专业护理人才的重点临床专科护理领域之一。这些学术组织、团体的建立、会议的召开和政策制度的颁布，都对国内外肿瘤护理的规范和发展起到了重要作用。

　　随着肿瘤护理学科的进步，其对肿瘤护理专科人员的要求不断提高，各层级人才培养基地不断设立、培训班蓬勃开展，肿瘤高级实践护士、专科护士、个案管理师等职业应运而生，肿瘤护理的内容进一步扩展，方向也进一步细化。但自始至终，患者的症状护理一直都是肿瘤护理的热点和重点。

第二节　肿瘤内科治疗方式

　　外科治疗是最早的肿瘤治疗手段，而随着科学技术的发展，放射治疗、化学治疗等肿瘤内科治疗方式和方法逐渐兴起。肿瘤治疗发展至今，手段不断增多，也日益精细化，不同的方式各有其优势及局限性。因此，无论用何种方式治疗，都应根据患者的身心状况和肿瘤特点等，有计划、合理地应用多学科、综合性的治疗手段，以最合理的经济费用取得最好的治疗效果，这也是肿瘤临床治疗的基本原则。

　　不同的肿瘤治疗方式各有其优点，都能达到杀伤、抑制肿瘤的目的，但也都有各种限制和不良反应，会增加患者的痛苦，影响其生活质量。熟练地掌握常见治疗方式机制及其不良反应的情况，可以在一定程度上预测患者的不适症状，提前做好护理规划，尽可能地预防或减轻不适状况的发生，促进身体恢复，以达到减轻痛苦、提高生活质量的目的。

常见的肿瘤内科治疗方式有如下几种。

（一）放射治疗

放射治疗简称放疗，是肿瘤治疗的重要手段之一，它是利用各种高能射线直接照射肿瘤，通过杀伤肿瘤细胞，来抑制肿瘤生长，使肿瘤退化、萎缩直至死亡的一种治疗方式。

根据放射源的位置，放疗可以分为远距离放疗、近距离放疗和放射性核素治疗；根据放疗的目的，放射治疗又分为根治性放疗、姑息性放疗、辅助放疗和挽救性放疗。

要执行放疗，必须有放射源和放射治疗机来发射不同类型的射线。常见的人工放射源有^{60}Co、^{192}Ir、^{137}Cs等，可以射出α、β、γ类射线。常见的放射治疗机则有X线治疗机和各种类型的医用加速器：X线治疗机可产生不同能量的X射线；医用加速器可产生高能X线和高能电子线，其中，电子回旋加速器能产生快中子、质子、重粒子等。

在放疗的过程中，正常组织受到射线照射后会有一定程度的损伤，并表现出相关的症状，即为放疗反应或放射反应。反应的严重程度与放疗部位、剂量、放疗方式、个人情况等因素有关。

按放疗反应发生部位，可以分为全身反应和局部反应。全身反应多为头晕、疲倦、恶心呕吐、纳差等症状，局部反应则和放疗的部位、放疗的方式剂量等相关。

根据症状出现的时间差异，结合损伤发生机制的不同，放疗反应也可分为早期放射反应和晚期放射反应。早期放射反应指从放疗开始到第90天内发生的不良反应，多发生于具有高度增殖活性的组织。常见的早期局部放疗反应有鼻咽癌放疗时口腔黏膜反应和盆腔肿瘤放疗时下消化道反应等。晚期放射反应指放疗开始90天之后发生的不良反应，主要发生于器官的实质细胞，也发生于结缔组织和血管组织，随着时间的延长而加重。典型的晚期局部放射反应有放射野局部皮肤晚期表现、慢性放射性肠炎、鼻咽癌放疗后放射性颞颌关节障碍、放射性龋齿等。

（二）化学治疗

化学治疗简称化疗，是治疗肿瘤的三大手段之一，它是利用化学药物治疗肿瘤，阻止肿瘤细胞增殖、浸润、转移，最终杀灭肿瘤细胞的一种治疗方式。

根据化疗的目的，化疗可分为根治性化疗、姑息性化疗、辅助化疗、新辅助化疗和术中化疗等类型。

　　抗肿瘤药物是化疗的基础。根据传统分类方法，抗肿瘤药物可分为烷化剂、抗代谢类药物、植物碱类药物、抗生素类、激素类和其他类，此外还有用于减轻或消除某些不良反应的化疗辅助类药物。各药物性质、来源、作用机制、效果、不良反应等存在差异，临床上多根据患者具体情况、综合治疗方式等选择用药种类。除单一药物化疗外，目前临床还常用联合化疗，即联合应用两种或以上不同种类的药物，以取得各药物杀伤肿瘤细胞时的协同作用，提高疗效、降低不良反应和耐药性等。

　　化疗给药途径有口服、静脉给药、腔内给药、鞘内给药和动脉内给药等方式。

　　化疗属于全身性治疗，抗肿瘤药物特别是细胞毒性药物，在杀伤肿瘤细胞的同时也会杀伤正常细胞，导致不良反应的发生，增殖活跃、代谢旺盛的细胞损伤更重，因而不良反应的症状更加明显。化疗的不良反应根据出现时间可分为立即反应、早期反应、迟发性反应和晚期反应；根据部位可分为局部反应和全身反应。局部反应主要是药物渗漏引起的局部组织损伤和静脉炎；全身反应除了过敏反应和远期毒性外，常见的症状有骨髓抑制，消化道反应如恶心、呕吐、黏膜炎、腹泻和便秘等，以及心、肺、肝、肾等器官毒性。

（三）靶向治疗

　　肿瘤细胞和正常细胞之间存在分子生物学上的差异，靶向治疗即是以肿瘤组织或肿瘤细胞所具有的特异性或相对特异性的结构分子作为靶点选择针对性阻断剂，通过与靶分子特异性结合，从而达到抑制肿瘤生长、进展及转移的目的。与传统化疗相比，靶向治疗具有高选择性、低毒性等特点。

　　常用的靶向治疗药物按结构可分为抗体类大分子和激酶抑制剂类小分子；按作用机制可分为单抗类药物、抗血管生成类药物、小分子酪氨酸激酶抑制剂、多靶点小分子药物和其他药物等。主要的用药途径为口服或静脉给药，多数药物有特定的保存和使用的方法。

　　由于靶向治疗作用的靶点在正常组织也会有一定的表达，所以靶向药物也会有一定的不良反应，包括全身反应和某个系统、器官的不良反应。常见的不良反应可见皮疹、乏力、发热寒战和关节、肌肉痛等。

（四）生物治疗

　　生物治疗是运用各种生物技术和生物制剂来调节肿瘤患者的生物反应，直接或间接达到杀伤肿瘤细胞或抑制肿瘤生长、减轻肿瘤治疗不良反应的治疗方法。生物治疗通过增强机体的免疫和抗癌能力，调动内因来控制和治疗肿瘤，并可作为支持治疗，可减轻各肿瘤治疗中的一些不良反应，增强机体免疫力。多与其他常规疗法联合使用。

常见的生物治疗包括基因治疗、免疫治疗、细胞因子治疗、肿瘤疫苗、造血前体细胞治疗等。

大部分生物制剂通过静脉输注、肌内注射或皮下注射的方式给药，多较贵重，并需要特殊保存方法。

生物治疗的不良反应包括流感样综合征、消化道症状、心血管系统和呼吸系统症状，以及皮疹、骨髓抑制和过敏反应等。

（五）介入治疗

介入治疗是介入放射学的组成部分，是在医学影像设备监视导向下，采用微创技术，对肿瘤进行诊断和治疗的方法。由于介入诊断和治疗具有微创、可重复、定位准确、疗效高、见效快和并发症少等特点，已成为肿瘤临床诊断和治疗的重要方法。介入治疗能较大程度控制肿瘤的发展，为患者争取二次治疗的机会。

肿瘤介入治疗按操作方法可分为血管介入和非血管介入两个类型，常见的具体介入治疗方法有经动脉化疗药物灌注术、动脉栓塞术、经皮穿刺活检术、局部药物注射、消融术和支架植入术等等。

介入治疗需要做好术前准备和术后护理，应特别注意介入穿刺口止血护理和相关的循环观察，注意有无渗血、血肿、发热、末梢循环不良和疼痛等不良反应，也要关注治疗部位、使用药物及治疗手法等相关问题。

（六）中医治疗

中医治疗是以中医理论为指导，运用中医理念和中医药治疗手段治疗肿瘤的治疗方法，是我国肿瘤防治的重要组成部分。整体观念和个体化辨证论治相结合、辨证和辨病相结合是中医诊疗的特点。临床上多采用中西医结合治疗，中医疗法与其他肿瘤治疗方法如手术、放疗、化疗等联合使用，可发挥抗肿瘤作用，提高疗效、减轻治疗不良反应，确保顺利完成整个疗程。对不能做手术或放化疗等治疗的患者或晚期癌症患者，中医治疗可以减轻症状，提高患者生活质量，尽可能控制肿瘤，在一定程度上延长其生存期。

常见的中医疗法包括中药、食疗、外治法、情志和运动疗法等，其中，外治法包含针灸、推拿按摩和贴敷等。

中医治疗常以整体调理、改善症状为主要切入点，其不良反应少、程度轻，视具体疗法症状有所不同，如使用中药汤剂治疗，不良反应多是少量、短暂的消化道反应，而针灸疗法则可能有少许疼痛、局部少许渗血淤青，艾灸疗法则存在烫伤风险。

（七）其他治疗

1．热疗

热疗指使用各种加热技术，让患者体内肿瘤组织温度升到有效治疗温度并维持一定时间，利用热的生物效应治疗肿瘤的方法。热疗的生物效应包括热效应和非致热效应，可直接或间接杀伤肿瘤细胞、抑制肿瘤增殖。

热疗根据加热范围不同，分为局部热疗、区域热疗和全身热疗，根据温度不同分为常规高温热疗、固化热疗、气化热疗、亚高温热疗，根据介入方式分为腔内热疗、组织间热疗、热灌注热疗和单纯体外热疗等，单纯体外热疗是目前临床上较常用技术。临床常见的射频消融、磁感应治疗、超声聚焦刀、微波热疗等都属于热疗技术。

2．冷冻治疗

冷冻治疗指利用低温冷冻破坏组织和细胞治疗肿瘤的治疗方法。冷冻可以直接损伤细胞，并影响局部环境产生间接细胞损害。

氩氦刀是目前使用较多的冷冻疗法。

3．内分泌治疗

内分泌治疗是通过添加、阻断或移除相应的激素，使肿瘤细胞减缓或停滞生长的方法。

内分泌治疗包括对内分泌器官去势和使用激素或药物阻断体内激素，主要用于治疗激素依赖性肿瘤。

第三节　肿瘤症状护理与评估

一、肿瘤症状护理概述

症状是个体在疾病状态下对自身功能异常的主观感受和体验，通常包括严重度、时间、性质和困扰度四个维度。症状群指 2 个或 2 个以上同时发生并相互关联的症状组成稳定的症状小组，并独立于其他症状群。

恶性肿瘤的发生和发展，给患者带来很多不适症状，各治疗手段的使用也带来各种各样的不良反应。这些与疾病和治疗相关的症状和不良反应，会给患者带来明显的痛苦，而相互关联、相互协同的症状群的发生，更会强化症状带来的不良影响，使之呈现出倍增趋势，对预后产生更突出的影响。

国内研究者对302例肺癌放化疗后患者进行了症状发生情况的调查，结果显示：患者自评发生率前5位的症状依次为感觉疲乏（94.70%）、食欲下降（91.39%）、恶心（78.48%）、脱发（74.17%）和呕吐（69.21%），此外，患者还承受着29种其他症状困扰，包括头晕、腹泻、打嗝、口干、水肿和烦躁等。国外一项107例放化疗患者的调查中显示，各常见症状的发生率分别为疲劳（76.6%）、失眠（47.7%）、疼痛（42.1%）、食欲不振（37.4%）、焦虑（31.8%）和抑郁（21.5%）。

这些症状让患者感到疲惫、痛苦，导致心情焦虑、抑郁，而焦虑和抑郁又影响患者生理功能，加重症状和不良反应的程度，增加痛苦，严重时可影响患者的治疗进程和治疗效果，甚至降低患者的生存欲望。有研究显示，焦虑、抑郁的发生与其他身体症状的发生呈正相关，与生存质量则呈负相关。一项针对头颈癌放疗患者的研究显示，患者在治疗初期的焦虑和抑郁水平分别为7.3%、12.1%，在治疗结束时则为9.7%、21.9%，这显示焦虑和抑郁的发生会随着治疗阶段和疾病的发展而变化。

这些数据都提示了症状管理对于应对疾病、提高生存质量的重要性。

因此，症状护理一直都是肿瘤护理的重点，是肿瘤护理需要优先解决的问题。通过系统的症状护理，减轻症状对患者的不良影响，可以达到减轻患者痛苦、提高患者生活质量、确保治疗顺利进行的目的。目前，症状护理的重点，从单一症状的护理发展到症状群管理，从症状的治疗控制发展到症状的预防；管理策略从医疗手段过渡到多元化、多学科的联合干预；症状管理的团队从单纯的医生、护士发展到纳入营养师、心理治疗师、社会工作者、患者家属等，护理在团队中的作用也越来越突出和重要。

二、常见症状评估量表

有效的症状护理需要系统的症状评估，全面、准确、规范的症状评估可以帮助识别症状，指导症状护理干预，评价护理措施效果，从而提高症状管理的效果。

早期的症状评估为单一症状的评估，如简明疼痛量表、焦虑抑郁量表和多维疲劳量表均属此类。现已有多个经过验证的多症状综合评估量表在临床中使用。

根据对象不同，亦可分为普适性评估和特异性评估。常见的普适性量表有安德森症状评估量表、记忆症状评估量表等，适合各类肿瘤患者；特异性量表根据肿瘤类别、治疗方式等有不同的使用范围，如头颈部肿瘤患者受营养状况影响的症状评估清单、肺癌症状评估量表和范德堡头颈部症状评估量表等。此外，基于中国文化的特色，国内很多学者也在研究、构建适用于国内患者的症状评估量表，以及适用于中医治疗的症状评估量表。应用量表时，须根据研究的对象、内容、文化背景和量表质量等进行有针对性的选择。

以下为几个常见的症状评估量表。

（一）安德森症状评估量表（M. D. Anderson Symptom Inventory，MDASI）

安德森症状评估量表由美国得克萨斯州安德森癌症中心研发，适合各类肿瘤症状的评估。该量表评估癌症本身导致和治疗中的13个核心症状在过去24h中的严重程度和对6个日常功能的干扰程度。13个核心症状包括疼痛、疲劳、食欲减退、恶心、呕吐、睡眠不安和嗜睡等，6个日常功能为一般活动、情绪、工作、人际关系、行走及生活乐趣。该量表已被翻译成多种语言版本，经检验，安德森症状评估量表中文版（MDASI-C）信效度良好，已被广泛应用。

在MDASI的基础上，开发了多种治疗和疾病类型相关的特异性模块，针对不同的患者群体进行评估，如胃肠道肿瘤的MDASI-GI、妇科肿瘤手术的MDASI-Periop-GYN、肺癌的MDASI-LC、脑瘤的MDASI-BT、恶性胸膜间皮瘤的MDASI-MPM、头颈部肿瘤的MDASI-HN和中医治疗的MDASI-TCM等。MDASI-TCM在MDASI的基础上增加了7项中医特有症状，包括出汗、畏寒、便秘、口苦、咳嗽、心悸和掌心潮热，用于测量接受中医治疗的肿瘤患者的症状严重程度及其对功能的干扰，有研究认为该量表具有良好的信效度，其内部稳定性和敏感性良好。

（二）记忆症状评估量表（Memorial Symptom Assessment Scale，MSAS）

记忆症状评估量表由美国Portenoy等学者研制，适合各类肿瘤患者的综合症状评估。量表包括生理症状、心理症状、总困扰指数三个部分，用32个症状来评估过去1周内的情况，其中24个症状从频率、严重程度、困扰程度三个维度来评估，另外8个症状如口腔溃疡、体重减轻、脱发、便秘、手脚肿胀等则从严重程度和困扰程度来评估，总体困扰指数根据部分症状的发生率和困扰程度计算。该量表已被翻译成多种语言版本，香港中文大学学者将量表译为中文版MSAS-Ch。为减轻评估负担，MSAS被简化为MSAS-SF，单独评估32个症状的频率或困扰程度，也具有多种语言版本，已译为中文版MSAS-SF-SC。MSAS-SF进一步简化后成为CMSAS，用于测量14种生理和心理症状的频率和困扰程度，该量表也已译为中文版并通过信效度验证。

（三）症状困扰评估量表（Symptom Distress Scale，SDS）

症状困扰评估量表由研究人员McCorkle、Young在文献综述、患者访谈、既往量表的基础上创建，它是第一个测量癌症相关多个症状的量表，并将症状困扰定义为患者所报告的特定症状的不适程度，适合各类肿瘤患者。最初始的量表包括8个症状，经过修订与完善，最终形成13-Item SDS。这个最终的量表共测量11种症状：恶心、食欲、失眠、疼痛、疲劳、排便方式、注意力、外观、呼吸、期望和咳嗽，每个症状有5个分级，恶心和疼痛各占2个条目，恶心包括恶心频率和恶心强度，疼痛包括疼痛频率和疼痛强度。有研究认为有些症状单独评分可能不是最痛苦的症状，但是同时出现时会加重患者的困扰。SDS可以筛查出哪些症状可能需要更深入评估或测量，但在症状困扰的严重程度方面则需要进一步的研究。

（四）埃德蒙顿症状评定量表（Edmonton Symptom Assessment Scale，ESAS）

埃德蒙顿症状评定量表由加拿大学者Bruera等编制而成，适用于晚期恶性肿瘤、接受姑息治疗和护理的患者进行症状负担评估。ESAS评估9个症状，包括疼痛、抑郁、焦虑、恶心、幸福感、食欲、嗜睡、呼吸短促和疲劳，经过修订成为ESAS-r。ESAS-r修订了症状的定义和填写时间窗，要求填写现在的状态，还增加了一个可选的症状。学者Hannon等人在ESAS和ESAS-r基础上添加了便秘和睡眠，使之成为ESAS-CS和ESAS-r-CS，验证显示两个量表均有良好的信效度，但是存在患者对于时间框架和定义理解方面的偏好差异。此外，临床上还存在多个量表变异版，目前M.D.安德森癌症中心支持性护理团队使用的是9个核心症状加睡眠症状评估的量表，用于询问过去24h的平均症状强度。中文版C-ESAS经验证也具有良好的信效度。

（五）肿瘤治疗相关症状列表（Therapy-Related Symptoms Checklist，TRSC）

肿瘤治疗相关症状列表由Williams等学者研发，主要针对接受放化疗的肿瘤患者，用于进行治疗相关症状的评估。该量表包含25个症状，用以评估患者自上次治疗以后出现的症状情况。这一量表可以收集患者放化疗后关心且迫切希望缓解的症状，有利于医护人员确定优先措施来缓解症状。TRSC亦有多个语言版本及儿童版，并已有中文版TRSC。

第四节　肿瘤患者生存质量与评估

一、肿瘤患者生存质量概述

生存质量（Quality Of Life，QOL）又称生活质量。根据WHO的定义，生活质量是个人在其所生活的文化和价值体系的背景下，对其生活地位以及目标、期望、标准和关注点相关的看法。把这一概念引入医疗卫生领域则为健康相关生存质量（Health-related Quality Of Life，HRQOL），它的定义为医学问题及其治疗对个体正常或期望的身体、情绪和社会健康状态的影响程度，临床中多简称为生存质量。生存质量具有主观性及多维性，是患者对疾病及治疗所造成影响的主观评价，涉及躯体、症状、情感、行为、认知、社会等多个方面。

随着社会的进步和健康意识的改变，人们对生活质量越来越重视。生活质量被用于评估疾病和治疗对患者的影响，为治疗方法的选择提供参考依据，并成为评价肿瘤治疗、护理、康复的终末指标。WHO将减轻痛苦、提高生存质量列为除延长生存期和提高治愈率之外的第三大治疗目标。

二、常见生存质量评估量表

现在已有大量已验证可靠的量表用于评估患者的生存质量。生存质量评估量表通常包含生理状态、心理状态、社会功能状态、主观判断与满意度这几个方面的基本内容，根据适用对象、评分方式等的不同有多种种类。按照量表关注点不同可以分为普适性量表和专用量表。量表在研究及使用中各有优势，需根据实际情况进行选择。

普适性量表适用于普通人群及医疗干预下人群的健康状态测量，适用范围广，部分可在世界范围内使用，并可在不同的疾病之间直接进行生存质量比较，但对特殊疾病的针对性不强，信效度偏低。普适性量表包含描述性量表和基于偏好的量表，基于偏好的量表可用于健康效用值的间接测量。常见的普适性量表包括36条目简明健康状况调查问卷、欧洲五维健康量表等。

专用量表是为某一类疾病制定的疾病特异性量表，适用于该类疾病的不同干预措施的比较，可针对某特定疾病、某特定人群、某项功能、接受特定类型治疗或某特定症状等方面。常见量表如癌症治疗功能评价系统、癌症康复评价系统等。

常见量表介绍如下。

（一）36条目简明健康状况调查问卷（The 36-Item Short-Form Health Survey，SF-36）

36条目简明健康状况调查问卷是普适性量表，可用于临床实践研究、卫生政策评估和一般人口调查健康状况，由美国医学结局研究组（Medical Outcome Study，MOS）研发，并后续出版了SF-36V2版。

此表包含36个项目，共评估8个方面的健康问题，包括身体功能、社交活动、常规角色活动、疼痛、心理健康、情感问题导致日常角色活动受限、活力状态和一般的健康认知，能反映患者4周内的情况。该量表是目前国际上最常用的患者生存质量评价量表，已有多种语言版本，并建立起了适合各地域当地人群的常模，中文版也经过文化调试及信度检验。为降低调查负担，研究者将SF-36简化为SF-12，调查条目减少为原来的1/3，并在此基础上改进成SF-12V2版。量表简化后填写方便，但各维度的精确度有所降低，不推荐计算维度分数。

六维健康调查简表（SF-6D）是在SF-36的基础上开发的基于人群偏好的测量工具，包含体能、日常活动限制、社交功能、疼痛、心理健康、精力6个维度，但存在一定的地板效应，尤其是在社会功能方面。在使用时，可使用SF-36或SF-12外加3个问题调查后再进行效用值转换，或直接使用SF-6D。

（二）世界卫生组织生存质量测定量表（The World Health Organization Quality Of Life-instrument-100，WHO QOL-100）

世界卫生组织生存质量测定量表是普适性量表，由WHO生存质量研究小组在15个不同文化和经济背景的研究中心研制，共有100个问题，涵盖生理、心理、独立性、社会关系、生活环境、宗教信仰这6个领域共24个方面，每个方面4个条目，另外还有4个关于总体健康状态和生命质量的问题，能反映患者2周内的情况，是可广泛应用于临床研究及公共卫生调研的国际性普适性量表。由于量表过于冗长，研究者将量表简化成WHOQOL-BREF版本，包含身体健康、心理、社会关系、环境四个邻域及生活总质量及一般健康方面，共26个条目，测定方便快捷，但无法测定每个领域下各方面情况。两个量表都有多种语言版本，中山医科大学的研究者将此量表译成了中文版，已经被世界卫生组织确认。1999年，WHO QOL-100中文版被中华人民共和国卫生部定为卫生行业推荐标准（WS/T119-1999）。

（三）欧洲五维健康量表（The EuroQol-5 Dimensions Questionnaire，EQ-5D）

欧洲五维健康量表是普适性量表，由欧洲生活质量项目研究组（European Quality Of Life Project Group）研制，其条目简单，易于理解，可操作性强，被广泛用于不同的环境及研究中，包括医疗、护理、康复等临床研究，人口健康调查及卫生研究领域的经济评估等。量表包含行动能力、自我照顾、日常活动、疼痛不适及焦虑抑郁5个问题和一个自评总体健康状态的视觉模拟标尺，评估当天的情况。量表配合适宜的效用值积分体系使用，可以将患者自评的健康状态转换为效用值进行成本效用测量及分析。最初EQ-5D问题的选项分为3个水平，即EQ-5D-3L，存在敏感性有限、有天花板效应的问题，因此在改进后形成EQ-5D-5L版本，维度相同，将选项增加为5个水平，能够有效提高识别度及敏感性，降低天花板效应。EQ-5D具有多种语言版本，在国际中得到广泛应用，中文版量表在一般健康人群、慢性疾病患者、肿瘤患者当中都有应用，已经过信度和效度检验，已有中国效用积分体系的应用及比较。

（四）欧洲癌症研究与治疗组织生存质量核心量表（European Organisation For The Research And Treatment Of Cancer Quality Of Life Questionnaire Core 30，EORTC QLQ-C30）

欧洲癌症研究与治疗组织生存质量核心量表属疾病特异性量表，专用于肿瘤患者。它是由欧洲癌症研究治疗组织开发的用于肿瘤患者生命质量测评的量表，其核心量表EORTC QLQ-C30是所有肿瘤患者生存质量测定的共性部分。

EORTC QLQ-C30在研发后有三个版本的更新，最新的EORTC QLQ-C30（V3.0）有30个条目共15个领域，包含5个功能量表（身体、角色、认知、情感和社会功能）、3个症状量表（疲劳、疼痛和恶心呕吐）、1个总体健康状况和6个单一条目的领域的状况，用于评估患者1周内的情况。EORTC QLQ-C30经过调试和考评后被翻译成多种语言版本，适用于不同国家、不同文化背景的患者，V3.0版已译为中文版，评价显示其有较好的信度、效度及反应度，可用于中国肿瘤患者生存质量的测定。

在EORTC QLQ-C30的基础上增加各种癌症的特异性条目，则成为针对不同病种的特异性量表。例如，EORTC QLQ-C30结合头颈癌特异性条目就成了QLQ-H&N35，广泛应用于头颈癌患者生活质量的评价，在脑瘤患者中则经常使用QLQ-C30和QLQ-BN20，此外还有用于乳腺癌的QLQ-BR23、用于肺癌的QLQ-LC13、用于卵巢癌的QLQ-OV28、用于胃癌的QLQ-STO22、用于胰腺癌的QLQ-PAN26、用于膀胱癌的QLQ-

BLM30、用于前列腺癌的QLQ-PR25、用于结直肠癌的QLQ-CR38和QLQ-CR29等等。

在EORTC QLQ-C30的基础上，研究者开发出了EORTC QLU-C10D，涵盖了身体、角色、社交、情感功能、疼痛、疲劳、睡眠、食欲、恶心和肠道问题十个方面，可用于成本效用分析，目前已在多个国家进行测评并构建相应效用权重。

（五）癌症治疗功能评价系统（Functional Assessment Of Cancer Therapy, FACT）

癌症治疗功能评价系统属疾病特异性量表，专用于肿瘤患者。它由美国结局研究与教育中心（Center on Outcomes Research and Education，CORE）研发，用于评估接受癌症治疗患者的总体生活质量。FACT-G是测量肿瘤患者生命质量的共性模块，共性模块加上特定癌症的特异性条目则变为各种特定癌症的特异性量表。FACT-G量表已发展出多个版本，并有多个语言版本。FACT-G（V4.0）版包含生理、社会和家庭状况、心理情感、功能四个方面共27个项目，用于评估患者过去7天的生活质量。FACT-G中文版具有较好的信度、效度、反应度及可行性，可用于中国肿瘤患者生命质量的测量。

FACT的常见特异性量表有用于结直肠癌的FACT-C、用于头颈部肿瘤的FACT-H&N、用于卵巢癌的FACT-O、用于骨髓移植的FACT-BMT、用于宫颈癌的FACT-CX、用于肝胆恶性肿瘤的FACT-HEP、用于肺癌的FACT-L、用于乳腺癌的FACT -B、用于膀胱癌的FACT-BL、用于前列腺癌的FACT-P和用于脑瘤的FACT-BR等等。在FACT-G的基础上，研究者还研发了基于偏好的FACT-8D。FACT-8D包含疼痛、疲劳、恶心、睡眠问题、工作问题、家庭支持、悲伤和对健康的担忧8个项目，可用于癌症的成本效应分析，在淋巴瘤患者中经过有效性检验，被认为是具有良好的聚合效度和响应性的，但还需要进一步检验在其他类型肿瘤患者中的评估效果。

（六）癌症康复评价系统（Cancer Rehabilitation Evaluation System, CARES）

癌症康复评价系统是疾病特异性量表，由学者Schag等研发。CARES是用于评估肿瘤患者的康复和生活质量的测评工具，有139个问题，涵盖了生活质量相关的广泛主题，包括身体、心理、婚姻、性功能和其他6个方面。为减轻填写负担，CARES简化成为CARES-SF，包括生理功能、心理社会功能、婚姻、性功能、医疗5部分共59个问题和10个筛查问题，可反映患者过去一个月内的情况。CARES和CARES-SF的问题并不适合所有患者，所以答题项目有选择性。CARES-SF有多个语言版本，中文版经验证其信效度良好。

除了以上类型生活质量量表外，还有很多相关量表及各量表的不同版本。除普适所有癌症患者的生活质量量表外，还有针对个别癌症类型或个别治疗、症状等特殊类型癌症患者的专用量表，以头颈癌患者为例，针对性的生存质量量表有华盛顿大学生存质量评估问卷、头颈癌症目录、头颈癌行为状态量表、头颈癌生存质量量表中国版等，其中又以华盛顿大学生存质量评估问卷在头颈癌患者的生存质量评估中应用最广泛。

由于量表种类多，研发者文化背景不一，适用性也不同，因此在选用时应根据使用需求，进行有针对性的选择。

第五节　中医护理在肿瘤患者症状护理中的应用

在中医的整体观念中，人是一个整体，通过经络将器官、脏腑、组织联系在一起，经络气血、五脏六腑、四肢百骸、情志等互相联系、互相影响。同时，人与自然环境、社会环境也具有统一性，自然环境和社会会影响人体反应。有诸内、必形诸外，内脏的病变、环境的不良影响可反映为人体外在症状。因此，中医护理的特点是整体观念及辨证施护。

中医护理通过收集到的症状表现和体征，加以分析、综合和概括，分析外在症状与机体内在、与环境之间的关系，归纳为相应的证候，根据不同的证候给予相应的护理，即辨证施护。中医护理是结合整体观念和个体化反应的有针对性的、综合性的护理，因时、因地、因人而异，与整体护理、多学科管理的理念不谋而合。

中医护理的内容很多，包括生活起居护理、情志护理、饮食护理、用药护理、运动养生和中医操作疗法等各方面。中医操作疗法又有针刺法、灸法、拔罐法、按摩法、刮痧法、药浴法、熏洗法、贴敷法、热熨法和坐药法等，在临床中有广泛的应用和报道，也有大量国内外研究文献证明了中医操作疗法的效果。

中医疗法在症状管理中有明显的优势，已成为补充替代医学的主要组成部分，是肿瘤症状护理的重要内容与方法，它的优势主要有以下几点。

（一）有效

在症状护理中，多种中医护理方法均可使症状得到控制和改善，如足三里穴位注射治疗恶心呕吐、腕踝针止痛。部分中医护理方法可以用于辅助放疗、化疗，缓解其不良反应，获得减毒增效的效果。中医护理方法的疗效已有多篇研究文献报道，并在临床实践中得到了充分证明。

（二）整体护理

中医护理的整体观念，是指护理时应从环境、情志、运动及个体反应等各方面着手，疏通经络，调和气血，平衡阴阳，扶助正气，增强患者本身体质和抗病能力，提升整体状态而达到缓解症状、提高生活质量的目的。

（三）安全

大部分中医护理措施为无创性治疗，用药也多为非口服吸收，避免了部分中药的毒性反应和口服不良效应。部分有创性的中医外治法也存在一定的风险，但通常来说，这些风险是轻微可控的，例如：各类针刺、放血等疗法，可见少量、轻微的皮下瘀青；部分火疗和热疗，如灸法、熏洗法等存在烫伤的风险，只要正规操作，可保证安全无刺激；在刮痧、拔罐法等操作过程中，疼痛是较为常见的不良反应，皮下淤血也很常见，但它同时也是反映患者身体状况和疗效的一项标准。

（四）可操作性强

部分中医护理可操作性强，可以由患者或家属自行执行，适合居家护理，如艾灸、穴位按摩等，可以起到预防疾病、缓解轻度症状和强身健体的作用，填补了患者治疗间期和居家康复期间的空白。

（五）费用低

大部分中医护理操作耗材少、费用低，经济而有效，不会给患者造成太大的经济负担。

中医护理的优势明显，但在临床使用中同样存在问题：一方面，少部分中医护理操作专业性强，需要系统培训方可掌握；另一方面，部分中医护理注重全身情况的调理，见效较慢，针对性不足，而部分中医护理结合辨证施护，针对性强但个体化差异较大。这些都是限制中医护理在临床使用和推广的因素，需要临床护士不断提高中医护理的知识及技能，才能结合患者情况，给予患者最具针对性的护理方案，发挥最好的效果。

第二章

肿瘤内科常见症状
及不良反应的
中西医护理

第一节 癌性疼痛

　　癌性疼痛简称癌痛，是肿瘤患者最常见和最难忍受的症状之一，其定义为由癌症本身或与癌症相关因素所导致的疼痛，严重影响了肿瘤患者的生活质量。WHO已将癌痛纳入癌症综合规划治疗内容之中。据WHO数据显示，在全球每年新增的700万患者中，52%～63%的肿瘤患者存在不同程度的疼痛，中重度癌痛患者可达30%，多达70%的肿瘤患者未能接受有效的疼痛治疗。癌痛对患者的躯体、心理、社会人际关系及总体感觉等各方面产生广泛而深远的影响，急性疼痛常伴有代谢、内分泌甚至免疫改变而可能促进肿瘤生长和转移，慢性疼痛则常伴有生理、心理和社会功能改变，因此，要及早给予治疗。从而提高患者的生活质量，延长生存期。

一、发生机制

（一）西医学发生机制

　　现代医学认为，癌痛的病理机制可能与外周敏化、中枢敏化、骨溶解和肿瘤对外周神经的直接作用等有关。手术、化疗和放疗也会导致肿瘤相关性疼痛。最常见的疼痛原因可能与肿瘤对疼痛敏感结构（如骨、软组织、神经、内脏和血管）的浸润有关。

　　1. 癌痛的伤害感受性机制

　　（1）直接由肿瘤引起的疼痛

　　1）躯体疼痛：传导痛觉的躯体感觉传导通路由三级神经元组成。一级神经元位于背根神经节和脑神经感觉神经节内，当外周伤害性感受器受到肿瘤造成的伤害性刺激时，产生痛觉信号。痛觉信号经脊神经背根神经节或脑神经节神经元及其中枢突，传递到位于脊髓或脑干的二级感觉神经元，再通过位于丘脑的三级神经元投射到大脑皮层感觉区产生痛觉。

　　2）骨癌痛：骨癌痛有其独特的机制，包括骨代谢的失衡，骨肿瘤组织及周围组织微环境的改变，以及中枢神经和外周神经系统的改变等。

（2）内脏痛

内脏痛觉的初级传入神经的神经元位于脊髓胸7～腰2和骶2～骶4后根神经节，以及第Ⅶ对、第Ⅸ对、第Ⅹ对脑神经节内。

（3）肿瘤并发症引起的疼痛

常见的有肿瘤导致机体免疫力下降诱发带状疱疹，肿瘤骨转移引起病理性骨折，或是肿瘤侵犯脉管系统，压迫、堵塞或浸润动脉、静脉、淋巴管等。

（4）肿瘤治疗所致的疼痛

肿瘤治疗所致的常见疼痛有：①外科手术后疼痛；②放疗后疼痛；③化疗后疼痛；④其他一些肿瘤治疗药物引起的疼痛。

2．肿瘤疼痛的神经病理性机制

（1）急性神经系统损伤

最常见的是化疗药物引起的化学性神经炎。临床上常见的化疗药物，如顺铂、奥沙利铂、紫杉烷类、长春碱类等，能通过损害神经元胞体、轴浆运输系统、神经纤维髓鞘和激活神经胶质细胞而导致化学性神经炎。

（2）神经病理性疼痛的外周机制

神经病理性疼痛的外周机制包括伤害性感受器和脊神经背根神经节的激活和致敏。伤害性感受器本身可释放P物质、钙基因相关肽等致痛物质，这些疼痛介质可激活伤害性感受器，同时可激活沉默伤害性感受器，最终表现为痛阈降低和痛觉反应增强（痛觉过敏）和非伤害性刺激引发疼痛（痛觉超敏）。

3．神经病理性疼痛的中枢机制

脊髓背角是接受外周感觉传入纤维和下行控制系统的初级整合中枢。由于外周长时间高阈值的痛觉信号传入，脊髓背角神经元、突触传递、脊髓背角抑制性神经环路以及胶质细胞均可发生可塑性改变。

4．癌痛的心理因素

严重疼痛，对治疗、疾病转归的失望，无助感，加上肿瘤对患者生活及各项功能的严重损害，这些因素使得肿瘤患者常有焦虑、抑郁、多疑以及其他精神方面的反应。这些心理因素，又可加重肿瘤疼痛的程度，形成恶性循环。

（二）中医学发生机制

中医学将癌症所致的疼痛称为"癌瘤痛"，是指癌瘤侵犯经络导致机体某部位的疼痛。《黄帝内经》云："大骨枯槁，大肉陷下。""真头痛头痛甚，脑尽痛，死不治。"《证治脉决》云："通则不痛，痛则不通。"《医宗金鉴》说："伤损之证，血虚作痛。"《素问·脏气法论时篇》曰："虚则胸中痛，大脑小腹痛。"癌痛的发生与很多因素密切相关，如风、寒、暑、湿、燥、火、瘀血、痰饮、内伤七情和食积等。上述病因直接或间接地影响了脏腑的生理功能，从而导致气滞、血瘀、痰凝。血、瘀、痰等病理产物作用于经络，导致经络瘀阻，不通则痛。如果病情延绵不愈，机体津液枯涸，骨脉血肉失养，则会出现不荣则痛。

二、发病原因

肿瘤患者的疼痛较一般患者更为复杂，因为在确诊前，癌症往往会被遗漏或误诊，而在确诊后，评估者又往往只考虑癌症而遗漏其他疼痛原因。导致癌痛发生的原因主要有以下几个方面。

（一）癌症本身

癌痛常见的部位有肺、头颈、腹腔、盆腔、骨骼和胸部。

1）癌肿发展压迫邻近器官组织，产生炎症、水肿、缺血、坏死，或导致内脏包膜膨胀，导致疼痛。如肿瘤压迫空腔脏器，也会造成梗阻、黏膜炎症、坏死，产生疼痛。

2）癌细胞广泛转移，浸润和堵塞血管，可造成部位缺血，引发疼痛。肿瘤转移至骨骼，也会刺激骨膜或引起病理性骨折，继而造成疼痛。若肿瘤侵犯到脑、椎体或其他神经组织，则更易引起疼痛。此外，癌浸润到胸膜、腹膜或骨膜均可产生剧烈的疼痛。

（二）癌症相关疾病

癌症相关的疾病也可引发疼痛，如癌症引起的带状疱疹及带状疱疹后神经痛、癌症骨关节病的剧烈疼痛等。

（三）癌症治疗

药物治疗、手术治疗、化疗和放疗均可造成新的疼痛区或形成新的疼痛源。如长期应用激素类药物治疗后停药引发假性风湿性关节炎，导致全身乏力、疲劳和广泛性肌肉关节酸痛，肺、乳腺切除术也会引起臂丛神经痛。胃肠术后并发症，化疗后的周围神经炎、骨骼无菌性坏死，继发于腹部、盆腔恶性肿瘤放疗后的放射性肠炎，以及臂丛神经、腰丛神经放疗后引起纤维增生、变性，均可导致疼痛。

（四）伤害性诊断检查

心、脑血管造影，食管镜、胃肠镜，肝、肠动脉造影，腹腔镜、膀胱镜等检查均可刺激、伤害周围的感受器产生疼痛。

（五）其他疾病

有些疼痛与癌症本身无关，可能是由其他疾病引发。如肿瘤患者同时患有腰椎间盘突出症则见腰腿痛，伴发肺部感染则引起胸痛。其他伴发疾病如强直性骨关节炎、偏头痛、痛风、腹主动脉瘤、糖尿病等均可造成疼痛。

（六）心理因素

肿瘤患者在患病过程中经受着身体和精神两方面的伤痛。肿瘤患者不仅要面对持续不能缓解的疼痛和死亡的威胁，也常因为失去工作和生活自理的能力、必须依靠他人帮助而感到愧疚，普遍会感到精神疲惫。情绪的波动、心理状态的改变以及医务人员和周围人的态度，这些都会影响到疼痛的程度。研究发现，癌症已转移的患者由心理因素引发的疼痛比癌转移部位的疼痛更为多见。

三、分类

评估肿瘤患者的慢性癌性疼痛比评估非肿瘤患者的慢性疼痛更困难。癌症疼痛可能是由多种复杂因素所致，并且是以多种复杂形式表现的，大多数患者至少有两种原因所致的疼痛，80%以上的慢性癌性疼痛患者有4种以上表现形式的疼痛。1/3的慢性癌性疼痛患者其疼痛与肿瘤本身无关，2/3的慢性癌性疼痛患者经历过一过性的、剧烈的、难以忍受的疼痛。总之，慢性癌性疼痛十分常见，但其临床表现形式却不尽相同。

（一）按疼痛持续时间分类

按持续时间分类，疼痛可分为急性疼痛、慢性疼痛和短暂性疼痛。癌症疼痛大多为慢性疼痛。慢性疼痛一般是指疼痛持续存在3个月以上的疼痛，由于慢性疼痛持续影响精神心理的时间较长，因此慢性疼痛患者常伴有精神和心理的障碍，这也使疼痛治疗变得更加复杂和困难。

（二）按病理生理学机制分类

1．伤害性躯体痛

躯体痛源于软组织结构，包括骨、肌肉、皮肤和关节，没有神经病理性改变，也没有内脏器官的损伤，疼痛常常局限在损伤的局部，不适的感觉可以描述为：锐性痛、酸痛、跳痛。躯体痛通常与软组织损伤密切相关，可以进一步分为深部痛和浅表痛。

2．伤害性内脏痛

内脏痛来源于胸部、腹部和盆腔组织器官，现阶段我们对其确切机制的了解不如躯体疼痛。内脏痛是典型的定位模糊的钝痛，患者对疼痛的定位困难，并且疼痛可以放射到躯体表面。恶性肿瘤患者常见内脏疼痛，最常见的原因是腹腔或盆腔的肿瘤腹膜转移，另外，空腔脏器功能障碍、器官表面扩张、实体器官如肝脏等被膜的拉伸、肠系膜被牵拉均会导致内脏痛。其他常见导致内脏痛的病因还包括：肝脏肿大、腹膜后正中综合征、肠梗阻及尿道梗阻等。

3. 神经病理性癌痛

神经病理性癌痛是由神经系统病理性反应导致的结果，与伤害性感受器激活无关。病理性反应可以发生在中枢神经系统（如大脑、脊髓），也可能涉及外周神经系统（如脊神经根、神经丛、末梢神经）。神经病理性癌痛是由多种病因产生的特异性现象，在恶性肿瘤发生的部位，神经病理性癌痛一般是由于肿瘤压迫，传入神经损伤，以及交感神经损伤性疼痛所致。有临床研究发现，在癌痛患者中神经病理性疼痛主要由肿瘤压迫引起（79%），其次是神经损伤（16%），交感神经相关的疼痛最少见（5%）。

（三）按疼痛病因分类

1）肿瘤本身所致的疼痛：包括肿瘤直接浸润及转移病变。

2）肿瘤相关病变所致的疼痛：包括肿瘤并发症。

3）肿瘤诊治所致的疼痛：包括穿刺检查手术、放疗及化疗等。

4）其他原因所致的疼痛：该类疼痛的发生与肿瘤或抗癌治疗无关，如合并关节炎、风湿痛风等。

四、分级与评估

（一）疼痛强度评估

临床上统一采用由数字分级法评估患者的疼痛，特殊的可采用如下评估方法：视觉模拟评估法、口述评分法和疼痛强度Wong-Baker脸谱评分法。

1. 数字分级法（Numerical Rating Scale，NRS）

数字分级法用0~10代表不同程度的疼痛，0为无痛，10为剧痛。评估时应询问患者：你的疼痛有多严重？或让患者自己圈出一个最能代表自身疼痛程度的数字。疼痛程度分级标准为：0为无痛；1~3为轻度疼痛；4~6为中度疼痛；7~10为重度疼痛。此方法在国际上较为通用。

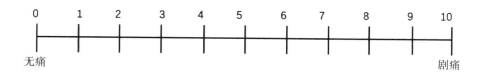

2. 视觉模拟评估法（Visual Analogue Scale，VAS）

画一条长线（一般长为100mm），线上不应有标记、数字或词语，以免影响评估结果。首先要确保患者理解两个端点的意义：一端代表无痛，另一端代表剧痛。让患者在线上在最能反映自己疼痛程度之处画一交叉线（×）。评估者根据患者划×的位置估计患者的疼痛程度。部分患者如老年人和文化程度较低者使用此评分法可能有困难，但大部分人可以在训练后使用。

无痛　　　　　　　　　　　　　　　　　　　　　　　　　　　　　剧痛

3. 口述评分法（Verbal Rating Scale，VRS）

口述评分法是根据患者口述疼痛的程度分级法。

0级：无疼痛。

1级（轻度）：有疼痛但可忍受，生活正常，睡眠无干扰。

2级（中度）：疼痛明显，不能忍受，要求服用镇痛药物，睡眠受干扰。

3级（重度）：疼痛剧烈，不能忍受，需用镇痛药物，睡眠受严重干扰可伴自主神经紊乱或被动体位。

4. 疼痛强度Wong-Baker脸谱评分法

对婴儿或无法交流的患者用前述方法进行疼痛评估可能比较困难，可通过画有不同面部表情的图画评分法来评估临床观察，如叹气、呻吟、出汗、活动能力。此外，心率、血压等生命体征也会提供对疼痛程度评估有用的信息。

Wong-Baker 面部表情量表（FRS-R）

非常愉快，无疼痛	有一点疼痛	轻微疼痛	疼痛较明显	疼痛较严重	剧烈疼痛，但不一定哭泣
1	2	3	4	5	6

（二）癌痛评估

癌痛评估是癌痛处理过程中极为重要的第一步，在开始治疗疼痛前，必须先对癌症疼痛做出详尽而全面的评估。想要获得理想的止痛效果，就需要清楚地了解癌症疼痛的性质及相关问题。

评估疼痛时应考虑患者对疼痛的感受和表达方式，以判断疼痛的程度，分析疼痛发生的原因和发生机制。值得注意的是，临床医师通过患者对疼痛的表述，只能间接了解患者对疼痛的感受，分析疼痛病情，而患者的疼痛感受及对疼痛的表述又受多种因素影响，包括患者的情绪、文化信仰等因素。因此，为了有效地评估和治疗疼痛，临床医师需要将患者作为完整的个体，综合理解患者。

随着病情进展，患者可突然出现新的疼痛，疼痛程度也可能随时突然加重，因此有必要反复评估患者的疼痛。

在晚期癌症患者中，疼痛都是综合性的，由多种因素所致，这就要求医师详细询问病史，了解疼痛的部位、严重程度、疼痛的性质以及疼痛对患者生活质量的影响。

1. 评估原则

（1）疼痛常规评估

疼痛常规评估是指医护人员主动询问肿瘤患者有无疼痛，常规评估疼痛病情，并进行相应的病历记录，应当在患者入院后8h内完成。对有疼痛症状的肿瘤患者，应当将疼痛评估列入护理常规检测和记录的内容。疼痛常规评估应当查清疼痛爆发性发作的原因，例如需要特殊处理的病理性骨折、肿瘤脑转移、感染以及肠梗阻等急症所致的疼痛。

（2）疼痛量化评估

疼痛量化评估是指使用疼痛程度评估量表等量化标准来评估患者疼痛主观感受程度，需要患者密切配合。量化评估疼痛时，应当重点评估最近24h内患者最严重和最轻的疼痛程度，以及通常情况的疼痛程度。疼痛量化评估应当在患者入院8h内完成。

（3）疼痛全面评估

疼痛全面评估包括了解肿瘤病史、疼痛病史、疼痛性质、疼痛程度、疼痛对生活质量的影响和镇痛治疗史，并进行体检和相关检查。尽管疼痛是患者的主观感受，但是使用疼痛程度评估法有助于医师判断患者的疼痛程度。数字分级法采用数字法0~10来将疼痛程度分级，可以较准确地量化评估患者的疼痛程度，因此，建议采用数字分级法来评估患者的疼痛程度，最好能让患者理解并学会使用该方法进行自我评估。

（4）疼痛动态评估

动态评估疼痛是指评估疼痛的发作、治疗效果及转归。患者的肿瘤病情、镇痛治疗效果及不良反应存在较大个体差异。动态评估疼痛程度，有利于监测疼痛病情变化及镇痛治疗的疗效及不良反应，有利于滴定和调整镇痛药的用药剂量，以获得理想镇痛效果。

2．评估内容及方法

癌痛诊断应包括了解疼痛的原因、部位、程度、癌痛加重或减轻的相关因素、癌痛治疗的效果和不良反应等。

（1）疼痛部位及范围

了解疼痛发生的部位及范围，并且最好在人体解剖示意图上标明疼痛的部位及范围。同时也应了解患者有无放射性疼痛及牵扯性疼痛。躯体疼痛的定位较明确，一般来说内脏器官疼痛则难以准确定位。

（2）疼痛性质

仔细询问疼痛的性质特征对疼痛性质的诊断来说非常重要。例如，描述为灼痛或枪击样疼痛，提示疼痛性质可能为神经病理性疼痛。与神经病理性疼痛相关的疼痛性质描述还包括烧灼样痛、电击样痛、穿透样痛、闪电样痛、麻木样痛、痒刺痛、麻刺痛、轻触痛、撕裂痛、爆裂痛、钻痛、刀刺样痛、刀戳样痛、刀割样痛、束带样痛、摩擦痛、放射痛及冷痛。躯体疼痛临床大多表现为刺痛、尖锐痛、针刺样痛、刺骨痛、钻痛、压痛、跳痛或酸痛。内脏器官的疼痛常表现为挤压痉挛样疼痛、绞痛、尖锐痛、胀痛、牵拉痛、钝痛或游走性痛。

（3）疼痛程度

评估疼痛程度的首选方法是让患者自我评估疼痛程度。准确评估疼痛是有效止痛治疗的前提，疼痛评估如同糖尿病患者测血糖、高血压患者测血压一样重要。推荐使用数字分级法评估疼痛程度。对于用数字评估法有困难的患者，如儿童或有疼痛感受表达障碍的患者，可用使用疼痛强度Wong-Baker脸谱法评估疼痛程度。止痛治疗过程中反复评估疼痛程度有助于安全用药。

在让患者自我评估疼痛程度的时候，应该考虑到患者的情绪和认知功能状况。有认知功能障碍的患者，尤其是精神躁动不安的患者难以准确评估疼痛程度。少数有严重心理压力的患者不太愿意叙述自己身体疼痛的病史，这些患者出现临床症状可能是由精神错乱所致，也可能是疼痛所致。因而，鉴别躯体疼痛与心理压力是十分重要的，而认识患者的躯体疼痛与认识患者精神上的痛苦同等重要。对这些有心理和精神障碍的癌痛患者，不仅需要药物镇痛治疗，而且可能还需要心理治疗。

（4）疼痛发作时间及频率

除评估疼痛程度外，还应该了解疼痛发作时间及频率，了解是持续性疼痛还是间断发作性疼痛。突发性疼痛的治疗策略不同于慢性持续性疼痛，如果患者慢性持续性疼痛与发作性突发性疼痛二者兼有，则应该在用长效镇痛药持续给药治疗的同时，备用短效即释性镇痛药，以利于充分缓解疼痛。

（5）疼痛发作相关因素

评估与疼痛发作、加剧及减轻相关的因素，有助于进行个体化综合镇痛治疗。使疼痛加重的因素包括全身不适、失眠、乏力、焦虑、精神孤独、社会隔离、恐惧、愤怒、悲观、抑郁和厌倦等。导致疼痛减轻的因素包括睡眠改善、获得理解、友谊、精神放松、其他症状缓解、积极主动活动、焦虑减轻和情绪改善等。

（6）疼痛对生活质量的影响

当患者出现中度或重度疼痛时，疼痛就会干扰和影响患者的生活质量。在评估疼痛的同时，还应该评估疼痛对患者生活质量的影响。

1）疼痛会影响的生理方面包括功能、体力、运动、食欲和睡眠。

2）疼痛会影响的心理方面包括生活乐趣、娱乐、焦虑、抑郁、恐惧、精力的集中和自控能力。

3）疼痛会影响的精神方面包括情绪、内心痛苦、思想转变和信仰。

4）疼痛会影响的患者社会活动和交往包括人际关系、情感和性功能。

睡眠异常和抑郁是疼痛对生活质量最常见的影响。睡眠异常可表现为睡眠时间异样、入睡困难、易醒及早醒等一种或多种情况。就像疼痛患者不愿报告疼痛病史一样，抑郁患者也常常不愿报告他们的抑郁症状，让患者用数字分级法评估抑郁症状，有助于患者克服这种障碍。当患者出现严重抑郁，尤其是在癌痛已被控制的情况下抑郁症状仍然持续存在时，应让患者接受抗抑郁药和心理治疗。有时，患者仅愿意接受某一种建议，因此，临床上应该根据患者的接受度灵活选择治疗方法。

简明疼痛量表被用于评估疼痛及疼痛对生活质量的影响，它采用0~10数字法评估疼痛程度，还可评估疼痛对日常活动、情绪、行走能力、日常工作、与其他人的关系、睡眠和生活乐趣这7项生活质量指标的影响。我国试行的肿瘤患者生活质量评分法用1~5数字法评估以下这几个方面：食欲、精神、睡眠、疲乏、疼痛、家庭理解与配合、同事的理解与配合、自身对癌症的认识、对治疗的态度、日常生活、治疗。

（7）疼痛治疗史

即是详细了解患者镇痛治疗用药情况。疼痛治疗史包括这些方面：镇痛用药的种类、药物剂型、药物剂量、给药途径、用药间隔、镇痛治疗效果及不良反应等。

五、护理

（一）起居调护

护理人员可以对患者进行放松治疗的教育，指导他们进行全身肌肉放松。在放松时，按照从头部往下到双足的顺序放松，配合腹式呼吸法进行深呼吸，全身心投入到放松的状态中，自我感觉舒适即可。该护理可以每天进行3次，每次约20min。

在其他休闲时间内，护理人员可以引导患者通过读书看报、听音乐、故事会等方法来进行身体放松和心情调节。通过该护理方法，可以让患者分散对疼痛的注意力，把身心集中在放松训练的舒适感中，同时还能提高患者的疼痛耐受力。

（二）病情观察

在癌痛治疗中，依据三阶梯止痛原则，选择最佳用药途径如口服用药，须结合患者实际疼痛程度选用不同强度镇痛药物。还应制定个体化用药方案，专柜放置患者麻醉药品，由专人保管，护理人员交接班时要做好交接，确保药物按时分发。在患者使用镇痛药物后，应对患者疼痛缓解情况进行观察。如为静脉注射给药，给药15 min后评估患者疼痛缓解或加重；如为皮下注射给药，给药30 min后评估患者疼痛缓解或加重；如为口服，用药1h后评估患者疼痛缓解或加重，然后根据患者实际情况，进行下一步处理。

（三）情志护理

情志是指意识、思维、情感等精神活动。人的情志状态对健康有着极为重要的影响。既病之后，精神活动更是一直影响着病情的发展，所以历代名医一再提倡"善医者先医其心，而后医其身，再而后医其未病"。不同的疾病，有不同的精神改变，而不同的情志，又可以直接影响不同的脏腑功能，从而产生不同的疾病。因此必须加强情志的护理。这不仅有助于临床治疗，而且有"治病必求其本"之深意。情志护理方法多种多样，临床运用可选择合适的方法，来消除患者的紧张、恐惧、忧虑和愤怒等情绪因素的刺激，帮助患者树立战胜疾病的信心，积极配合治疗，顺利完成治疗疗程。

1．中医情志护理

中医认为情志异常可导致脏腑、精、气、血、神等多方面的异常，《灵枢·本草》曰："怵惕思虑者则伤神，神伤则恐惧流淫而不止，因悲哀动中者，竭绝而失生。"这充分说明了心理护理与疾病康复的重要性。癌痛和其他躯体症状常严重影响患者生活质量。大量研究证明：癌症的发生与社会心理因素有关，肿瘤患者的存活时间与情感状态有密切联系。肿瘤患者是易发生心理障碍的脆弱人群，以往由于社会和患者对心理问题认识不足，对发生的心理障碍往往缺乏主动性，社会也较少提供及时、必要的心理支持和帮助。中医情志护理，即是在护理工作中，观察了解患者的情志变化，掌握其心理状态，设法防止和减少不良情绪的影响，使患者处于治疗中的最佳心理状态，以利于疾病的康复。中医非常重视精神因素在发病及治疗中的作用，提倡心理治疗及心理护理。

2．情志护理技巧与措施

（1）情志相胜

这是根据五行相克理论所创立的独特的情志护理方法。它是指医护人员有意识地激起患者一种暂时的情志，去战胜、制止、克服另一种偏激的情志，使机体恢复平衡，从而达到治愈疾病的目的。《素问·阴阳应象大论》曰："悲胜怒""恐胜喜""怒胜思""喜胜忧""思胜怒"。例如：悲能胜怒，对因怒气伤肝的患者，引导其大哭一场，就可消除怒气；对忧虑伤脾、食欲终日不开的患者，可引导其谈笑风生，积极参加听音乐等有益的娱乐活动，以消除忧虑。

（2）怡情畅志

对患者而言，不管其病情如何，乐观愉快的情绪均能促使病情好转，所以要从言语、行为等各个方面给患者带来愉悦的感受，使其情志静怡，从而较快恢复健康。根据不同患者的性格特征，应采取不同的心理疏导方法。此外，加强患者对有关常识的了解，端正其对癌症的认识，对于帮助其减轻心理重压、保持较好的心态、增强战胜疾病的信心有重要意义。

（3）移情易性

这是一种以排遣情思、改易心志等为主要内容的心理疗法。晚期肿瘤患者有时会胡思乱想，陷入痛苦烦恼之中，此时要教导患者自我疏导，克服消极情绪，使之忘记病痛，保持积极情绪，达到心理上的平衡。移情易性的方法很多，如唱歌、跳舞、弹琴、下棋、绘画等，用这些方法能很好地排解愁绪，舒畅气机，怡养心神。交友揽胜、种花垂钓等活动也能很好地移情，李东垣在《脾胃论》里说："劳者阳气衰，宜乘车马游玩。"

（4）顺情解郁

中医认为郁则应发之，郁即郁结，主要指忧郁、悲伤，使人不快的消极情绪，发，即抒发，发泄。这种方法对某些内伤情志之病有一定的效果，患者只有将内心的郁闷吐露出来，郁结之气机才得以舒畅。对精神抑郁或临终的患者，则应尽量满足其要求，顺从其意志和情绪，使其身心得到满足。

（5）安神静志

中医认为"心动则神摇，心静则神安"。情志导引是我国古代医疗与导引融为一体的独特制情方法，以自我训练为特点，具有调和气血之功。临床上可指导患者通过静坐、静卧、静立等自我控制的方法进行情绪调节。如指导患者静坐，可让其坐于板凳或床上，双手自然放于膝盖之上，从自然呼吸逐步过渡到腹式深呼吸，意念专注，排除杂念，做到宁静养神，随后开始放松入静，呼气时放松，吸气时暂停放松，维持全身放松状态15～30min，以强化新陈代谢的活力，使患者精力充沛、气血调和，促进疾病的恢复。

（四）膳食调理

养病防病，贵在饮食适宜。均衡的饮食有利于肿瘤的治疗，减少肿瘤并发症——癌痛的发生，这是因为合理的饮食可避免某些致病因素继续作用，提高机体的抗病能力，具有扶正培本之效，从而有利于机体脏腑阴阳气血平衡的恢复，消除癌痛产生的病理基础。

中医认为不同的食物有不同的性味，而不同的性味作用于不同的脏腑产生不同的作用。所以，临床癌痛患者除了应尽量避免食过热、煎炒的食品外，在选择食物时应根据患者病情，体质及食物的性味的不同，辨证用膳，如癌性疼痛属热毒壅盛，可选择具有清热解毒的食品，如绿豆、芦根、苦瓜、白萝卜、竹笋等。癌性疼痛属寒盛，应选用温性食物，如生姜、海参、牛肉、橘子、荞麦等。癌性疼痛无明显寒热，可选择平性食品，如粳米、薏苡仁、木瓜、山药等。这样才能做到以五味调脏腑之偏，达到抗癌防痛的目的。推荐的缓解癌性疼痛的食疗配方如下。

1．甘草杭芍汤

【配方】甘草20g，杭芍30g。

【功效】清热解毒，缓急止痛。

【制法】水煎服。

【服法】每天1到2次。

【主治】癌性疼痛。

2．大蒜田七鳝鱼煲

【配方】鳝鱼500g，大蒜50g，田七25g，生姜2片。

【功效】补虚益气，活血抗癌。

【制法】大蒜去皮、洗净、拍裂，鳝鱼去内脏、洗净、切段，姜洗净，将蒜、姜及鳝鱼略炒，加清水适量，换成瓦锅，加入田七，焖1h，待水将干时，调味即可。

【服法】分1~2次食用。

【主治】于胃癌、胰腺癌、胃脘腹部刺痛者。

3．赤豆茯苓汤

【配方】茯苓30g，白芍20g，赤小豆100g，苦瓜25g，胡萝卜250g，猪肾250g，食油、盐、味精、葱、姜、蒜、胡椒各适量。

【功效】补肾利湿，消肿止痛。

【制法】猪肾切片，胡萝卜、苦瓜洗净切片，放锅内炒，然后放入药材及调料炖2h。

【服法】每天1剂，食用2~3次。

【主治】用于肾癌、膀胱癌。

4．乌药蜜饮

【配方】乌药15g，延胡索15g，半枝莲20g，蜂蜜30g。

【功效】行气活血，散寒止痛。

【制法】先将乌药、延胡索、半枝莲分别拣杂、洗净、晾干或晒干。乌药、延胡索切成薄片，半枝莲切成碎小段。三者同放入砂锅，加水浸泡片刻，煎煮20min，用洁净纱布过滤，去渣，收取滤汁放入容器，调入蜂蜜，拌和均匀即成。

【服法】早晚2次分服。

【主治】大肠癌寒凝气滞引起的腹部疼痛。

5．大黄红枣茶

【配方】生大黄6g，红枣20枚。

【功效】清热化湿，缓急止痛。

【制法】先将生大黄拣杂，洗净，晒干或烘干，切成薄片，备用。将红枣拣杂，淘洗干净，放入砂锅加水足量浸泡片刻，大火煮沸后，改用小火煨煮40min，用煮沸的大枣煎汁冲泡大黄饮片，或直接将大黄饮片投入大枣煎液中，将砂锅离火，静置片刻即成。

【服法】早晚分2次服，饮汤汁，嚼食大黄饮片及红枣。

【主治】大肠癌热积气滞引起的腹胀、腹痛、大便干结等症。

（五）用药护理

药物治疗是治疗癌痛的主要方法，用药后，须密切观察患者的不良反应症状，如患者使用非甾体类抗药，则用药后须观察是否有消化道出血、消化性溃疡、肾功能损伤、血小板功能障碍及肝功能损伤。如患者使用阿片类药物，则须观察是否有恶心、呕吐、头晕、便秘、瘙痒、认知障碍、嗜睡和呼吸抑制等不良反应，初次使用阿片类药物的患者，还应注意其瞳孔、意识及呼吸情况，避免镇静过度。通常用药不良反应的发生与用药持续时间、用药剂量等因素相关。一旦发现患者出现不良反应，应及时通知医生进行紧急处理。用药期间，须对患者进行饮食指导，如患者能够活动，应鼓励患者多活动。

1. WHO"三阶梯"止痛原则

（1）口服给药

应尽量选择无创、简便、安全的给药途径，口服给药是首选给药途径。患者能口服药物时应首选口服止痛药，除非是急性疼痛，或患者出现口服不能耐受的副作用时，才考虑其他给药途径；不能吞咽或存在口服吸收障碍的患者可采用非口服途径，如使用透皮贴剂、栓剂纳肛止痛，也可持续静脉或皮下输注止痛药。静脉途径给予阿片药物起效快，给药15min左右达血浆峰浓度（口服给药为60min），适于需要快速止痛的患者。

（2）按阶梯给药

应根据疼痛程度按阶梯选择止痛药物。轻度疼痛选择非甾体类抗炎止痛药；中度疼痛选择弱阿片类药物，如：可待因、曲马多；重度疼痛选择强阿片类药物，如：吗啡、羟考酮、芬太尼等。低剂量强阿片类药物也可用于中度疼痛的治疗。

（3）按时给药

癌痛多为持续性慢性过程，常选择持续镇痛时间长的控缓释型药物。按时给药时，止痛药物可在体内保持稳定的血药浓度，有效缓解基础性疼痛。按时给药后，患者的疼痛可缓解，当出现爆发性疼痛时，还应按需快速止痛，此时常选择起效快的即释型药物。

（4）个体化治疗

制定止痛方案前应全面评估患者的具体情况，如患者肝肾功能差、有其他基础疾病、全身状况较糟糕时，可有针对性地开展个体化的止痛治疗。

（5）注意具体细节

止痛治疗时的细节是指可能影响止痛效果的所有潜在因素，既包括疼痛的全面评估、准确的药物治疗和动态随访等，又包括患者的心理、精神、宗教信仰、经济状况、家庭及社会支持等诸多方面。

2．WHO"三阶梯"止痛药物

（1）第一阶梯药物

阿司匹林是WHO三阶梯镇痛指南推荐的第一阶梯代表药物，也是最早人工合成的非甾体抗炎药，可有效缓解轻度癌性疼痛及各种炎性疼痛。

（2）第二阶梯药物

可待因是WHO最早推荐的第二阶梯代表药物，用于中度疼痛的治疗。曲马多是经典的第二阶梯镇痛药物。曲马多的新定义是"非阿片类中枢镇痛药"，具有弱阿片受体激动作用及部分抗抑郁作用，可用于治疗轻、中度疼痛。

（3）第三阶梯药物

吗啡是WHO推荐的第三阶梯代表药物。和吗啡一样，羟考酮、芬太尼、氢吗啡酮等也是常用的强阿片类药物。吗啡控释片、羟考酮控释片、芬太尼透皮贴剂等长效制剂，常用于需要持续止痛治疗的慢性中度和重度癌痛。美沙酮也是治疗重度癌痛的有效药物。但因其半衰期、作用时间存在显著的个体差异，不适合老人和儿童，且仅限于有丰富使用经验的医生使用。

常用阿片类药物相应强度和剂量的转换可参照表2-1、表2-2。

表2-1 常用阿片类药物相应强度转换表

阿片受体激动剂	肠外用药剂量	口服剂量	因数（静脉到口服）	作用持续时间
可待因	130mg	200mg	1.5	3～4h
芬太尼	100ug	—	—	1～3h
氢可酮	—	30～200mg	—	3～5h
氢吗啡酮	1.5mg	7.5mg	5	2～3h

（续表）

阿片受体激动剂	肠外用药剂量	口服剂量	因数（静脉到口服）	作用持续时间
左啡诺	2mg	4mg	2	3~6h
美沙酮	—	—	—	—
吗啡	10mg	30mg	3	3~4h
羟考酮	—	15~20mg	—	3~5h
羟吗啡酮	1mg	10mg	10	3~6h
曲马多	—	50~100mg	—	3~7h

引自：《中国版NCCN成人癌痛指南（2010）》。

表2-2　常用阿片类药物剂量转换表

芬太尼透皮贴剂	吗啡		羟考酮		氢吗啡酮		可待因	
	静脉注射/皮下注射*	口服	静脉注射/皮下注射	口服	静脉注射/皮下注射	口服	静脉注射/皮下注射	口服
25mcg/时	20mg/天	60mg/天	15mg/天	30mg/天	1.5mg/天	7.5mg/天	130mg/天	200mg/天
50mcg/时	40mg/天	120mg/天	30mg/天	60mg/天	3.0mg/天	15.0mg/天	260mg/天	400mg/天
75mcg/时	60mg/天	180mg/天	45mg/天	90mg/天	4.5mg/天	22.5mg/天	390mg/天	600mg/天
100mcg/时	80mg/天	240mg/天	60mg/天	120mg/天	6.0mg/天	30.0mg/天	520mg/天	800mg/天

引自：《中国版NCCN成人癌痛指南（2010）》。

3．阿片类药物的不良反应

（1）便秘

便秘是最常见的不良反应，其发生率约90%~100%，大多数患者需使用缓泻剂预防便秘。患者不会因长期用药而缓解便秘。某些患者出现恶心呕吐可能与便秘有关，通畅大便则可能缓解这些患者的恶心呕吐症状。因此，预防和治疗便秘不良反应始终是阿片类药物的使用过程中不容忽视的问题。一旦医生为患者开方使用阿片类止痛药，就应该同时使用预防便秘的缓泻剂。

预防：①多饮水，多食含纤维素的食物，适当活动；②缓泻剂，适量用番泻叶、麻仁丸等缓泻剂；③调节饮食结构，调整缓泻剂用药剂量，养成有规律排便的习惯；④如果患者三天未排大便，就应给予更积极的治疗。

治疗：①评估便秘原因及程度；②增加刺激性泻药剂量；③重度便秘可选择一种强效泻药（容积性泻药）如氯化镁、比沙可啶、乳果糖或山梨醇，必要时重复用药；④必要时灌肠；⑤必要时减少阿片类药剂量合用其他止痛药。

（2）恶心、呕吐

恶心的发生率为10%～40%，呕吐则为30%～40%，一般发生于用药初期，症状大多在4～7天内缓解。既往化疗等治疗恶心呕吐反应严重者，初用阿片类药物容易恶心呕吐。患者出现恶心呕吐时，应排除其他原因所致的恶心呕吐，如便秘、脑转移、化疗、放疗或高钙血症等。这类副作用通常可自行缓解，因此，如果患者既往没有出现过恶心和呕吐，就没有必要常规预防性使用止吐药。

预防：初用阿片类药的第一周内，最好同时给予甲氧氯普胺等止吐药预防，如果恶心症状消失，则可停用止吐药。

治疗：①根据可能的病因选择药物；②症状较轻时选用甲氧氯普胺，和/或氯丙嗪，或氟哌啶醇；③症状较重时应按时给予上述药，必要时用恩丹西酮，可联合用药；④症状持续1周以上者需减少阿片类用量，或换用药物，或改变用药途径。

（3）尿潴留

与镇痛治疗有关的尿潴留是由于吗啡类药物使膀胱括约肌张力增加、膀胱痉挛而导致尿潴留。尿潴留发生率低于5%。某些因素可能增加尿潴留发生的危险性。例如老年患者、同时使用镇静剂、腰麻术后、合并前列腺增生症等。在腰麻醉后，使用阿片类药物发生尿潴留的危险率可能增加至30%。在同时使用镇静剂的患者中，尿潴留发生率可能高达20%。

预防：避免同时使用镇静剂。避免膀胱过度充盈，给患者充足的排尿时间和空间。

治疗：诱导自行排尿可以采取流水诱导法，或热水冲洗会阴部和/或膀胱区按摩。诱导排尿失败时可考虑导尿。对于持续尿潴留难缓解的患者可考虑换用止痛药。

（4）谵妄

阿片类药物所致谵妄发生率小于5%，多见于首次大剂量使用或快速增加剂量的患者。文献报道，晚期癌症患者常见谵妄，终末期癌症患者谵妄的发生率可达90%，越接近死亡谵妄的发生率越高。

（5）精神错乱及中枢神经毒性反应

该症状罕见，主要见于老年人及肾功能不全的患者。临床应注意鉴别其他原因所致的精神错乱，如高钙血症、其他精神药物所致。另外，晚期癌症患者30%可有精神错乱，应注意与之区别。

（6）嗜睡、过度镇静

少数患者在用药的最初几天可能出嗜睡等镇静不良反应，数日后症状多自行消失。镇静副作用常常发生于阿片药物初次治疗时或剂量大幅度增加时。如果患者出现显著的过度镇静症状，则减低阿片类药用药剂量，待症状减轻后再逐渐调整剂量至满意止痛。少数情况下，患者的过度镇静症状持续加重，则应警惕出现药物过量中毒及呼吸抑制等严重不良反应。患者出现嗜睡及过度镇静时应注意排除引起嗜睡及意识障碍的其他原因如脑转移，使用其他中枢镇静药、高钙血症等。

预防：初次使用阿片类药物的剂量不宜过高，剂量调整以25%～50%幅度逐渐增加。老年人尤其应注意谨慎决定用药剂量。

治疗：减少阿片类药用药剂量，或减低分次用药量而增加用药次数，或换用其他止痛药，或改变用药途径。必要时可给予兴奋剂治疗，如咖啡因、哌甲酯、右旋苯丙胺。

（7）阿片类药物过量和中毒

呼吸抑制是阿片类药物最严重的副作用，但如果逐渐增加阿片剂量，呼吸抑制并不常见。阿片类药过量和中毒临床表现：针尖样瞳孔、呼吸抑制，嗜睡状至昏迷，骨骼肌松弛，皮肤湿冷，有时可出现心动过缓和低血压。极度过量时患者可出现呼吸暂停、深昏迷循环衰竭、心脏停搏甚至死亡。

临床诊断指标：①呼吸频率及程度（如次数＜8次分）；②检测动脉血氧饱和度；③瞳孔、血压、脉搏、意识（如通过对刺激的反应来确定患者的警觉水平）。应根据患者的生命体征来综合诊断。

处理原则：考虑到患者可出现撤药综合征或疼痛反复发作，故只有在患者出现症状性呼吸抑制时才使用纳洛酮解救。如果阿片血浆浓度达到峰值且患者处于清醒状态时，应立即停药及监视患者直至呼吸状态改善；若患者处于不清醒状态及呼吸抑制时，应建立通畅呼吸道，辅助或控制通气，呼吸复苏，并使用阿片拮抗剂纳洛酮，输液速度根据病情决定，密切监测，直到患者恢复自主呼吸。进行解救治疗时应考虑到阿片类控释片可在体内持续释放的问题。口服用药中毒者，必要时可洗胃。

（六）中医特色疗法

遵医嘱选择适宜的中医特色疗法，可以缓解及治疗肿瘤患者的癌性疼痛，这里介绍中药贴敷、针刺疗法、温阳艾灸疗法、穴位埋线、四子散热敷疗法、四黄水蜜外敷疗法、腕踝针疗法及综合疗法。

1．中药贴敷

（1）作用机制

中药贴敷是中医外治法的一种，临床多用芳香走窜、气味浓烈的药物及穿透性强的矿物类药物配以介质（或加用透皮剂）而成。介质可用水、醋、酒、胆汁、油脂、蜂蜜、凡士林、甘油等。透皮剂有氮酮、丙二醇、尿素、二甲基亚砜等，其中氮酮应用较多。常用药物有草乌、细辛、冰片、白芷、血竭、乳香、没药、延胡索、生天南星、桃仁、红花、阿魏、马钱子、雄黄、明矾、青黛、麝香等。中药贴敷治疗癌痛取得了较理想的效果。

（2）操作方法

敷贴药物如下：乳香、没药、延胡索、冰片、重楼、法半夏、蒲公英、五灵脂、马钱子、黄药子等药物，按一定比例打粉后用米醋调成糊状。患者仰卧于病床上，以阿是穴为主，依照患者的病情，辨证辨病结合选择穴位进行敷贴。胃癌的贴敷穴位为足三里、梁丘、内关、中脘；肺癌的敷贴穴位为肺俞穴、膻中、内关；肝癌的贴敷穴位为期门、肝俞、太冲、太溪；乳腺癌的敷贴穴位为膻中、内关、肩井、期门；结直肠癌的敷贴穴位为大肠俞、上巨虚、天枢；胰腺癌的敷贴穴位为章门、阴陵泉、公孙。选择合适的穴位后用拇指指腹轻轻按压穴位，当患者感觉到酸胀后用温水将局部皮肤清洗干净，将调好的药物敷贴在穴位上，并用指腹轻轻按压。

（3）注意事项

1）敷贴过程中应使治疗部位的皮肤应一直保持清洁、干燥，并避开有皮肤损伤、破溃和炎症的部位，同时避开骨突部位。

2）贴敷时间：根据患者的皮肤情况、耐受能力和药物刺激性大小调整每次贴敷时间，夏季4～6h，冬季6～8h，每日1次，以上午贴敷（药效吸收效果较好）为主，如患者在敷贴过程中有发红、皮疹等过敏现象时停止敷贴；

3）敷贴后注意防水及保暖，以减少穴位敷贴打湿后脱落的现象出现。

2．针刺疗法

（1）作用机制

近年来针刺在控制肿瘤疼痛方面的研究取得了较大的进展，针刺止痛作用迅速，疗效可靠，无依赖性、成瘾性及戒断性，针刺具有镇痛作用、调整作用和防御作用，又有抗癌和提高机体免疫功能的作用。中医理论认为"通经络，调气血"是解除疼痛包括癌痛在内的关键所在。针刺取穴注重经络辨证，临床随证取穴、配穴。

（2）操作方法

针刺疗法的选穴原则为以痛为腧，即通过严密的查体明确患者疼痛的部位，在疼痛部位压痛最为明显的区域，选择3~5个穴位，最为明显的压痛点作为针刺的关键点。该取穴方法的优点在于针刺点的选择是根据疼痛部位的变化而定，具有普适性。穴位选取后采用75%酒精严格消毒局部皮肤（酒精过敏者可以使用0.5%氯己定），单手持针，迅速将针刺入，采用提插和捻转相结合的平补平泻法，得气后留针30min，中间以该手法行针2次。每天2次，1周为1个疗程，治疗3个月。

（3）注意事项

1）选择适合的针具：现在多选用不锈钢针具，应根据患者的体型胖瘦、病情轻重、体质强弱和所取穴位所在的具体部位选择长短、粗细适宜的针具，如体壮、形肥、针刺部位肌肉丰满者可选用稍粗稍长的毫针，体弱、形瘦、针刺部位肌肉较浅者应选用较短较细的毫针。

2）选择适当的体位：适当的针刺体位，有利于正确取穴和施术，还可防止晕针、滞针和弯针。精神紧张、年老体弱的患者宜采取卧位，不宜采用坐位。

3）严格消毒：穴位局部可用75%酒精棉球从里向外绕圈擦拭。施术者的手要用肥皂水洗刷干净，然后用75%酒精棉球擦拭。针具使用一次性针具。

4）掌握正确的针刺角度、方向和深度，可增强针感，提高疗效，防止发生意外情况，头面部、胸背部及皮薄肉少的穴位，一定要浅刺，四肢、臀、腹及肌肉丰满处的穴位，可适当深刺。

5）过于劳累、饥饿和精神紧张者，应等恢复正常后再进行针刺。

3. 温阳艾灸疗法

（1）作用机制

艾灸法是用艾叶制成的艾灸材料产生的艾热刺激体表穴位或特定部位，通过激发经气的活动来调整机体紊乱的生理功能，从而达到防病治病的一种治疗方法，具有温经散寒、行气通络、扶阳固脱、升阳举陷、温中补虚的作用，对癌痛患者疗效显著，且操作简单，没有针刺的痛感。在临床中较容易被患者接受。

（2）操作方法

温阳艾灸法：以中脘、神阙、关元为基本穴位，前额痛加阳白、合谷、足三里，头两侧痛加太阳、率谷、阳陵泉、外关，后头痛加风池、百会、承山、昆仑，肺癌胸痛加肺俞、膈俞、太渊，乳腺癌胸痛加肝俞、胆俞、期门、太冲，食管癌胸痛加脾俞、胃俞、三焦俞、足三里、解溪，胃癌胸痛加脾俞、胃俞、肾俞、足三里，腹痛加天枢、建里，上肢痛加阿是穴、曲池、合谷、尺泽，下肢痛加髀关、环跳、阳陵泉、丘墟。以上穴位局部75%酒精消毒后，先以1.5寸毫针针刺0.8～1.2寸，得气后行平补平泻法。再将艾条点燃后距所取穴位2～3 cm高度进行熏烤，持续20min，每日2次。连续治疗4周后评价效果。

（3）注意事项

1）按需选穴，定穴需准确。

2）治疗过程中及时询问患者感觉，观察局部皮肤情况及有无不良反应。

3）艾灸前后观察皮肤情况，如出现小水疱，无须处理可自行吸收，若水疱较大，用无菌注射器抽出水疱内液体，覆盖无菌纱块，预防感染。

4）皮薄肌肉少处、大血管、心脏部位、乳头、会阴等部位禁止施灸。

5）极度疲劳、大汗淋漓、情绪不稳定等禁止施灸。

4．穴位埋线

（1）作用机制

微创穴位埋线是针灸领域的重要创新，也是治疗癌痛的一个新领域。穴位埋线具有腧穴留针特点及增强针刺效应的作用，可通经络、调气血，同时，埋线所用的羊肠线在逐渐分解吸收过程中增加了对穴位的刺激时间，其由强到弱的刺激过程是对脏腑阴阳平衡的整体调节。穴位埋线具有操作简便、副作用少、刺激心强及作用持久的特点，是穴位埋线的优势所在。杨向东教授认为，大肠癌癌痛患者多为中晚期，耐受力差，反复针灸易造成患者心理抵触且"痛上加痛"，而微创穴位埋线损伤小，疗效持久显著，更易被接受，通过埋线材料刺激腧穴，"通其经络、调和气血"，穴位刺激先刚后柔，激发经气，逐渐平和，刚柔并济，达到脏腑调节的效果。

（2）操作方法

选穴：足三里、肺俞、肾俞、膻中、阿是穴，根据伴随症状选择相应腧穴。在无菌操作下将8～10mm泡软后的羊肠线从注射针头针尖穿入，不锈钢毫针从注射针头尾部穿入作为针芯，选取穴位后局部皮肤消毒，将注射针头刺入穴位后，右手持毫针不动，左手将针头稍上提有轻松感后，将针头及毫针一同拔出，使羊肠线留于穴位内，观察有无出血。

（3）注意事项

1）一定要在无菌的环境下操作，在埋线以后要保持穴位的干燥，要求患者尽量

24h内不洗澡。

2）埋线的时候尽量埋在皮肤层和肌肉层之间。

3）埋线后局部出现酸、麻、胀、痛的感觉是正常的，是刺激穴位后针感得气的反应。

4）体质较柔弱或局部经脉不通者针感更明显，一般持续时间为2～7天。

5）局部出现微肿、胀痛或青紫现象是个体差异的正常反应，是由于局部血液循环较慢，对线体的吸收过程相对延长所致，一般7～10天即能缓解，不影响疗效。

6）体型偏瘦者或局部脂肪较薄的部位，因其穴位浅，埋线后可能出现小硬节，不影响疗效，但吸收较慢，一般1～3个月可吸收完全。

7）女性在月经期、妊娠期等特殊生理期时期尽量不埋线。

8）皮肤局部有感染或有溃疡时不宜埋线，肺结核活动期、骨结核、严重心脏病患者，疤痕体质者及有出血倾向者等均不宜使用此法。

9）埋线后宜避风寒、调情志，以清淡饮食为主，忌烟酒、海鲜及辛辣刺激性食物。

5.四子散热敷疗法

（1）作用机制

四子散的成分为苏子、莱菔子、白芥子、吴茱萸，4种中药均为种子果实，故为四子，中医认为种子属沉降则下行，能软坚散结。苏子性辛温，归肺、大肠经，为治肠燥便秘之良品；莱菔子外用透皮，行气除胀，治气滞，使中药鼓动之力直达病所，达到促进胃肠蠕动功能的效果；白芥子辛散温通，利气机，通经络；吴茱萸取其辛而大热之性，用其温中下气、除湿解郁、开腠理、逐风寒之功。

（2）操作方法

四子散的具体药方为芥子100g、莱菔子100g、紫苏子100g、吴茱萸100g，用微波炉中高火加热2～3 min，使其温度达到50℃～60℃，用布袋（规格20*15cm）将其包裹起来，抖动，使四子散热奄包内药物温度均衡，待温度下降至不烫手且患者能耐受时敷于疼痛部位，每天3次，每次20min，连续治疗3天，每天观察患者疼痛程度并观察不良反应。

（3）注意事项

1）热证、实证、腹部包块性质未明、局部无知觉者禁用；月经期患者、孕妇禁用。

2）大血管处、皮肤损伤、溃疡、炎症者禁用。

3）如出现水疱、红肿、丘疹、奇痒等，停止操作，并给予适当处理。

4）药熨的温度不宜超过70℃，年老者及婴幼儿不宜超过50℃，操作前让患者先试温，以耐受为宜。药熨前局部可涂万花油或凡士林以保护皮肤。

5）应随时听取患者对热感的反应，观察皮肤的颜色，保持布袋内药物的温度，加强巡视。

6）布袋若反复使用，应清洁消毒后晒干备用。

7）药物药性丢失及时更换，一般3～5天更换一次。

6. 四黄水蜜外敷疗法

（1）作用机制

中药四黄水蜜是由中药四黄散加蜂蜜调制而成，其中四黄散主要成分为黄连、黄柏、黄芩、大黄、乳香、没药等。黄连、黄柏、黄芩、大黄四药均有清热燥湿、泻火解毒之功效；乳香调气活血，定痛，追毒，善治气血凝滞之疼痛；没药散瘀止痛，外用消肿生肌，常用于跌打瘀血肿痛，痈疽肿痛，胸腹诸痛者；蜂蜜甘润。诸药联合，以甘润之蜂蜜调匀外敷于患处，可达清热解毒、消炎活血止痛之功效。

（2）操作方法

根据敷药面积，取适量的四黄散放入治疗碗加适量热开水，蜂蜜调匀，取大小合适的玻璃纸，将调好的药物均匀摊平于纸上，厚薄适中，用棉花围绕药饼外围一周以防渗漏，将摊好的药物试温，温度合适后把玻璃纸四边略反折，外敷并充分覆盖疼痛部位，用胶布固定，再覆盖一层治疗巾或棉垫，用绷带或多头带妥善固定，敷药时间至少在30min。并于敷药后定时观察，记录疼痛评分。

（3）注意事项

1）药量摊制约1cm厚，太薄药力不够，效果差，太厚则浪费药物，且受热后易溢出，污染衣被。

2）敷药前让患者试温，以能耐受为宜，防止烫伤。

3）注意敷药后的情况，如有瘙痒、红疹、水疱等皮肤反应，应停止敷药。

4）每贴药敷置时间不宜过长，一般为4～6h，红肿痛症状明显者每天3次效果更加明显。

5）皮肤皮损处禁用。

6）调制四黄水蜜应用热水调配。

7）如在敷药过程中出现局部红肿、瘙痒、皮疹等不适反应，即刻停药。

7．腕踝针疗法

（1）作用机制

腕踝针针刺区为十二皮部所在，是十二经脉功能活动反映于体表的相应部位，腕踝针通过刺激皮部及疏通经络，促进气血运行，达到止痛效果。也有相关研究认为腕踝针疗法能启动内源性痛觉调节系统，增加脑组织内5-羟色胺（5-HT）含量，提高痛阈，引起体内血浆β-内啡肽释放与P物质抑制，为腕踝针的镇痛疗效提供了客观的依据。腕踝针疗法是一种皮下浅刺法，具有镇痛范围广，操作简单，安全可靠的特点，并且腕踝针进针及留针全过程均无痛、无针感，对机体属非伤害性刺激，避免了患者进行传统针刺的痛苦和恐惧，患者易接受，值得临床推广使用。

（2）操作方法

选用0.3mm×25mm一次性无菌性针灸针留置，按照"上病取上、下病取下、左病左取、右病取右、区域不明取上1区"原则进行选穴后，局部消毒，护士一手固定进针部位，另一手拇、食、中指持针，针身与皮肤成30度快速刺入真皮下，然后压平针身，使针身循肢体纵轴沿真皮缓慢刺入，以针下松软无针感为宜。刺入长度以针身露出2mm为宜，针刺方向朝近心端，以不妨碍关节活动为佳，留针1h，用输液贴固定，拔针时用无菌棉签按压穿刺点，留针期间不行针。

（3）注意事项

1）针体通过的皮下有较粗的血管或针尖刺入的皮肤处有显著疼痛时，进针点要沿纵线方向适当移位。

2）针刺方向一般向上，如果病症在手足部位时，针刺方向朝下（手足方向）。

3）针刺时，以医者针下松软，患者无任何特殊感觉为宜。若针下有阻力或患者出现酸、麻、胀、痛等感觉，则表示针刺较深。应将针退出，使针尖到皮下，重新刺入更表浅的部位。

4）留针时，一般不做提插或捻转等行针手法。

8．综合疗法

综合疗法能较好地弥补单一治疗的缺陷，如心理治疗（心理护理、家庭关怀、行为和音乐疗法等），解除疼痛对患者造成的强大心理压力。

第二节
癌因性疲乏

《NCCN成人癌痛指南（2015）》将癌因性疲乏定义为患者感受到的使人痛苦的、持续的身体、情感、认知疲劳或与癌症本身及癌症治疗相关的乏力感。这种感觉与近期活动不成比例，干扰正常身体功能的体验，会情绪低落、认知能力下降、兴趣缺乏，通过休息和充足睡眠仍不能缓解疲劳，是癌症病程和癌症治疗过程中与疼痛、贫血、睡眠障碍等相伴随的症状，严重影响患者的工作、生活和学习，也严重影响患者的生活质量。癌因性疲乏的本质是一种主观感受，也是恶性肿瘤最常见的症状。很多患者认为，与疼痛、恶心、呕吐这些一般可以得到有效治疗的症状相比，乏力是癌症及癌症治疗相关的最痛苦的症状。肿瘤患者的癌因性疲乏发生率在50%～90%，已经出现远处转移的晚期癌症患者，癌因性疲乏发生率超过75%。

癌症治疗也常伴发癌因性疲乏：①在接受化疗的患者中有75%～90%伴有疲乏，周期性化疗的患者在治疗数天内疲乏可达到顶峰，并于此后逐渐缓解，直到下一周期的化疗，但在2周为1周期的剂量-密度方案中，患者几乎没有机会恢复，疲乏变得越来越持久；②接受分次放疗的患者疲乏症状常逐渐加重，并在第5周前后到达顶峰，这可能是使放疗中断的因素；③有部分患者在化疗、放疗结束后，仍持续存在较长时间的疲乏症状；④接受生物反应调节剂（如α-干扰素、白介素）治疗的患者，也普遍存在重度疲乏症状。

一、发生机制

（一）西医学发生机制

1．肌肉异常

肿瘤患者常出现肌肉体积减小，发生选择性Ⅱ型肌纤维萎缩。

2．能量产生异常

肿瘤患者在组织水平会出现细胞能量产生系统线粒体的效率降低，从而引起疲乏。氧化反应会损害线粒体的部件，影响线粒体的功能，从而导致氧化源的产生。氧化源会造成线粒体膜损伤和DNA的破坏。随着年龄的增加，线粒体被氧化反应的损伤增多，导致慢性疲乏。

3. 褪黑素分泌异常

肿瘤患者由于各种原因导致褪黑素分泌异常，引起睡眠觉醒节律紊乱，机体不能正常、有效地休息，这也会导致疲乏产生。

4. 促炎细胞因子网络激活

经动物模型研究发现，外周促炎细胞因子通过向中枢神经系统传导信号，可减少糖皮质激素的释放，降低糖皮质激素受体敏感性，并能调控细胞因子表达相关基因NF-κB的活性，导致疲劳和其他肿瘤相关症状的出现。

5. 复合胺调节紊乱

肿瘤本身及肿瘤治疗可引起大脑5-HT水平增加以及5-HT受体功能紊乱，从而引起中枢性疲乏。

6. 下丘脑-垂体-肾上腺皮质轴（HPA轴）功能失调

癌因性疲乏可能与氢化皮质酮分泌减少有关。有研究发现出现疲乏的患者比不出现疲乏的患者血清氢化皮质酮水平低，唾液中昼夜氢化皮质酮坡度趋于平坦，昼夜节律变化规律不明显，疲乏患者白天氢化皮质酮水平常下降得更为缓慢，疲乏的严重程度与平坦的皮质酮坡度水平有关。

7. 迷走神经的传入激活

肿瘤和肿瘤治疗会导致神经激活释放特殊的介质，能激活交感神经导致机体的体壁肌肉活动受到抑制，引起乏力。

（二）中医学发生机制

祖国医学认为，癌因性疲乏属于中医学"虚劳"的范畴，肿瘤患者往往心理压力大，情志不畅，影响肝气的疏泄。同时，手术、放化疗等治疗也会损伤患者的气血，气血亏虚，故患者感到周身乏力。

1. 正气虚损，脏腑失调

肿瘤发病以老年人居多，这与老年人正气虚弱、脏腑功能失调有关，或与先天脏腑禀赋不足有关，成为肿瘤内在发病因素。《诸病源候论·积聚病诸候》曰："积聚者，由阴阳不和，脏腑虚弱，受之风邪，搏于脏腑之气所为也。"其意是将积聚的产生归于脏腑虚弱、阴阳不和、感受毒邪所致。多数肿瘤患者还历经了手术、化疗、放疗等多种抗肿瘤治疗，以致正气更为虚损。

2．脾肺虚弱，痰湿内聚

"脾为后天之本"，主四肢肌肉，"肺者气之本"，主皮毛司呼吸，化疗药物损伤脾肺，导致气血生化乏源，四肢肌肉失养，运化失司，痰湿内聚，气机不利，故见喘咳气短，动则气急，四肢乏力，肌肉酸痛，或见浮肿等症状。

3．肝肾亏虚，精气不足

"肾主元气""肾者，作强之官，伎巧出焉""肝藏血""肝主筋"，如肝肾亏虚则精气神不足，疲惫显现，全身虚弱。

4．肝郁气滞，情志内伤

身患肿瘤，久病抑郁，肝失疏泄，都会引起和加重疲劳症状。

二、发病原因

（一）癌症或肿瘤的直接影响

肿瘤细胞所产生的物质可影响体内正常细胞的代谢，降低人体功能，导致贫血、发热、感染和恶病质，引发焦虑等异常情绪。

（二）癌症治疗因素

癌因性疲乏的发生与手术、化疗、放疗和生物治疗等密切相关，且癌因性疲乏多见于联合治疗、密集化疗及高强度治疗过程中，并可持续至治疗结束后数月甚至数年。化疗引起贫血、白细胞下降及放疗导致机体免疫抑制、细胞损伤，均与疲乏的产生有关。生物治疗中使用的制剂在抗肿瘤的同时也会对机体造成负面影响，其类型、剂量、给药途径均与疲乏程度相关，常见的不良反应包括寒战、发热、头痛、肌痛和腰酸等。

（三）癌症或治疗癌症并发症

癌症本身和抗肿瘤治疗的并发症也会导致疲乏，常见的癌症及癌症治疗的并发症有贫血、甲状腺功能紊乱、感染、营养不良等，都能产生并促进疲乏，这样相互影响循环往复可导致病情进一步恶化。

（四）慢性合并症

癌症最常见的慢性合并症是睡眠功能障碍。大量的研究证实，睡眠紊乱与疲乏相关。

（五）心理社会因素

癌症的诊断、治疗，抗肿瘤药物的神经毒性作用，患者对预后、功能丧失、自我形象改变、社会角色认同等许多问题的担心都会使患者产生如焦虑、沮丧、害怕、愤怒、悲伤、情绪紊乱等一系列的精神心理不良反应，这些不良的心理反应会成为疲乏的促进因素，也会加重患者的精神性疲乏。此外，疲乏与患者的个性特征、应对刺激的方式有关。

（六）药物因素

癌症治疗过程中药物的副作用也会引起疲乏。化疗药物会引起疲乏，止吐药甲氧氯普胺、昂丹司琼会引起疲乏，其他药物如抗溃疡药、阿片类药物也会导致疲乏。

三、评估

（一）单维度量表

1. 简明疲乏量表（Brief Fatigue Inventory，BFI）

该量表由Mendoza等设计，包括9个条目。前3个条目评估当前的疲乏程度、过去24h疲乏的一般水平和最坏水平，后6个条目评估疲乏对生活不同方面的影响。采用线段评分法，线段两端为0和10。0分表示无疲乏，1~3分为轻度疲乏，4~6分为中度疲乏，7~10分为重度疲乏，此量表简单、易于理解，且能区分疲乏的严重程度，但受测量维度的限制，不能测量生活质量等方面。

2. 安德森症状评估量表（M. D. Anderson Symptom Inventory，MDASI）

MDASI是由MD Anderson癌症中心的Cleetand等人于2000年在美国得克萨斯州大学安德森癌症中心研制的多症状自评量表，用于评估癌症患者的痛苦状况。该量表包含19个条目，分两部分，第一部分有13个条目，评估过去24h癌症症状的严重程度，每项从0分到10分，0分表示"无症状"，10分表示"能想象的最严重的程度"。第二部分评估以上症状对生活质量的影响程度，每项采取相似的计分方法，即0分表示"无干扰"，10分表示"完全干扰"。MDASI广泛适用于不同类型和治疗的癌症患者，并且还包括症状干扰日常生活的相关项目。

3. 癌症相关疲乏抑郁量表（Cancer-Related Fatigue Distress Scale，CRFDS）

CRFDS 共有 20 项条目，采用0~10评分点的11点计分法，评估在过去一周当中CRF引起的生理、社会、心理、认知、精神等方面的状况。CRFDS主要用于评估所有肿瘤患者CRF在临床和心理上的疲乏状态。CRFDS是结构简单，指标明确并且在患者当中容易使用，不需培训。

4．欧洲癌症治疗与研究组织的问卷（European Organization for Research and Treatment of Cancer Quality of Life Questionnaire，EORTC QLQ-C30）

EORTC QLQ-C30问卷共有30项条目。EORTC QLQ-C30包含九项量表，其中有五项功能量表、三项症状量表和一项全球性的健康和生活质量量表，还包括几个单项症状量表。一般用于测量过去一个星期当中疲乏状况，也可以用于评估7～10天内的疲乏状况。采用4点计分法（1～4），其中1表示"一点也不"，4表示"非常"。EORTC QLQ-C30用于评估晚期肿瘤患者的疲乏程度。

5．视觉模拟评分法（Visual Analogue Fatigue Scale，VAFS）

VAFS用于患者记录自身存在的疼痛及疲乏症状的严重程度，在纸上面画一条100mm的横线，横线的一端为0；另一端为10，从"我不感到疲惫"到"我感到筋疲力尽"。中间部分表示不同程度，0表示无，1～3表示轻度，4～6表示中度，7～10表示重度。该量表可进行多个时间点的测量，从而了解患者在觉醒状态时疲乏程度的变化。

6．癌症直线类比量表（Cancer Line Analogy Scale，CLAS）

CLAS包括一个或一系列症状和症状相关的结果（如生活质量和日常活动能力），患者可以按照自己对这些症状的理解进行答卷。同时在一条100mm直线上做标志计分，以示症状的量级。CLAS量表目前已经广泛用于癌症人群。其优点在于患者负担小，可以同时测量几个症状，临床使用方便。不足之处在于其单维性，部分老年人使用时有困难。

（二）多维度量表

1．Piper疲乏自评量表（Piper Fatigue Scale，PFS）

PFS是由美国学者Piper1987年设计制定的疲乏自评量表，共27项条目。1998年Piper对量表进行了修订，修订后的PFS共有4个维度和22个条目。用于评估患者"此时"的主观疲乏。评估感觉与情绪方面分别有5项，认知与行为方面分别有6项，各项评分为0～10分的11计分法，0分表示"无变化"，10分表示"变化非常严重"。总分由4个维度的平均分得出，0～3.3分为轻度疲乏，3.3～6.7分为中度疲乏，6.8～10分为重度疲乏，另有1个附加项目是评估患者疲乏的持续时间。PFS主要用于乳腺癌患者的疲乏评估。该量表简便易行，评价疲乏的主观感受，允许评估干预策略。缺点在于该量表只用于评估患者当前的疲乏状况。

2．多维疲乏症状量表（Multidimensional Fatigue SymptomInventory，MFSI）

MFSI于1998年被设计出，共83项条目。2004年，MFSI结合临床经验改为新的

MFSI-SF，包括5个维度和30个条目，评估过去一周中的疲乏状况。本量表采用5分评分法，0表示"非常不同意"，4表示"非常同意"，得分越高，表示疲乏程度越严重。MFSI-SF的优点是适用于不同种族、不同性别的肿瘤患者的癌因性疲乏的评估。

3. 多维疲乏量表（the Multidimensional Fatigue Inventory-20, MFI-20）

MFI-20是荷兰阿姆斯特丹大学医学心理系Sments博士等人于1995年设计的多维疲乏量表，此量表由20个条目组成，是评估肿瘤患者疲乏症状的严重程度及其影响患者日常生活及活动能力严重程度的量表。疲乏总分为20个条目相加之和，每个条目用5级评分，"1"表示完全不符合，"2"表示比较不符合，"3"表示介于符合与不符合之间，"4"表示比较符合，"5"表示完全符合，分数越高表示疲乏程度越高。MFI-20语言简洁，易懂，量表中不包含与其他躯体疾病易相混淆的条目，受试者可以轻松在5min内完成。该量表既可从多个维度全面评估疲乏，也可以将其中的分量表抽取出来进行单维疲乏的评估。

4. Schwartz癌症疲乏量表（Schwartz Cancer Fatigue Scale, SCFS）

SCFS于1998年设计，共有28个条目和4个维度（认知、身体、情绪和时间）。修订后的SCFS有2个维度和6个条目，2个维度分别是躯体与认知维度，每个条目有1～5个分级。SCFS评价患者近3天的疲乏状况。SCFS-6的特点是选项均为单词而不是句子，擅长发现严重疲劳。SCFS在女性乳腺癌患者的疲乏评估中有着广泛应用。

5. 癌症治疗功能评价系统中的共性模块（Functional Assessment of Cancer Therapy-Gene-Ral, FACT-G）

FACT-G是由美国西北大学转归研究与教育中心CORE的Cella等研制的癌症治疗功能评价系统。FACT-G是与一些特定癌症的特异条目（特异模块）构成的量表群。它们均是采用共性模块与特异模块相结合的方式形成针对各种特定癌症的特异量表，FACT-B是由FACT-G和9个针对乳腺癌的特异条目（特异模块）构成，专门用于乳腺癌患者的生命质量评估。FACT-G由27个条目构成，各条目均采用五级评分法，分为"一点也不（0）""一点（1）""有些（2）""相当（3）""非常（4）"5个等级，将各个领域所包括的条目得分相加即可得到该领域的得分。

6. 癌症疲乏量表（Cancer Fatigue Scale, CFS）

CFS是由Okuyama等人编制，专门用于研究肿瘤患者的疲乏症状。癌症疲乏量表共有15个条目和3个维度，包括躯体疲乏，情感疲乏和认知疲乏。每个条目采用1（无疲乏状态）至5（严重疲乏状态）级评分。根据Okuyama等人对CFS的计分方法，分数越高，表示疲乏越严重。CFS在国内主要用于妇科恶性肿瘤和晚期癌症患者。

7. 疲乏测评量表（Fatigue Assessment Inventory, FAI）

FAI是由美国精神行为科学研究室的Josopn及神经学研究室的Lina等于1993年制定。该量表由2个维度和29项组成，有14项内容与引起加重或减轻疲乏的原因有关，有15项与疲乏对患者的影响有关的内容。各项评分为1~7级，完全不同意选"1"，完全同意选"7"。此量表已逐渐应用于美国肿瘤患者近期主观疲乏的测量。

8. Wu癌症疲乏量表（Wu Cancer Fatigue Scale, WCFS）

WCFS在2004年是由Wu等采用质性和量化研究相结合的方法，从患者角度研制，共有15个条目，采用5分制评估患者前一天的疲劳情况。该量表应用了日记和面谈的方法评估肿瘤患者的疲劳主观症状，在分析时则采用了认知面谈法和传统的统计学技巧。

四、护理

（一）起居调护

1. 规律性有氧运动

这是一项有效的治疗手段。医生在开处方时必须简明扼要，例如"每天步行20min：出去10min、回来10min"，同时目标必须具有可行性，如患者状况已严重影响日常生活能力，则不应当以"步行20min"为初始运动目标，并且要根据患者实际表现定期调整运动目标。应该根据每个人的身体状况制订运动方案，从低强度开始，循序渐进。

2. 节约体力

将日常生活安排在每天的最佳时间进行，优先完成那些最重要的事情，将耗费心力的事情安排在一天中精力最为充沛的时间，如早晨。

3. 休息和睡眠

肿瘤患者常有严重的睡眠障碍，其本质可能是睡眠质量差而不是睡眠时间短，他们要花更多的时间休息才能达到和健康人同样的睡眠效果。这是由于患者的睡眠模式被破坏，导致休息和睡眠相对不足。患者可以通过睡眠卫生咨询、睡眠限制、放松治疗、药物等方法，制订个体化的睡眠方案，从而提高休息质量、改善睡眠，最终改善患者疲乏状态。

（二）病情观察

疲乏往往与其他症状伴随出现，如抑郁、疼痛、睡眠障碍等，解决其中的一种症状，可能会缓解另一种症状。解决或纠正伴随疾病，如代谢性疾病或贫血，有可能极大地改善疲乏的严重程度，因此对这类问题的检查具有重要意义。

（三）情志护理

疲乏也可作为情绪模式的一部分，通过缓解压力、增加社会心理支持能够改善疲乏。研究表明，减轻紧张情绪、提高社会支持可改善肿瘤患者的疲乏水平。良好的心理支持可改善患者应激状态，有利于患者保持积极的身心状态，增强患者免疫功能，提高肿瘤治疗和康复的效果，因此医护工作者和社会工作者应帮助患者树立战胜癌症的信心，解除心理负担，提高生活质量。

（四）膳食调理

"民以食为天"，正确合理的饮食对肿瘤的康复起到重要作用。建议癌因性疲乏的患者可适当食用补气养血的食物，比如党参、黄芪、五指毛桃、当归等。

推荐的缓解癌因性疲乏的食疗配方如下。

黄芪母鸡汤：

【配方】黄芪50g，母鸡1只，葱白、生姜、细盐各适量。

【功效】大补元气。

【制法】将母鸡宰杀，去毛，除内脏，洗净备用。将母鸡同黄芪、葱、姜一同放入砂锅内，加水煨至软烂。捞去黄芪及葱姜，加入少量细盐，再焖15min左右即可。

【服法】每天1~2次，每次喝汤1小碗，以空腹炖热服为宜，连服5天左右，四季均可，宜早上及中午服用。

【主治】虚劳羸弱、中虚气陷、营养不良、体虚、多汗及一切气血虚弱之症。

（五）用药护理

肿瘤患者的疲乏与贫血、疼痛、骨髓抑制、抑郁等因素有关。在治疗时可通过纠正贫血、止痛、升白、抗抑郁、补充营养等方法消除患者疲乏。使用精神兴奋剂、皮质醇和孕酮等也可减轻疲乏的主观感觉、增加患者食欲。

1．纠正贫血

贫血程度与疲乏程度呈正相关，伴有贫血的肿瘤患者疲乏的表现更重。当患者的血红蛋白低于7g/dL时可输全血或输成分血。也可使用促红细胞生成素纠正贫血，缓解患者的疲乏，降低输血率。

2．抗抑郁、焦虑

通过使用舒必利、氟伏沙明、阿莫沙平、安非他酮、帕罗西汀和丁螺环酮等药物，改善抑郁、焦虑状态，进而改善疲乏。

3．纠正水电解质紊乱

可通过补充维生素、微量元素、能量等，保持水电解质平衡。如应用5-HT受体拮抗剂包括托烷司琼、昂丹司琼可改善患者恶心、呕吐。

4．改善食欲

孕酮类药物能增加患者食欲、改善患者的厌食状态、提高患者生活质量、增强患者对治疗的耐受力，常用药物有甲地孕酮；沙利度胺可以改善晚期肿瘤患者的失眠、抑制恶心、增加食欲，改善恶病质及其疲乏症状。

5．减轻疲乏

皮质醇类药物具有减轻疲乏的作用，但机制仍不明确，为降低激素的副作用，大多数专家建议泼尼松使用量为每天20～40mg。皮质醇副作用大，仅推荐用于终末期、疲劳伴厌食、骨或脑转移相关疼痛。

（六）中医特色疗法

遵医嘱选择适宜的中医特色疗法，以缓解及治疗肿瘤患者的癌因性疲乏，如八段锦、隔姜灸疗法、推拿按摩疗法、耳穴贴压疗法、中药沐足疗法、五行音乐疗法和离子导入治疗法。

1．八段锦

（1）作用机制

八段锦具有"柔和缓慢，圆活连贯；松紧结合，动静相兼；神与形合，气寓其中"的特点，既像行云流水连绵不断，又如春蚕吐丝相连无间，使人神清气爽，体态安详，从而达到疏通经络、畅通气血和强身健体的效果。现代医学认为八段锦属于有氧运动，而有氧运动在改善患者癌因性疲乏方面作用显著，分析其原因主要为：第一，有氧运动可加快体液循环，促进组织的新陈代谢，提高躯体功能，为其他功能系统的运动提供了物质保障；第二，有氧运动可刺激垂体腺分泌β-内啡肽，提高中枢神经系统的反应能力，增强机体对刺激的耐受力，运动时机体神经系统产生微电刺激，这种刺激可缓解肌肉紧张和患者精神抑郁，使大脑皮层放松，减轻心理紧张。

（2）操作方法

八段锦由八个动作组成，动作要领概括为八句口诀：两手托天理三焦，左右开弓似射雕；调理脾胃须单举，五劳七伤往后瞧；摇头摆尾去心火，两手攀足固肾腰；攒拳怒目增气力，背后七颠百病消。八段锦气功从编排的基本思路上遵从气功锻炼的固有规律，重视"意""气""形"的综合锻炼，体现"天人合一"的内涵，功法运动强度和动作编排次序符合运动学和生理学规律，属有氧运动，安全可靠。患者每天在护理人员带领下，进行2次八段锦锻炼，每次30 min，持续8周为1个疗程。

（3）注意事项

以安全为原则，对练习的幅度不设要求，主要进行调息、调心的练习，特殊情况可根据患者耐受度为原则确定时间。

2．隔姜灸疗法

（1）作用机制

艾灸疗法是我国传统医学的外治法之一，是一种热辐射反应，其实质是用温热刺激人体穴位皮肤感受器，通过经络的传导作用影响组织细胞的生化代谢以及神经系统功能，具有通经活络、祛湿散寒、消肿散结、增强免疫功能、治疗疾病的作用。而生姜性热、味辛，归脾、胃、心、肺经，具有温中、回阳、温肺化软的功效。隔姜艾灸疗法用于肿瘤临床是近年来新兴的治疗方法之一。大量研究表明，隔姜灸在一定程度上能抑制肿瘤生长，可提高肿瘤患者的机体免疫功能，改善肿瘤患者的临床症状和生活质量，延长患者生存期。足三里为足阳明胃经合穴，土中之土也，足阳明脉气所入，且为三焦之气所生处，故为补益元气、调和气血，补虚强壮之要穴。

（2）操作方法

选取穴位为足三里，取生姜1块，切成0.2 cm厚的姜片，大小可根据穴区和选用的艾炷大小而定，中间用针穿刺数孔。施灸时将其放在穴区，将艾炷放在其上点燃。待患者局部有灼痛感时，略略提起姜片或更换艾炷再灸，以局部潮红为度。每天1次，每次3炷，时间20～30 min，10天1个疗程。

（3）注意事项

1）施灸过程中注意保暖，随时询问患者有无灼痛感，及时调整艾灸距离。

2）温热不敏感者尤其需注意皮肤情况。艾灸后局部皮肤微红灼热属正常现象，如出现小水疱无须处理可自行吸收，大水疱可用无菌注射器抽吸泡内液体，再用无菌纱布覆盖，保持干燥，防止感染。

3．推拿按摩疗法

（1）作用机制

推拿按摩疗法重在患者头面部和背部施以一指禅推法、滚法和捏脊法，以达到振奋阳气于督脉与膀胱经。使其恢复正常的流注，"移气于不足，神气乃得复"，从而平阴阳、调理气血和脏腑，有助于提高动脉血流速度、改善微循环，促进代谢产物的清除，调节肌细胞、神经兴奋性和动作电位传导，缓解患者骨骼肌和主观疲劳，调节精神心理状态，逐步改善生活质量。

（2）操作方法

部位以督脉、膀胱经、阳明经为主，涉及头面部、腰骶部及四肢。穴位有风府、命门、腰阳关、心俞、脾俞、肝俞、肾俞、合谷、血海、太溪。

1）首先进行头面部推拿。患者取仰卧位，闭目，覆治疗巾于头额部。施术者位于患者头侧。以一指禅偏峰推百会穴，四指摩印堂穴，推揉百会穴、左右太阳穴，约5min，以一指禅偏峰推上睛明及上下眼眶，分抹面额及头部，约5min。

2）其次是腰背部。患者取俯卧位，覆治疗巾于腰背部，施术者站于一侧，沿两侧膀胱经用滚法上下往返治疗。按揉肺俞、心俞、脾俞、肝俞、肾俞、命门等约5min，施术者位于患者左侧。用右手食、中二指指腹循督脉自大椎至长强轻抹3遍。后在督脉及背部膀胱经行捏脊法，反复提捏多次至皮肤略红，约5 min。

3）最后是四肢。患者分别取仰卧位和俯卧位，覆治疗巾于上、下肢部。施术者站于一侧，施滚法于肌肉丰厚处，以手阳明大肠经、足阳明胃经和足太阳膀胱经为主，配合按揉曲池、合谷、神门、血海、伏兔、足三里、太溪等，约10min。每次治疗40min，每天1次。

（3）注意事项

1）身心放松：按摩时除思想应集中外，尤其要心平气和，全身也不要紧张，要求做到身心都放松。

2）取穴准确：掌握常用穴位的取穴方法和操作手法，以求取穴准确，手法正确。

3）用力恰当：因为过小起不到应有的刺激作用，过大易产生疲劳，且易损伤皮肤。

4）循序渐进：推拿手法的次数要由少到多，推拿力量由轻逐渐加重，推拿穴位可逐渐增加。

5）持之以恒：无论用按摩来保健或治疗慢性病，都不是一两天就有效的，常须积以时日，才逐渐显出效果来，所以应有信心、耐心和恒心。

6）推拿时间：每次推拿要掌握推拿保健的时间，每次以20min为宜，最好早晚各一次，如清晨起床前和临睡前。

7）药物润滑：为了加强疗效，防止皮肤破损，在施推拿术时可选用一定的药物作润滑剂，如滑石粉、香油、按摩乳等。

8）接触皮肤：做推拿时，最好只穿背心短裤，操作时手法尽量直接接触皮肤。

9）推拿后有出汗现象时，应注意避风，以免感冒。

4．耳穴贴压疗法

（1）作用机制

耳穴贴压是基于人体经络腧穴的性能及耳与脏腑经络的密切关系。耳穴贴压疗法是根据中医脏腑经络学说结合现代医学解剖知识，以辨证施治的观点选取耳部有关穴位，用王不留行籽耳贴并结合一定的手法，刺激耳郭的相应穴位，以刺激经络，推动气血运行通，达到平衡阴阳、调理脏腑、疏经通络、缓解疲乏的目的。

（2）操作方法

1）取穴：根据疾病部位、临床经验及现代医学理论，同时查阅大量相关文献，选取肝、脾、胃、神门、交感穴。

2）操作方法：先用探棒探测，找到敏感点，以压痕作为贴压标记，然后用75%酒精棉球对耳郭皮肤进行消毒，待干后用镊子夹取王不留行籽耳贴对准压痕贴好，用指腹轻轻按压，力度以患者感到酸、麻、胀、疼、热感且能忍受为宜。

3）按压频次和疗程：指导患者及家属每天按压4～6次，每次3～5min，每次贴压一侧耳穴，3天后改贴另侧耳穴，两耳交替进行，10次为1个疗程，共计1个月。

（3）注意事项

1）贴压耳穴应注意防水，以免脱落。

2）夏天易出汗，贴压耳穴不宜过多，时间不宜过长，以防胶布潮湿或皮肤感染。

3）如对胶布过敏者，可用粘合纸代之。

4）耳郭皮肤有炎症或冻伤者不宜采用。

5）根据不同辨证类型选取相应穴位。

5．中药沐足疗法

（1）作用机制

中药足浴是通过发挥水的温热作用、中药处方的特定功效以及刺激人体足部反射区，使人体各组织、各脏腑的气血运行通畅，提高人体的新陈代谢和免疫功能，进而达到预防、治疗及促进康复的功效。

（2）操作方法

以桂枝汤类方加减（黄芪建中汤）常规煎煮，煎好取汤药约1 000mL置于自动控温足浴器中，先将双脚放于桶上方热气熏蒸，熏蒸时间约5～10min，待水温降至

38～43℃，将患者双脚放入足浴桶内进行足浴。足浴时，水的高度应没至双足小腿1/2处，每次足浴时间约20～30min，以泡至后背感觉有点潮，或者额头出汗为准。每晚睡前中药足浴1次，持续4周为1个疗程。

（3）注意事项

1）忌空腹时沐足。

2）忌餐后立即沐足。

3）忌沐足当风。

4）忌水温过高，以38～43℃为宜。

5）忌用力搓擦皮肤。

6）忌在水中久泡，每次足浴时间约20～30min为宜。

7）烫伤、脓疱疮、糖尿病足、皮肤病患者不宜沐足。

8）孕妇、严重心、肝、肾、造血系统疾病及精神障碍患者禁沐足。

6．五行音乐疗法

（1）作用机制

五行音乐是根据五行特征，五音和五脏的对应关系，以某一特定调式为主的音乐来调理脏腑失衡状态的治疗方法。五行音乐调节情绪是把五脏、五音和情志结合起来，以调畅情志，使患者精神放松，心平气和，陶冶情操，达到恬淡虚无、精神内守的养神目的。

（2）操作方法

采用感受式音乐法。选择一个安静，稍暗，温度适宜的房间。患者取卧位，在治疗师音乐讲解下，全身处于放松状态，聆听五行音乐。宫音属土，入脾、胃，可养胃健脾。商音属金，入肺、大肠，可调肺宣发肃降。角调属木，入肝、胆，可调畅气机疏肝解郁。微调属水，入心、小肠，可养心安神定志。羽调属火，入肾、膀胱，可补益肾阳。每次时间为30min，早晚各1次，疗程为4周。

（3）注意事项

遵循五脏、五行与五种音乐调式特征及三者之间关系辨证选取音乐，音量以患者感觉舒适为宜。

7．离子导入治疗法

（1）作用机制

直流电离子导入疗法是根据直流电场内同性电荷相斥、异性电荷相吸的原理，将药物离子导入体内。此方法可以将药物直接导入需要治疗的部位，且药物在体内停留时间比其他给药方法停留时间长，药物能逐渐消散而进入血液和淋巴液，已在医疗界许多分科广泛应用。中药配方中：黄芪、白术、党参、茯苓扶正健脾；丹参活血祛瘀，凉血解毒以止痛；冰片走窜开窍，化瘀止痛，并可增加药物的透皮性，又有一定的抗肿瘤作用；马钱子、天南星、雄黄以加强止痛之力；乳香、没药辛香之品，可促进药物透皮吸收，助药力入内，共同发挥扶正健脾、散结止痛的作用。

（2）操作方法

中药离子导入药物组成：白术50g，丹参50g，当归50g，茯苓50g，党参50g，白花蛇舌草100g，黄芪100g，冰片50g，马钱子2g，郁金50g，天南星50g，乳香50g，没药50g，雄黄30g。将中药煎汁200mL。纱布电极浸中药，肝前区取疼痛最明显的阿是穴，后背取肝俞或脾俞，将电极固定在穴位处、电流量为5~10mA，每次20min，行自动循环刺激治疗，每天1次，7天为1个疗程。

（3）注意事项

1）开机时注意电流应由小逐渐增至所需量，以免患者有电击感，电极板不能直接接触皮肤。

2）高热、恶病质、心力衰竭、湿疹、妊娠、有出血倾向者，治疗部位有金属异物者，戴有心脏起搏器者，对直流电不能耐受者，禁用本法。

3）做完治疗后，应注意保暖。

4）局部皮肤出现瘙痒等皮肤过敏情况，应停止使用。

第三节　癌性发热

正常人在体温调节中枢的调控下，机体的产热和散热过程经常保持动态平衡。当机体在致热源作用下或体温中枢的功能障碍时，产热过程增加，而散热不能相应地随之增加，或散热减少，体温升高超过正常范围，称为发热。

癌性发热又称肿瘤热，一般是指肿瘤患者出现的直接与恶性肿瘤有关的非感染性发热和患者在肿瘤发展过程中因治疗而引起的发热。癌性发热是晚期癌症患者常见的症状之一，严重影响患者的生活质量。

在中医学上，癌性发热多属内伤发热，以阴伤气耗为主。《症因脉治》最先提出"内伤发热"这一病证名称。早在《黄帝内经》中有关于内伤发热的记载，其中对阴虚发热的论述较为详细，《素问》明确提出"气虚身热""阴虚则内热"的理论。《景岳全书·寒热》对内伤发热的病因作出了比较详细的论述。另外，宋代王怀隐《太平圣惠方·第二十九卷》在治疗阴虚发热的处方配伍组成方面也提供了理论基础。

癌性发热有以下几个特点。

1）热程或短或长，有的可达数月之久，可呈间歇性。

2）常为不规则热或弛张热，少数呈稽留热，体温37.5～38.5℃。

3）发热时全身症状可不明显，患者有时不能获知或无明显不适。

4）抗感染治疗无效，对解热镇痛药反应较好。

5）单纯的癌性发热常以低热为主或仅自觉身热，而体温并不升高，外周血中白细胞计数及中性粒细胞比值大多正常。

6）癌性发热患者多不伴有恶寒或寒战，表现为中低度发热，以下午或夜间发热为主。

一、发生机制

（一）西医学发生机制

1）恶性肿瘤生长迅速，组织相对缺血缺氧而坏死。

2）或由于治疗引起肿瘤细胞大量破坏，释放肿瘤坏死因子，导致机体发热。

3）恶性肿瘤细胞本身可能产生内源性致热原，如肿瘤内白细胞浸润引起炎症反应、恶性肿瘤细胞内释放抗原物质引起免疫反应而发热。

4）肿瘤细胞能分泌一些活性物质，如类癌产生5-HT、嗜铬细胞瘤产生儿茶酚胺、肝癌细胞产生甲胎蛋白，以及许多肿瘤细胞能产生异位激素等，都会使机体产生各种不同的反应，其中有些物质可引起发热。

5）在肿瘤治疗中，放疗、化疗、应用干扰素、白介素Ⅱ、肿瘤坏死因子、集落刺激因子、肿瘤疫苗等制剂也可引起发热。

（二）中医学发生机制

祖国医学认为癌性发热是癌症的一种常见症状，属于"内伤发热"的范畴，因肿瘤患者病程多迁延日久，正气不足、阴血耗损、阳气虚衰而致湿热蕴遏、瘀血内结、痰浊郁伏、情志郁久不畅，或因放疗、化疗损伤等均可导致机体阴阳气血耗损，或阴阳气血逆乱而成为内伤发热。张介宾《景岳全书·杂病谟》中记载"至若内生之热，则有因饮食而致者，有因劳倦而致者，有因酒色而致者，有因七情而致者，有因药饵而致者，有因过暖而致者，虽其所因不同，在内者但当察脏腑之阴阳"。癌性发热的病因病机纷繁复杂，但总而言之不外由于人体脏腑功能衰退、气血阴阳不足，加之以外邪乘虚而入，可见实证、虚证、虚实夹杂证三类。

二、发病原因

发热几乎可发生于所有肿瘤患者，其原因复杂，涉及感染、药物热、自身免疫病等。

1．非感染性因素所致的发热

包括癌性发热、药源性发热或抗肿瘤治疗（如介入治疗、放疗或化疗等）所致的发热等。

（1）肿瘤增殖和破坏所致发热

造血系统发生恶性肿瘤、实体肿瘤生长及肿瘤骨转移时，肿瘤细胞的大量增殖和破坏释放出致热物质，刺激体温调节中枢，可导致发热。

（2）药源性发热接受免疫治疗的肿瘤患者，在使用白介素、卡介苗、干扰素或重组人粒细胞集落刺激因子等生物制剂后常会出现发热。

2．继发性感染所致的发热

这是肿瘤患者发热的主要原因。任何脏器晚期癌症患者或放疗、化疗后机体免疫功能受抑制者易继发感染，常见细菌感染，其次为真菌和病毒感染。细菌感染常以革兰氏阴性杆菌为主（如铜绿假单胞菌、大肠埃希杆菌和克雷伯菌），近年来 α –溶血性链球菌等革兰氏阳性菌感染，已成为肿瘤患者难治性感染的主要原因。导致肿瘤患者易继发感染的主要原因包括以下几点。

（1）恶性肿瘤患者免疫功能受抑制

恶性肿瘤细胞本身和抗肿瘤治疗过程所使用的药物（如长期使用肾上腺皮质激素）对机体均具有不同程度的免疫抑制作用。

（2）中性粒细胞减少

肿瘤患者的中性粒细胞减少是发生严重细菌和真菌感染的最明确的原因。一般认为肿瘤患者若粒细胞计数等于或低于 0.5×10^9/L且伴有发热时，极易发生严重感染。此外，化疗药物的细胞毒性作用能导致辅助性T细胞（CD_4^+）的减少，会导致感染的发生率增加。

（3）营养不良

恶性肿瘤为消耗性疾病，晚期癌症患者营养不良的发生率很高，甚至可能出现乏力、厌食、组织消耗和脏器功能损害等恶病质表现。此外，抗肿瘤治疗过程中出现的消化道黏膜溃烂及恶心、呕吐等症状，均可使患者营养状况恶化，从而导致人血白蛋白下降而加重感染。

（4）神经心理因素

患者一旦被告知确诊为恶性肿瘤，即会产生恐惧、否认、悲观、低沉、紧张、焦虑等情绪反应，而恶劣和消极的情绪可使交感神经抑制，内分泌功能紊乱，免疫功能下降，极易发生感染。

（5）其他因素

占位性病变所致的胆道梗阻、肠梗阻等都会增加感染的机会；放疗所致的溃疡、皮肤受损等，易引起细菌或病毒感染；长期使用广谱抗生素易发生耐药菌、真菌或病毒感染。

三、分类

（一）根据热型分类

1．稽留热

稽留热是指体温恒定地维持在39～40℃以上的高水平，达数天或数周，24h内体温波动范围不超过1℃。稽留热常见于大叶性肺炎、斑疹伤寒及伤寒高热期。

2．弛张热

弛张热又称败血症热型。体温常在39℃以上，波动幅度大，24h内波动范围超过2℃，但都在正常水平以上。弛张热常见于败血症、风湿热、重症肺结核及化脓性炎症等。

3．间歇热

间歇热是指体温骤升达高峰后持续数小时，又迅速降至正常水平，无热期（间歇期）可持续1天至数天，如此高热期与无热期反复交替出现。间歇热常见于疟疾、急性肾盂肾炎等。

4．波状热

波状热是指体温逐渐上升达39℃或以上，数天后又逐渐下降至正常水平，持续数天后又逐渐升高，如此反复多次。波状热常见于布氏杆菌病。

5．回归热

回归热是指体温急剧上升至39℃或以上，持续数天后又骤然下降至正常水平。高热期与无热期各持续若干天后规律性交替一次。回归热可见于回归热（病）、霍奇金病等。

6．不规则热

不规则热的体温曲线无一定规律，可见于结核病、风湿热、支气管肺炎、渗出性胸膜炎等。

（二）根据发热病程的时间长短分类

1．急性发热

急性发热指发热时间少于2周的发热，多伴有局部症状及体征。

2．长期发热

长期发热指发热时间不少于2周的发热，有的可无明显症状、体征，需实验室检查帮助诊断。

3．原因不明发热（FUO）

FUO指发热持续或间歇超过3周，经体检、常规辅助检查不能确诊者。

4．慢性低热

慢性低热指低热持续1个月以上者。

四、分级与评估

以口腔温度为例，37.3～38.0℃是低热，38.1～39℃是中热，39.1～41.0℃是高热，41.0℃以上是超高热。

五、护理

（一）起居调护

1．环境

保持室内空气新鲜，控制室温在20～24℃，湿度55%～60%，床位整洁干燥，使患者保持舒适，充分休息，以减少能量消耗，利于机体的恢复。

2．皮肤护理

高热患者在降温过程中常伴有大量出汗，应及时擦干汗液，更换潮湿的衣裤、床单和被褥等；对长期高热卧床的患者应协助其改变体位，防止压疮的发生。

3．口腔护理

高热患者唾液分泌减少，口腔黏膜容易干燥，易发生口腔干裂，应保持口腔清洁，协助患者漱口或进行口腔护理。对口腔干裂者予以甘油涂抹。

4．休息

发病初期患者应适当休息，减少体力活动。年老体弱者应卧床休息。低热者可酌情减少活动，适当休息。高热者应绝对卧床休息。

（二）病情观察

1）询问患者的一般情况、治疗史和既往史，了解患者出现发热的急缓、发热程度及热型特点。

2）了解患者发热有无感染的诱因，如皮肤黏膜损伤。查看有无感染的临床表现，如局部皮肤红肿痛、尿路刺激征等。

3）观察患者生命体征的变化，密切监测体温、脉搏、呼吸、血压、神志的变化，并做好记录。高热患者每4h监测体温和脉搏1次，必要时可增加测量的频率。

4）注意伴随症状及体征，观察患者的面色、呼吸、脉搏、皮肤弹性、食欲、出汗及大小便情况有无异常，注意患者高热同时是否伴有寒战、皮疹等症状，是否出现眩晕、疼痛加剧等不适主诉，是否出现意识障碍、头痛和抽搐。

5）观察患者的治疗效果、饮水量、饮食摄入量、尿量和体重变化，并做好记录。

（三）情志护理

肿瘤所致的全身不适会使患者产生烦躁不安、焦虑、猜疑等心理反应，尤其是高热持续不退时，患者会因担心病情恶化、预后不佳而使原有的心理问题加重，或出现新的心理问题，甚至面临绝望而走向轻生，故护士应通过对患者的评估，及时了解其心理健康状况的动态发展趋势。

对肿瘤患者而言，发热所致的不适及疾病症状的加重，常会诱发其焦虑和不安，增加心理压力，应及时给予降温处理，并向患者及家属解释肿瘤导致发热的原理，以减轻患者的焦虑和担心。

（四）膳食调理

发热期间应选用富含营养且易消化的流质饮食，如豆浆、藕粉、果泥和菜汤等。

体温下降病情好转时，可改为半流质饮食（如面条、粥等），配以高蛋白、高热量菜肴（如豆制品、鱼类、蛋黄）及新鲜果汁。恢复期改为普通饮食，鼓励进食鸡、鸭、牛肉、鱼、猪肉、蛋、牛奶和豆类。

1. 经典膳食方

可根据患者发热的症型，辨证施膳。

1）地黄枣仁粥：适用于阴虚发热者。

【做法】取酸枣仁30g，加水研碎，取汁100mL；生地黄30g，煎汁100mL；大米煮粥，粥成加入枣仁汁及地黄汁温服。

2）桂圆莲子汤：适用于气虚血亏者。

【做法】将20个桂圆、50个莲子放入锅中，加适量清水，煮至莲子软熟即可。

3）绿豆粥：适用于热毒炽盛者。

【做法】将绿豆、粳米入锅，加水，用武火烧沸，转用文火煮至米烂成粥，将冰糖入锅，加少许水，用文火熬成冰糖汁，将其加入粥内，搅拌均匀即成。

4）荷菊饮：适用于肝经郁热者。

【做法】干薄荷8g（鲜品10g）、白菊花12g，用沸水300mL冲泡，加盖焖10min即可饮用，可每天1次。

5）桃仁粥：适用于瘀毒内阻者。

【做法】将10g桃仁去皮打碎，加入100g粳米，煮成粥，放入适量冰糖以调味。

6）赤小豆苡仁粥：适用于湿热蕴结者。

【做法】将赤小豆和薏苡仁按1∶1洗干净，然后泡2～3h后放入电饭煲中，加入适量的清水，煮30min即可。

（五）用药护理

1. 规范给药

根据患者的发热原因、发热程度、热型及持续时间，遵医嘱给予患者合适的降温药物，指导患者正确使用降温药物。

2. 观察常用降温药物不良反应

对诊断明确，但物理降温效果不明显者，可遵医嘱予退热药。常见的降温药物有非甾体抗炎药和糖皮质激素药。

（1）非甾体抗炎药

非甾体抗炎药包括萘普生、吲哚美辛、布洛芬、阿司匹林、对乙酰氨基酚等。非甾体抗炎药能抑制环氧化酶，减少前列腺素（PG）的生成，消除PG对致炎物质的增敏作用，具有解热、镇痛及抗炎的作用，可以有效缓解癌性发热。其常见的不良反应为胃炎、消化道出血和血小板减少，心功能、肾功能和肝功能不全者禁止使用此类药物。萘普生应是治疗肿瘤热的首选，其治疗肿瘤热的成功率为94.1%，并且在鉴别肿瘤性发热和非肿瘤性发热具有诊断价值。有些患者在停用萘普生后发热会复发，若再次出现发热，应重新评估，再次排除感染和其他原因的发热。

（2）糖皮质激素

糖皮质激素类的代表药物主要有泼尼松和地塞米松。糖皮质激素能抑制体温调节中枢对致热原的反应、稳定溶酶体膜、减少内源性致热源的产生释放，进而达到退热的效果。其不良反应为大剂量用药会引起糖尿病、骨质疏松、消化道溃疡和类库欣综合征症状，对下丘脑-垂体-肾上腺轴抑制作用较强，并发感染为主要的不良反应。

（六）中医特色疗法

1．大椎穴刺血拔罐

（1）作用机制

大椎穴刺血拔罐的方法用于治疗癌性发热中的实证患者。大椎穴归属于督脉，而督脉总督一身之阳气。针刺大椎穴可清热泻火，刺血拔罐可化瘀解毒、驱毒外出，起到退热的作用。

（2）操作方法

发热时于大椎穴（第7颈椎棘突下）常规消毒，用三棱针在穴位处浅刺出血，后取一小号拔火罐拔罐放血，30min后取罐，一般可吸出血1~2mL。

（3）注意事项

治疗前询问患者有无进食、进食多少，注意观察患者的生命体征，看皮肤有无过敏、有无水肿。避免在过饥、过饱、劳累或身体极度虚弱时做治疗，避免在有皮肤过敏、水肿处拔火罐。注意火罐不宜大，罐口要光滑，应用透明的玻璃火罐，以观察出血情况，忌用竹制等不透明的火罐。针刺大椎穴时应注意进针的深度，不宜过深，以浅刺出血为宜；拔罐时火力要足，罐口靠近穴位，操作要迅速而轻巧；取罐时切忌硬拔，应用手指压在罐口旁侧皮肤，使空气进入罐内，轻松取罐；治疗后护理取罐后，用生理盐水棉球擦去血迹，再用安尔碘消毒针眼处。嘱患者24h内不要洗澡，不要穿衣料很硬的衣服，以防止针眼处感染。

2. 新癀片灌肠

（1）作用机制

癌症病因复杂，或外感六淫邪气，或内伤七情，或正气亏损，均可致气滞血瘀、痰湿结聚，郁而成毒，"毒"可引发各种病变，癌症发热亦是邪为患。黄星垣教授指出："毒"随邪来，热由"毒"生；"毒"不除，则热不去。由是观之，癌症发热源于"毒"，故清热解毒为治疗癌症发热之大法。针对病机，选用清热解毒的新癀片。该药主要成分是九节茶、三七、牛黄、珍珠粉。九节茶、牛黄具有清热解毒、消炎、抗肿瘤之功效；三七活血化瘀；珍珠粉平肝潜阳、降心火、保护黏膜。采用此药具有清热解毒、抗癌消肿、扶正、祛邪的功效。肿瘤患者往往体质虚弱、脾胃功能下降，新癀片灌肠降温过程中，患者汗出较少，保护了患者的津液，防止患者因津伤气耗而致正气亏虚，又避免了口服给药对胃肠道的刺激。另外，直肠直接吸收，降温效果快于口服给药法，4~8h灌肠1次，保证了持久的降温效果。

（2）操作方法

将新癀片2~4片研碎，温开水稀释10~20mL备用，灌肠前嘱患者排空大小便，取卧位姿势，臀下垫以10cm高的枕垫。用20mL注射器抽吸药液，连接14号导尿管。导尿管前端涂石蜡油，缓缓插入肛门15~20cm，缓缓推入药液。灌肠完毕后，患者取平卧位，抬高臀10cm，保留10~20min，根据病情每4~8h灌肠1次，直至体温降至正常。

（3）注意事项

注意灌肠后的体位及保留时间；灌肠后注意观察患者体温变化，并注意患者有无腹痛、腹泻等不适，如大便稀水样每天超过3次，应暂停灌肠，并及时处理。对长期灌肠患者，要注意保护其肛门及直肠黏膜，避免损伤。一般选用柔软的14号导尿管前端涂润滑油，且插管要深，15~20cm为宜，插管动作宜轻柔。如果患者有痔疮，尽量避开痔疮部位插管，灌肠后及时涂擦痔疮膏，以防感染。

3. 三仁汤中药汤剂灌肠

（1）作用机制

将三仁汤中药汤剂从肛门灌入，保留在直肠或结肠内，通过肠黏膜吸收，并快速进入血液循环，进而发挥药效。此药方为杏仁15g，飞滑石、生薏苡仁各18g，白通草、白蔻仁、竹叶、厚朴各6g，半夏10g。在药理作用上，竹叶、飞滑石、白通草可清热利湿，厚朴、半夏可理气燥湿，生薏苡仁可疏导下焦、益脾渗湿，白蔻仁可和畅中焦、芳化湿浊，杏仁善开上交、宣降肺气。

（2）操作方法

将煲好的三仁汤中药汤剂冷却至39~41℃，使用150mL中药汤剂进行灌肠护理，方法同新癀片灌肠，每天2次，连续10天。

（3）注意事项

操作中严密观察病情，注意腹部保暖。药液温度应保持在39~41℃，过低可使肠蠕动加强，腹痛加剧，过高则导致肠黏膜烫伤或肛管扩张，产生强烈便意，致使药液在肠道内停留时间短，吸收少、效果差。

4．中药穴位贴敷

（1）作用机制

中医认为穴位是机体气血运行的交汇点，运用穴位贴敷对体表穴位刺激可改善患者气血运行，从而达到扶正祛邪的目的，中药穴位贴敷采用清热消燥的原则，使得气血通畅，进而可以消解郁积的湿热、清热祛火解毒。此药方为青蒿、山豆根、葛根、栀子、冰片、金银花各15g，白花蛇舌草35g。金银花是清热解毒、疏风散热的草药，白花蛇舌草具有清热解毒、消痈利湿的功效，配合栀子的清热利尿、消肿止痛的功效，共同达到清热解毒、退热凉血的功效。

（2）操作方法

将以上药材共同进行细研，并以姜汁进行调和，直至成为黏度适中的糊状，将其均匀涂抹于粘贴纸上，每天贴敷2次，每次40min。取穴：胰腺癌患者取肝俞穴；肺癌患者取肺俞、乳根穴；肝癌患者取肝俞、期门、神阙等穴位；淋巴癌患者取肺俞以及咽喉部位。

（3）注意事项

敷药前评估患者，清洁皮肤；敷药期间注意观察患者皮肤有无出现瘙痒、疼痛等过敏反应；敷药后注意固定，以防药物移动或脱落。

5．涌泉穴贴敷疗法

（1）作用机制

涌泉穴通于十二经脉和奇经八脉，在热力的作用下可疏通经络、调整脏腑、促进血液循环、增强新陈代谢。将氨咖黄敏颗粒用伤湿止痛膏敷贴于涌泉穴，通过对穴位的刺激及皮肤腠理对药物的吸收，可促进血液循环，提高机体免疫力，达到治病的目的。

（2）操作方法

进行贴敷前，指导患者先用温水泡脚30min，水温以不烫脚为准，水量没过脚踝。泡脚后擦干双脚，将一粒氨咖黄敏胶囊掰开倒在外用伤寒止痛膏上，贴于涌泉穴，每晚睡前贴敷一次，连续贴敷3天为1疗程。

（3）注意事项

贴敷药物期间注意观察患者有无过敏反应，足底皮肤有破损或局部皮肤有病变者忌用。

第四节 + 失眠

失眠属于睡眠障碍的一种，是指尽管有合适的睡眠机会和睡眠环境，依然对睡眠时间和/或质量感到不满足，并且影响日间社会功能的一种主观体验。失眠的主要症状表现为入睡困难（入睡潜伏期超过30min）、睡眠维持障碍（整夜觉醒次数多于2次）、早醒、睡眠质量下降和总睡眠时间减少（通常少于6.5h），同时伴有日间功能障碍。失眠引起的日间功能障碍主要包括疲劳、情绪低落或激惹、躯体不适、认知障碍等。

中医学中认为，失眠属于"不寐""目不瞑""不得眠""不得卧"范畴，多因外邪所感、七情内伤、劳逸失调、暴受惊恐或饮食不节等所致。长期失眠还可导致七情失控、五脏气血失调，从而出现躯体症状。早在《黄帝内经》中就已记载了失眠的含义，汉代张仲景在《伤寒论》及《金匮要略》中论述了失眠的病因，并至今临床仍有应用价值，从《难经》到《景岳全书·不寐》，各大医典均较全面地分析了不寐的病因病机及其治疗原则。

如今，恶性肿瘤已成为严重危害现代人类健康的主要疾病之一，大多数患者不但身体上承受着巨大的疾病折磨，更是会产生强烈的心理压力，长期的忧虑与紧张会干扰患者的情绪，可能影响患者的睡眠，导致失眠，严重的失眠又会影响患者的预后。因此针对性地做好失眠的护理，提高患者的睡眠质量、控制患者的负面情绪，对患者生活质量的改善具有积极意义。

一、发生机制

（一）西医学发生机制

目前肿瘤相关性失眠缺乏专业的诊疗指南，其具体作用机制尚不明确。

有试验证明，脑干上行投射系统与睡眠和觉醒的状态有关，其中脑干的上行网状激活系统对于维持觉醒状态起着极其重要的作用。另外，一些神经递质如5-HT、去甲肾上腺素、多巴胺、乙酰胆碱等与失眠的产生有密切的关系，它们相互作用可使慢波睡眠和快波睡眠相互交替。所以，睡眠和觉醒是中枢神经系统积极、主动的过程，如果机体中枢神经系统功能紊乱，尤其是与睡眠相关的各种神经递质的紊乱，就会导致失眠。

近年国外一些研究提示肿瘤患者失眠的主要发病机制可能是下丘脑-垂体-肾上腺轴（HPA轴）过度活跃，诱发神经内分泌系统紊乱，进而引起睡眠-觉醒规律失常，导致失眠。褪黑素（MT）又称为松果体素，是人体视交叉上核（SCN）部位的松果体合成并分泌释放的一种胺类激素，具有多种生物活性。SCN通过颈上神经节控制松果体合成和释放褪黑素并影响多种神经递质及内分泌激素调控昼夜节律及神经兴奋-抑制平衡，所以它是主宰昼夜节律的关键生物学调节器，当其受到外部环境或机体内部稳态需求的影响时，就会导致MT分泌功能紊乱，则可能会影响其生理作用，出现睡眠-觉醒规律的失调，进而引起失眠的发生。肿瘤可以引起乙酰胆碱、谷氨酸、γ-氨基丁酸、去甲肾上腺素、组胺、5-HT等一些与睡眠-觉醒中枢有关的神经递质和内分泌激素水平紊乱，则可能导致失眠与肿瘤疾病进展。

（二）中医学发生机制

失眠是多种因素作用于机体的结果，多由情志所伤、劳逸失调、久病体虚或饮食失节等导致脏腑功能紊乱以及气血失和、阴阳失调而致阴虚不能纳阳，或阳虚不得入阴。

《灵枢·口问篇》云："阳气尽，阴气盛，则目瞑；阴气尽，而阳气盛，则寤矣。"《景岳全书·不寐》曰："盖寐本乎阴，神其主也，神安则寐，神不安者则不寐。"肿瘤相关性失眠，属于中医"不寐"，病机主要为阳盛阴虚，阴阳失交，导致神机紊乱。失眠的病位主要在心，常涉及肝、脾、肾、胆等脏腑。

二、发病原因

失眠是肿瘤患者常见的症状之一，而睡眠质量严重影响着患者的治疗疗效及生存质量，找到患者的失眠原因是提高患者睡眠质量的必要条件。目前临床上治疗的基础大都是建立在"3P"假说之上，该假说认为失眠的发生和维持是由"3P"因素累积超过了发病阈值所致，"3P"因素即是易感因素、诱发因素和维持因素。

（一）易感因素

易感因素指患者自身内在素质，包括生理易感素质和心理易感素质，因年龄、性别、遗传等原因而存在差异。

1．年龄

不同年龄阶段的人群睡眠质量和睡眠结构有所不同，随着年龄的增长，人的总体睡眠时间缩短、睡眠潜伏期延长、睡眠片段化、睡眠质量下降。而肿瘤患者年龄大多较长，这也增加了肿瘤患者失眠的风险。

2．性别

女性较男性更容易失眠，这种倾向可能与女性比男性更为敏感，情感更加细腻有关。

3．遗传及性格特征

曾经存在失眠既往史、有家族史、性格胆怯、易焦虑、追求完美主义的患者更容易发生失眠。

（二）诱发因素

诱发因素指生活事件及应激等引起急性发生的失眠。

1．疾病

肿瘤本身伴随的躯体疼痛、呼吸系统疾病等各种问题均可影响患者的睡眠质量。多项研究表明失眠在慢性疼痛患者中的发病率很高，亦有研究显示肺癌引起患者疼痛、刺激性咳嗽、胸闷气促等伴随症状，与失眠有必然联系。

2．化疗

接受化疗的患者，其失眠的发生明显高于正常人群。化疗引起的一些胃肠道反应，如恶心、呕吐、腹痛、腹泻等都会导致患者出现睡眠质量问题。有学者对634例接受化疗的患者进行调查，发现他们的失眠率高达77.3%。

3．放疗

有很多肿瘤患者需要接受放疗，一些研究也表明放疗可引起失眠的发生。一项对152例肿瘤患者住院进行放疗期间的问卷调查表明放疗严重影响患者的睡眠质量。

4．手术

很多患者在围手术期会出现失眠，原因包括对手术的恐惧感、手术后的疼痛感、体位不适感、对预后恢复的担忧等。一项对136例围手术期的肾癌患者的研究显示在围手术期间患者的睡眠质量明显下降。

5．药物

化疗前患者服用的一些激素类药物如醋酸地塞米松，会使患者精神兴奋、夜间难以入睡；另外某些药物如多巴胺受体激动剂、胆碱酯酶抑制剂、抗高血压药物及抗精神类药物也可能导致失眠。

6．环境

有时患者离开家住院后不能很快适应新的环境则易发生失眠。病房有噪声或光线太强均可能会使患者不能安稳入睡。

7．睡眠习惯

睡前暴饮暴食或吃得过饱，睡前看刺激性电视或书报纸，睡前饮用浓茶、咖啡、可乐等刺激性饮料，均易使患者精神兴奋，引起入睡困难。

（三）维持因素

维持因素指使失眠得以持续的行为和信念。

1）肿瘤患者自身对肿瘤的恐惧、紧张，易引起失眠多梦。

2）在治疗过程中，疗效不佳时，患者失去治疗信心，情感脆弱，对治疗顾虑重重，亦会影响睡眠质量。

3）患者担忧治疗费用过高，害怕成为家庭的负担，则会出现焦虑、抑郁的负性心理情绪，陷入失眠的状态。

4）患者过于紧张化疗引起的不良反应，出现焦虑心理，导致难以入睡或易惊醒。

5）有些患者渴望睡眠或恐惧失眠往往会加剧精神的焦虑，进而可能演变为慢性失眠。

三、分类

美国睡眠医学会发布的《国际睡眠障碍分类》第三版（ICSD-3）将失眠分为三种。

1）短期失眠：病程<3个月。

2）慢性失眠：病程≥3个月。

3）其他失眠。

四、评估与诊断

（一）失眠的评估

据专家结合现有临床经验和国内外最新研究成果总结出的失眠评估共识包括三种评估方法：临床大体评估、主观测评和客观测评。

1．临床大体评估

临床大体评估包括主诉、睡前状况、睡眠-觉醒节律、夜间症状、日间活动和功能、家族史、体格检查、实验室检查和精神检查、其他病史。

2．主观测评工具

（1）睡眠日记

以每天（24h）为单元，记录每小时的活动和睡眠情况，连续记录时间是2周（至少1周）。

（2）量表测评

临床常用量表包括匹兹堡睡眠质量指数（PSQI）、阿森纳失眠量表（AIS）、睡眠障碍评定量表（SDRS）、失眠严重指数量表（ISI）、清晨型-夜晚型量表（MEQ）、睡眠不良信念与态度量表（DBAS）等。

3．客观测评工具

客观测评工具包括多导睡眠图（PSG）、多次睡眠潜伏期试验（MSLT）、体动记录检查。

（二）失眠的诊断

根据病程的分类，慢性失眠的诊断标准（必须同时符合1～6项标准）。

1）睡眠异常症状（至少满足一项）：①入睡困难；②睡眠维持困难；③早醒；④不能按时睡觉。

2）相关的日间症状（至少满足一项）：①疲劳或全身不适感；②注意力不集中或记忆障碍；③学习、工作或社交能力下降；④情绪波动或易激惹；⑤日间思睡；⑥行为紊乱（比如：多动、冲动、攻击）；⑦精力和体力下降；⑧容易出错或发生事故；⑨过度关注睡眠问题或对睡眠状态不满意。

3）睡眠问题不能单纯用没有合适的睡眠时间或睡眠环境来解释。

4）睡眠异常症状和相关的日间症状至少每周发生3次。

5）睡眠异常症状和相关的日间症状至少持续3个月。

6）睡眠问题不能被其他类型的睡眠障碍更好地解释。

短期失眠的诊断标准：

符合慢性失眠第1～3条及第6条标准，但病程不超过3个月和/或相关症状每周出现不超过3次。

五、护理

（一）一般护理

1．环境适宜

创造良好的住院环境是多数学者认同的共性护理措施。病房应亮度适宜、空气流通、保持合适的温度和湿度。病房应当安静，避免出现噪音，尽量避免在夜间进行各种护理治疗操作，若不可避免则应注意控制噪音，夜间巡房也应降低噪音，做到"四轻"即走路轻、关门窗轻、操作轻、说话轻。

2．起居规律

护士应当指导患者定时就寝，建立有规律的休息制度，告知患者午餐以后不要饮用浓茶、咖啡等饮料，睡前避免情绪激动或剧烈运动，不看刺激性的电视、书报纸等，使思想平静，以利于睡眠。

3．积极控制躯体症状

护士应了解患者的不适，协助医生查找原因，恰当应用药物治疗和非药物治疗，缓解患者的不适。

4．沟通交流

多于患者沟通交流，对患者进行必要的心理疏导，消除患者紧张、恐惧的心理。

（二）病情观察

病情观察主要包括以下几点。

1）了解患者的既往史、失眠史、服药史。

2）观察患者的睡眠时长、睡眠状态及睡眠习惯等。

3）观察患者睡前有无看刺激性电视剧、电影以及书报，有无饮用刺激性饮料如可乐、浓茶、咖啡等。

4）观察患者夜尿情况。

（三）情志护理

情志护理是指医护人员运用语言、表情、姿势、态度、行为等非药物方法改变患者的心境、意识、态度等心理活动，以调整患者形神紊乱失常的病理状态。中医认为，失眠以七情内伤为主要病因，失眠的病位主要在心，常涉及肝、脾、肾、胆等脏腑。当七情受到刺激或其他不良因素持续作用，会使机体阴阳失衡，脏腑气血功能紊乱，进而影响患者睡眠质量，并影响患者治疗信心及后续治疗效果。相关研究发现，对失眠患者采取积极有效的情志护理，可以消除患者紧张、焦虑及抑郁等负面情绪，改变患者的心理状态，从而改变患者睡眠质量。

1. 解疑释惑法

护士应当全面收集患者的临床资料，了解患者的病情、治疗方案及治疗过程中可能出现的不良反应，通过对患者进行关于疾病及治疗知识的宣教，消除患者对疾病的疑惑，解除患者的心理压力，树立患者的治疗信心；鼓励患者说出顾虑、发泄自己的情绪，耐心倾听并理解患者的感受。

2. 心理护理法

护士可通过收集一般资料，了解患者的既往睡眠情况。临床上可用阿森纳失眠量表（AIS）快速筛查一般的睡眠情况，也可使用匹兹堡睡眠质量指数量表（PSQI）对患者的睡眠质量、睡眠时间和睡眠因素等进行深度的综合评估。对患者的心理状态进行初步评估后，护士应当向患者解释不良情绪对睡眠及疾病的影响，帮助患者建立良好的心理状态。

3. 认知行为疗法

（1）睡眠卫生教育

睡眠卫生教育是指找出患者不良的生活及睡眠习惯，帮助其纠正不良的睡眠习惯，营造良好的睡眠环境的一种疗法。该疗法尚无研究证明其单独运用的确切疗效，临床上仍需与其他心理行为疗法联合运用。

（2）认知疗法

我国关于睡眠的认知疗法常以传统式说教为主，通过帮助患者认识到自己对睡眠的错误认知以及对失眠问题的非理性信念和态度，使患者树立积极、正确的睡眠观念，从而达到改善睡眠的目的。国外学者近几年创造了新的行为技术来改善睡眠，取得了显著疗效，如Gellis等和患者共同确认令其愉快、放松的场景或事件，使患者集中于这些场景或事件而更容易入睡。

（3）睡眠限制疗法

该疗法通过睡眠限制缩短夜间睡眠的卧床时间，增加睡眠连续性，并通过限制日间小睡，增加夜间的睡眠驱动力。

（4）刺激控制疗法

该疗法通过减少卧床时的觉醒时间来消除患者存在的床与觉醒、沮丧、担忧等不良后果之间的消极联系，重建床与睡眠之间积极明确的联系。如：不管晚上睡得如何，每天早晨都坚持在同一时间醒来并起床；白天决不上床睡觉。

（5）松弛疗法

放松治疗可以降低失眠患者睡眠时的紧张与过度警觉，从而促进患者入睡，减少夜间觉醒，提高睡眠质量。具体方法有：认知或冥想放松法、腹式呼吸放松法、渐进性肌肉放松法等等。该疗法适合夜间频繁觉醒的失眠患者。

4. 音乐疗法

在中医学上，五行音乐疗法是以五音应五脏、五音应五志为理论依据，可调节脏腑气血，调畅情志。五行音乐疗法已在情志疾病及心身疾病中得到广泛应用。有研究表明，五行音乐疗法可以改善患者失眠症状，提高睡眠质量。针对失眠的不同证型可选择不同的音乐疗法：心胆气虚型可选择以徵调式为主的乐曲如《喜相逢》《百鸟朝凤》；心脾两虚型可选择宫调式的典型曲目如《第六交响曲》《花好月圆》《月儿高》；心肾不交型可选择以羽调式为主的乐曲如《乌夜啼》《汉宫秋月》《梁祝》；痰热扰心型可选择以角调式为主的乐曲；肝火扰心型可选择以商调式为主的乐曲如《小胡茄》《江河水》《双声恨》。

（四）膳食调理

失眠还可以借助一些有益于助眠的食物来改善症状，药补不如食补。从中医上讲，失眠的饮食调养重在养心与安神，失眠患者可以经常食用一些安神补脑的食物。

1. 饮食

饮食以清淡、易消化、滋阴为宜，应以富含钙、蛋白质和维生素的食物为主，少食肥甘厚腻之品，忌辛辣、刺激性食物，如浓茶、咖啡、辣椒，晚餐不宜过饱。

2. 具有安神作用的食物

猪心、猪脑、百合、小米、核桃、红枣、桂圆等具有安神作用，可适量多吃。

3. 常用膳食方

1）首乌粥：补脾胃，益气血，宁心神，适用于心脾两虚的失眠者。睡前服。大便溏泄者忌服。

【做法】将粳米50g和红枣5个一起加入1 000mL水中大火煮，待煮至八成熟加入何首乌粉20g，改成文火，待粥变至黏稠加入白糖5g调味即可。

2）莲肉粥：补脾胃，止泄泻，宁心养神适用于脾虚泄泻或是虚烦心悸的失眠者。睡前服。大便干结者忌服。

【做法】将莲子粉20g，红糖10g，糯米50g，水600mL一同入锅予大火煮，待煮沸时改文火，煮至粥变黏稠为止。

3）清蒸猪脑：益虚劳、补髓健脑，适用于神经衰弱或头晕目眩的失眠者。可佐餐食用。高脂血症患者忌服。

【做法】将1个猪脑去除血筋，然后将其放入碗中，加入生姜5片、葱白1根、精盐5g、花椒少许、料酒少量，入蒸笼蒸熟即可。

4）莲心茶：清心火、除烦安神、利咽喉，适用于心火内盛所致的烦躁不眠，脾胃虚寒者少用。

【做法】将莲子心3g同生甘草3g一起加入沸水中，焖10min即可。

5）菊苗粥：降肝火、安心神，适用于肝郁化火型所致的失眠者。

【做法】将菊苗20g洗净并切碎，加少许盐，与大米60g一起煮为粥。

6）酸枣仁粥：养心安神、宁心止汗，适用于心胆气虚型所致的失眠者。

【做法】先将粳米100g煮熟，再放入酸枣仁末15g煮5min即可。

（五）用药护理

1．评估用药

评估用药指搜集资料了解患者的临床症状及共患疾病，了解患者既往治疗疗效及患者的倾向性意见，评估联合用药之间的相互作用及药物的不良反应，从而选择患者适用的药物。

2．规范给药

用药剂量应该遵循个体化原则，小剂量开始给药，按需、间断、足量给药，每周连续3~5天，而非持续给药。应根据患者的睡眠情况调整药物的剂量。

3．观察常见药物治疗的不良反应

（1）苯二氮䓬受体激动剂

这类药包括苯二氮䓬类和非苯二氮类药物，两者的药理作用机制相同，均为与γ-氨基丁酸A型（GABA-A）受体的特异性识别位点结合，增强GABA介导的抑制作用，从而发挥其对睡眠的治疗作用。苯二氮䓬类药物主要包括艾司唑仑、三唑仑、地西泮、阿普唑仑、劳拉西泮等。最常见的不良反应为头晕、口干、食欲不振、便秘、谵妄、遗忘、跌倒、反弹性失眠、戒断和依赖。非苯二氮䓬类药物主要包括右佐匹克隆、佐匹克隆、唑吡坦等。该类药物的半衰期短，对正常睡眠结构影响较小，比苯二氮䓬类药物更安全，最常见的药物不良反应是头痛、恶心和疲劳。

（2）褪黑素受体激动剂

雷美替胺是一种褪黑素MT1和MT2受体激动药，具有与内源性褪黑素相似的特性，已被FDA批准用于失眠的药物治疗。雷美替胺只有在开始睡眠时才有效，因此被用于治疗入睡困难的失眠患者。

（3）抗抑郁药

抗抑郁药包括曲唑酮、米氮平、多塞平。其作用机制是利用了这些药物中的抗组胺、抗胆碱能、5-HT能和肾上腺素拮抗活性。这类药物用于治疗失眠时剂量低于抗抑郁作用所需用量。多项研究表明曲唑酮的不良反应为其药物不良反应包括次晨"宿醉"、（较高剂量）直立性低血压和（罕见情况下）阴茎异常勃起。米氮平的不良反应常见体重增加。多塞平对H_1受体具有选择性，通过阻断H_1受体的拮抗作用，来阻断组胺的促醒作用，从而起到镇静催眠的效果，其不良反应表现为头晕和次晨"宿醉"。

（4）食欲素受体拮抗剂

苏沃雷生在2013年成为该类药物中第一个获得FDA批准用于失眠的药物。苏沃雷生通过阻断食欲素受体促进睡眠，可以缩短入睡潜伏期和减少觉醒时间，增加总睡眠时间。其耐受性良好，最常见的药物不良反应是白天嗜睡、头痛、头晕和异常梦。

（5）其他药物

奥氮平和喹硫平也会用于治疗失眠，但不良反应较严重，除严重精神障碍患者外，一般不推荐使用。加巴喷丁和普瑞巴林通常用于治疗慢性疼痛性失眠。

（六）中医特色疗法

遵医嘱选择适宜的中医特色疗法，可以预防及治疗失眠，这类疗法包括耳穴压豆疗法、子午流注低频电疗法、穴位按摩疗法、中药熏洗疗法等。

1．耳穴贴压疗法

（1）作用机制

耳为宗脉之聚，十二经通于耳，全身经脉都与耳穴有着密切联系，全身各脏器在耳郭上都有对应点或区域，通过按压刺激耳穴可有效地作用于经络脏腑，起疏通经络、调理脏腑、平衡阴阳之效。耳穴埋籽则是通过按压王不留行籽刺激双耳上的穴位或反应点以达到镇静安神的目的，进而改善患者的睡眠质量。

（2）操作方法

根据中医辨证选择相应的穴位，可选用心、脑、肾、神门等耳穴位置。痰热内忧、肝郁火旺、阴虚火旺型可在耳尖放血后再行耳穴贴压。心胆气虚加用心、胆两穴，心脾两虚加用心、脾两穴，阴虚火旺加用内分泌、三焦两穴，肝郁化火加用胆、耳背心两穴。用75%酒精棉签自上而下、由内向外顺序清洁整个耳郭皮肤2遍。用镊子夹取王不留行籽胶布贴敷于所选穴位，用拇、食指指腹按压。指导患者每天按压3~5次，每次按压30~60s，每3天更换1次，双耳交替更换。

（3）注意事项

1）耳部皮肤破损者禁用。

2）按压时以产生酸、麻、热、胀或循经络放射传导为得气。

3）注意观察局部皮肤。

2．子午流注低频电疗法

（1）作用机制

子午流注是将机体的气血循行，周流出入，比拟水流，或从子到午，或从午到子，随着时间先后的不同，阴阳各经气血的盛衰，也有固定的时间，气血迎时而至为盛，气血过时而去为衰，泻者乘其盛，补者随其去，逢时为开，过时为阖，定时开穴，以调阴阳，纠正机体的偏盛偏衰来治疗疾病。通过子午流注分时辨证治疗可以明显改善患者的睡眠质量。

（2）操作方法

取穴以百会、印堂、安眠、合谷、神门、内关为主，并增加施治时辰所开的穴位。将电极片贴于所取穴位上，调整强度和频率，以患者能适应的最大强度为标准，治疗时长20~30min，每天1次，7~10次为1个疗程。

（3）注意事项

急性疾病患者、孕妇、体内被植入电子或金属物者、皮肤破损部位及黏膜部位禁用。

3．穴位按摩（开天门）疗法

（1）作用机制

按摩具有开穴位、调阴阳、缓和神经紧张、镇静安神的作用。通过开天门手法按摩头部穴位，使头部经脉气血得以流畅、阴阳得以平衡，使神有所主、心神得宁、夜寐得安。现代医学也证实，通过对头面部神经末梢、皮下血管的刺激，可调整大脑的兴奋性，进而改善失眠。

（2）操作方法

患者取仰卧位，双手自然放于身体两侧，闭目。

1）推上星：印堂—上星36次。

2）抹头维：印堂—头维36次。

3）抹眉：攒竹—丝竹空36次。

4）梳理太阳经：双手指端、交替梳推头额10～20次。

5）叩印堂：36次。

6）叩百会：36次。

7）揉太阳：顺、逆时针10次。

8）轻拍头部：前额—左太阳—前额—右太阳—前额—额顶（共3min）。

9）收功：按双风池及肩井穴5～10次。

10）梳理头发：为患者梳理头发。

（3）注意事项

1）操作者应先修剪指甲，以免损伤患者皮肤。

2）操作时用力要均匀，柔和，禁用暴力。

3）操作前期应询问患者的感觉。

4．中药熏洗疗法

（1）作用机制

中药熏洗是借助热力和药力通过皮肤而作用于机体的一种治疗方法。在中药熏洗的过程中，热水温度可加速局部血液循环，促使机体的毛孔扩张，腠理疏松，更有利于皮肤孔窍、腧穴等部位对中药的吸收，以发挥药理作用。中药熏洗能有效改善患者睡眠，操作简便，且疗效确切。

（2）操作方法

备2 000mL热水于木桶内，倒入中药熏洗液800mL，测试温度保持在70～80℃之间，患者双腿驾于木桶口，膝盖上盖上毛巾，待熏洗液温度降至38～40℃时，将双足放于木桶内进行泡洗，一般时间为20～30min为宜。

常用的养心补血、益气安神、疏肝解郁的中药有藏红花、姜黄、桂枝、黄芪、当归、制附子、血竭、桑枝、白芍、酸枣仁等。

（3）注意事项

熏洗过程中注意防烫伤。嘱患者熏洗过程中注意保暖，不可浸泡太久，以免引起头晕、乏力、心慌等不适。

5. 针灸疗法

（1）作用机制

针灸是通过针刺或艾灸刺激人体的一定部位，起到疏通经络、调节脏腑、行气活血的作用；根据肿瘤失眠患者虚实夹杂、阴阳不和、心神不宁、心肾不交的病机，多在任督脉取穴以达到扶正固本、调和阴阳、宁心安神的目的。

（2）操作方法

采用针刺百会、神庭、印堂、神门（双）、足三里（双）、三阴交（双）；艾灸神阙、关元。将相应穴位消毒后用不锈钢毫针针刺穴位，采用平补平泻手法，使患者有酸麻重胀等得气感；艾灸时将2段50mm长艾条点燃并置入艾灸盒内，放于相应的穴位上。

（3）注意事项

1）避免空腹针灸，应在患者休息、进食后进行针灸，以免引起晕针。

2）患者在进行针灸时应取舒适自然的体位，留针期间不宜移动，以免发生折针、针体移位等误伤组织。

3）针灸后1h内避免沾水。

6. 天灸疗法

（1）作用机制

天灸是通过将刺激性药物敷贴于穴位或患处，使其局部皮肤充血、发疱，进而刺激穴位，激发局部经络之气，并促进穴位对药物的吸收，产生协同作用，使其能达到治病的效果。

（2）操作方法

将白芥子、延胡索、细辛、黄连、甘遂、肉桂等药粉用姜汁调匀，制成天灸膏，并做成约1.5cm×1.5cm大小的药饼，涂于直径约5cm圆形医用胶布上，贴于患者相应穴位上，保留20~30min。穴位处方：①心俞、胆俞、肾俞、水分、三阴交；②中脘、气海、关元、下脘、足三里、涌泉。两组交替使用，每周可治疗2次，每次治疗间隔大于48h。

（3）注意事项

1）孕期、哺乳期妇女、高血压、糖尿病患者或肿瘤合并颅内转移者慎用。

2）有皮肤疾病或容易过敏体质者禁用；避开皮肤破溃处。

第五节 咳嗽咯痰

咳嗽是机体受刺激引起的一种突然、爆发性的呼气运动，是清除呼吸道的分泌物及有害因子的防御反射，由咽喉部、气管或支气管黏膜受炎症、异物、物理或化学性刺激引起。

咯痰是呼吸道内的分泌物借助于支气管黏膜上皮细胞的纤毛运动、支气管平滑肌的收缩及咳嗽时的气流冲动，经口腔排出的动作。

中医学认为邪犯肺系，肺失宣降，肺气上逆导致咳嗽。有声无痰为咳，有痰无声为嗽，有痰有声为咳嗽，临床上多痰、声并见。咳嗽最早由《黄帝内经》提出，对咳嗽的论述较为详细，《素问·宣明五气篇》中指出："五气所病……肺为咳。"《素问·咳论篇》认为咳嗽是"皮毛受邪气"所致及"五脏六腑皆令人咳，非独肺也"。"脾为生痰之源，肺为贮痰之器"，脾虚运化失司，湿聚为痰，湿痰上渍于肺，影响气机通畅则见咳喘，咯痰等症。《景岳全书·咳嗽》中指出："咳嗽之要，止惟二证，何为二证？一曰外感，一曰内伤而尽之矣。"它首次将咳嗽的病因归纳为外感、内伤两大类，并论述了外感咳嗽和内伤咳嗽的病理过程及治疗和转归，丰富了辨证论治之内容。

咳嗽、咯痰，是呼吸系统疾病中常见的临床症状。西医学中的上呼吸道感染、慢性支气管炎、肺气肿、慢性阻塞性肺病、慢性肺源性心脏病等肺部疾病都可见咳嗽、咯痰。严重的咳嗽、咯痰症状会导致患者生存质量下降，使其日常生活受到严重影响。因此，做好咳嗽、咯痰的护理，关注并积极防治慢性咳嗽、咳痰症状的发生有着重要意义。

一、发生机制

（一）西医学发生机制

咳嗽是机体重要的保护性反射，然而并非所有咳嗽均为正常的保护性反射，部分咳嗽是由于各种原因导致的病理性咳嗽反射。目前咳嗽的发生机制尚未完全明确。

咳嗽时，先是短暂地深吸气，接着声门关闭，呼气肌强劲收缩，肺内压和腹内压升高，随后声门突然开放，气体高速排出，振动声带发出典型的咳嗽音。咳嗽是由完整的反射弧构成，当位于呼吸道黏膜的咳嗽感受器受到刺激后，神经冲动沿迷走神经等传入延髓的呼吸中枢，信号整合后沿传出神经传递至效应器（膈肌、喉、胸部及腹部肌群等），引起咳嗽。咳嗽感受器分为对机械刺激敏感的机械感受器和对化学刺激敏感的化学感受器，分布在与咳嗽反射相关的气道传入神经末梢，且在咽部和气管隆凸处分布最多且敏感性最高。

目前咳嗽中枢尚未能准确定位，但一般认为其与位于延髓的孤束核有关，受大脑皮层调配。疑核是脑神经的运动核之一，支配上、下气道肌肉的神经元位点，疑核运动神经元发出运动纤维，通过膈神经及其他运动神经将神经冲动传达至呼吸肌群（膈肌、肋间肌、腹肌等），同时通过迷走神经的喉返神经到达喉部和支气管，将神经冲动传达至支配咽、喉、软腭部的骨骼肌，控制咽、喉、软腭部横纹肌的运动，完成咳嗽反射。

（二）中医学发生机制

咳嗽的病因分为外感与内伤。外感包括天气、饮食失常等因素，内因多为脏腑功能失调，伤及肺气。外感与内伤均可引起肺失宣降，肺气上逆而咳嗽或咳吐痰液。

《河间六书·咳嗽论》中提道："寒、暑、燥、湿、风、火六气，皆令人咳嗽。"指出咳嗽是由六淫外邪侵袭肺部，多因肺的卫外功能失调，在天气冷热失常、气候突变时，六淫外邪从口鼻或皮毛侵入体内。风为六淫之首，因此在外感咳嗽诸证中，多以风为先导，夹杂寒、暑、燥、湿等邪气入侵，肺失宣发肃降，气逆于上而为咳嗽。

内因致咳是由脏腑功能失调、内邪干肺所致，可分为肺脏自病及其他脏腑累及肺脏。素体亏虚或久病不愈者肺脏虚损，阴伤气耗，以致肺主气失司，肺失宣降，肺气上逆而产生咳嗽。肝与肺经络相连，肝气升发与肺气肃降相互协调、相互制约，使人体气机升降正常运动。《灵枢·经脉》说："其支者，复从肝别贯膈，上注肺。"若情志不畅，肝气郁结，气郁化火，气火上逆范肺，致肺失肃降而咳嗽，此谓"木火刑金"。脾主运化，肺气依赖脾所运化的水谷精微来充养。脾的运化功能失调，饮食不能化生精微，水湿停滞，久蕴成痰，上渍于肺，导致咳嗽、咳痰，此谓"脾为生痰之源，肺为贮痰之器"。

综上所述，肺是咳嗽、咳痰的主要病变部位，但咳嗽与肝、脾密切相关。外感咳嗽为外邪壅塞肺气，以邪实为主；内伤咳嗽多属邪实和正虚并存。

二、发病原因

（一）疾病因素

咳嗽是肺癌患者的主要症状之一。肿瘤细胞侵袭肺部，呼吸道发生炎症，产生炎症介质，或呼吸道完整性受损可引发咳嗽反射。

（二）化疗

化疗药物可通过对肺部的直接毒性、机体的免疫反应及毛细血管通透性改变等病理生理变化，导致不同程度的肺损伤，包括可逆的气道反应性疾病及永久的弥漫性肺纤维化和结构破坏，产生肺毒性，咳嗽（多为干咳）、呼吸急促等为其主要临床表现。肺毒性一般较少见，但多种模式联合治疗以及多靶点治疗的应用均会影响肺毒性的发生。

（三）放疗

放疗引起的咳嗽主要与放疗的位置、剂量、方案与范围等有关，照射胸部可能引起咳嗽。

（四）手术治疗

肿瘤切除手术也可引起咳嗽，咳嗽情况受手术的部位、范围、方式、镇痛方案及患者烟酒史、既往史等影响。

（五）精神、心理因素

恐惧、焦虑情绪及条件反射可直接刺激高级神经中枢引发咳嗽。

三、分类

（一）咳嗽按时间分类

咳嗽按时间可分为急性咳嗽（<3周）、亚急性咳嗽（3~8周）和慢性咳嗽（>8周）三类。

（二）咳嗽按性质分类

咳嗽按性质可分为干咳和湿咳两类，以痰量每天大于10mL为湿咳标准。干咳多见于非感染性咳嗽，而湿咳则多见于感染性咳嗽，尤其是痰量多，咳脓痰者。

四、分级与评估

（一）痰液黏稠度分级

痰液的黏稠度可根据表2-3进行分级。

表2-3　痰液黏稠度分级表

分度		Ⅰ度	Ⅱ度	Ⅲ度
症状	痰质	稀痰	中度黏痰	重度黏痰
	痰形	米汤或现泡沫样	稀米糊状	黏稠成块状、坨状

（二）咳嗽评估

咳嗽的评估工具主要有视觉模拟评分法、咳嗽症状积分、咳嗽生活质量测评等，有助于病情评估及观察，易于在临床护理工作中推广应用。

1. 视觉模拟评分法（VAS）

VAS评分可作为测评咳嗽、疼痛等症状强度的评估工具，且可评估症状的困扰程度。用一条长10cm的直线，在直线两端分别标明"没有咳嗽"及"极度咳嗽"或"能够想象的最严重的咳嗽"，让患者根据自身感受在直线上标记咳嗽的严重程度，然后由护士测量标记离直线最左端的距离。

没有咳嗽　　　　　　　　　　　　　　　　　　　　　　　　　　　　　　　　极度咳嗽

2. 咳嗽症状积分表

咳嗽症状积分表可进行量化症状的评分，用于评估咳嗽程度及临床疗效。咳嗽症状积分表包括日间、夜间积分两部分（表2-4），不同级别之间难以区分。

表2-4　咳嗽症状积分表

评级		0	1	2	3
症状	日间咳嗽症状	无咳嗽	偶有短暂咳嗽	频繁咳嗽，轻度影响日常生活	频繁咳嗽，严重影响日常生活
	夜间咳嗽症状	无咳嗽	入睡时短暂咳嗽或偶有夜间咳嗽	因咳嗽轻度影响夜间睡眠	因咳嗽严重影响夜间睡眠

3．咳嗽生活质量测评

慢性咳嗽影响问卷（CCIQ）可对咳嗽程度和疗效进行系统评价，CCIQ中包括咳嗽专用生活质量问卷（CQLQ）及莱切斯特咳嗽问卷（LCQ），均有良好的信度、效度。在国内，我们可采用中文版LCQ对咳嗽相关生活质量进行评估。

4．咳嗽频率监测

受主观因素影响，患者咳嗽的客观频率与自我感知的咳嗽严重程度不一定成正比。咳嗽频率监测即为客观记录和分析患者一定时间内咳嗽的频次、强度及特征的一种方法，能客观评估咳嗽患者病情及疗效。但由于国内尚无此类仪器，该方法的应用受到限制。

5．咳嗽敏感性检测

咳嗽敏感性检测是指通过雾化使患者吸入刺激物气溶胶颗粒（常用辣椒素），刺激相应的咳嗽感受器而引起咳嗽，以激发咳嗽≥2次或≥5次的吸入物浓度作为咳嗽敏感性的指标。咳嗽敏感性升高是慢性咳嗽的重要特征，病毒感染后咳嗽敏感性也明显上升。采用咳嗽激发试验评估咳嗽敏感性具有安全、可重复的优势，有利于识别咳嗽高敏患者，可作为客观评估慢性咳嗽的指标，但不能取代主观指标来评估咳嗽频率与强度。这种方法多用于药物的疗效判断和咳嗽机制的研究，尚未纳入临床常规检测项目。

五、护理

（一）起居调护

1．改善环境

室内空气应保持清新流通，温湿度应适宜，护士应提醒患者注意四时气候变化，适当增减衣物，御寒保暖，避免外邪侵袭，在平时尽量减少接触烟尘及有害气体。

2．适度活动

患者可适当锻炼身体以增强体质。平时易感冒者可进行耐寒锻炼，自夏天开始，坚持冷水浴，持之以恒，可收获良效。体质虚弱的肿瘤患者可做呼吸操、保健操，进行打太极拳等运动，以增强自身体质，提高免疫力。可做鼻部保健按摩，方法为按摩鼻翼两侧、迎香穴、鼻尖、素髎穴，各20～40次，每天1次。

3．保持呼吸道通畅

重病痰多者宜侧卧，并定时更换体位，利于痰液排出。患者咳嗽无力、咯痰困难时，护士应协助翻身拍背排痰，必要时给予吸痰。

（二）病情观察

1．一般情况

护士应了解患者的治疗史、咳嗽史、服药情况、进食情况及既往史。

2．咳嗽、咯痰情况

护士应当观察并记录患者咳嗽、咳痰发生的时间、频率、诱因等，并注意咳声的高低、咳嗽的严重程度，痰液的量、颜色、性状等。

中医认为，黄痰、绿痰及黄绿痰者多为痰热证，病情较重，而白痰及无色痰者多辨为痰浊证，病情较前者轻。现代医学中，对于黄痰及黄绿痰者多考虑有感染的存在，炎症程度或病情可能稍重，而对于白痰及无色痰者，多不考虑感染的存在，或认为感染程度、炎症程度较前者稍轻。

3．伴随症状及体征

1）生命体征：呼吸频率、节律、气味有无变化，神志有无异常。

2）伴随症状：有无胸痛、头痛、眩晕、便秘等。

3）体征：有无痰鸣音等。

4）其他：心理、精神状态及症状对工作、娱乐、人际交往等社会功能的影响。

（三）呼吸功能的锻炼

1．咳嗽训练

应教会患者正确的咳嗽方式：让患者采取利于呼吸道分泌物排出的体位，如半坐位，首先进行2～3次的深呼吸，然后深吸一口气并短暂屏气，使气体在肺内充分分布，关闭声门，进一步增强气道的压力，当肺泡内压力明显增加时，将声门迅速打开，通过高速的气流使肺内的痰液移动并咳出。若胸腹部有伤口，咳嗽时应紧按伤口，减少伤口的震动，若胸腹部有引流管，咳嗽前应妥善固定管道并夹闭引流管。

2．手法治疗

护士可为患者拍背排痰，促进痰液的排除。具体手法：协助患者取合适的体位，双手手指并拢，使掌侧呈杯状，腕部放松，以手腕的力量迅速而规律地拍打患者背部，从下至上，从外至内，叩击时发出空而深的拍击声。

3．呼吸功能锻炼

1）深呼吸：每次做10～15个，2h一次。

2）腹式呼吸：患者取坐位或平卧位，两手置于胸腹部，膝关节屈曲，深吸气使腹部尽量隆起，感觉到置于腹部的手随之抬高，然后慢慢呼气，置于腹部的手随之下降，此时用手向上压，以帮助膈肌上移、腹部收缩。每天5次，每次5min。

3）全身呼吸运动：站立呼吸法为双脚分开与肩同宽，双手叉腰，放松肩胛骨，进行深呼吸；托天呼吸法为双手握拳，配合呼吸运动缓慢地举起然后放下，举起时吸气，放下时呼气；蹲站呼吸法为双手自然放松，配合呼吸运动缓慢地下蹲然后站起，下蹲时吸气，站起时呼气。

（四）情志护理

1．言语开导

内伤久咳，病程缠绵反复，患者往往会产生忧虑苦闷的情绪，应为其做好开导工作。可通过谈心、劝慰或在操作时运用语言开导，及时解答患者对自身疾病的各种疑惑，帮助患者多了解一些医学知识。

2．改善环境

优美安静舒适的环境，可使患者的心情愉悦。医务人员在工作时应做到"操作轻、关门轻、走路轻、说话轻"，避免给患者增加不良刺激。临终的肿瘤患者更需要安慰、亲近，此时护士对患者的护理要体现个体性，尽量满足患者合理需求。

3．音乐陶冶情志

音乐能刺激听觉神经，影响血液循环、肌肉运动和其他脏器的活动，使患者气血正常运行。音乐的旋律、节奏、音调等，能对人体产生不同的效应，这是情志相胜原理。情志相胜是用一种情志抑制另一种情志，使其淡化直至消除，从而恢复正常精神状态。对情志郁结证的患者，可播放节奏明快的乐曲，有开畅胸怀，纾解郁闷之功效。每次30min，每天2～3次，能调节情志，使患者保持乐观的情绪，解除烦恼与顾虑，促进身心健康。

（五）膳食调理

应给予肿瘤患者高蛋白、高维生素饮食，忌辛辣刺激、肥甘厚味等助湿生痰之品。患者应多饮水，每天饮水量应大于1 500mL。吸烟患者应当戒烟。还应注意加强口腔护理，保持患者口腔的清洁卫生。此外，还可进食具有增强机体免疫力作用的食物，如：薏苡仁、茯苓、菱角、山药、大枣、乌梢蛇、四季豆、香菇、核桃、甲鱼等。

1．外感咳嗽

风寒袭肺者饮食宜清淡，进食易消化食物，忌食生冷瓜果、腌菜及肥甘厚腻的食物，可多食葱白姜豉汤、姜豉饴糖汤等，中药汤剂宜趁热服用；风热犯肺者宜进食清淡易消化食物，可食用梨、琵琶等新鲜水果，中药汤剂宜温服；风燥伤肺者宜进食清凉、润肺的食物，食疗可用梨粥、藕粥、玉竹粥等，中药汤剂宜少量多次服用。痰中带血者，可用白茅根或鲜小蓟煎水饮用；干咳或痰少黏稠难咳出者，可食用梨炖蜂蜜。

2．内伤咳嗽

痰湿蕴肺者饮食宜清淡，宜食用健脾化痰之品，忌食生冷、刺激、油腻、过甜的食物，食疗可用薏仁粥、山药粥、橘红糕等，中药汤剂宜温服；痰热郁肺者宜食用化痰清热之品，忌食辛辣香燥助热之品，食疗可用枇杷叶粥、鲜芦根粥、竹沥水、川贝粉等；肝火犯肺者宜进食泻肝火、滋肺阴之品，如天冬炖梨汁或桑白皮、山栀子煎水等，中药汤剂宜凉服；肺阴损耗者宜进食清淡、有营养的食物，忌食辛辣刺激的食物，食疗可用糯米阿胶粥、百合粥、木耳粥、沙参麦冬茶等，中药汤剂宜温服。痰中带血者，可用鲜芦根15g煎水送服三七粉2~3g。

（六）用药护理

1）规范给药。应根据咳嗽、咯痰发生的时间、频率、诱因等，辨明咳声的高低、咳嗽的严重程度，痰液的量、颜色、性状，遵医嘱按时、准确、规范地给予止咳祛痰药物。痰液黏稠不易咳出者使用祛痰药，镇咳药应谨慎使用，剧烈咳嗽者必要时使用，明确感染指征者可考虑口服抗菌药物。

2）使用吸入性糖皮质激素或长效β2受体激动剂，如布地奈德、氟替卡松等药物时，应注意口腔护理，雾化吸入后及时漱口，保持口腔清洁，预防感染。

3）应观察止咳化痰药及镇咳药物的作用及副作用，及时发现不良反应，及时处理。若使用可待因等镇咳药物，应警惕呼吸微弱、缓慢、心率异常、呼吸抑制、惊厥、精神错乱等不良反应的发生；若使用西替利嗪等抗变态反应药物，应注意观察嗜睡、头晕、头痛、口干等不良反应。

（七）中医特色疗法

1．砭石热熨

（1）作用机制

砭石热熨是运用砭石温法，作用于背部的督脉与膀胱经，可直接改善全身气血运行，促进机体代谢，使人体阴阳平衡。

（2）操作方法

把两块长为25cm、宽为15cm的砭石在80℃的热水中浸泡1min，擦干水后用治疗巾包好，放在患者背部膀胱经所在位置，热敷20min，每天1次。

（3）注意事项

温度以患者耐受为宜，预防烫伤；皮肤破损处禁用。

2．大黄穴位贴敷

（1）作用机制

在位于背部与呼吸系统相关的穴位进行贴敷，如天突、肺俞、定喘等，可疏通经络，调节肺的宣发功能，达到驱除邪气的效果，从而治疗咳嗽咳痰。大黄具有泻下攻积、清热泻火、止血解毒、活血祛瘀等功效。

（2）操作方法

遵医嘱选定穴位，将大黄粉用75%酒精调开，调至干湿度适宜，盛至小药杯中，将调好的大黄粉置于穴位贴中间，贴于患者穴位。

（3）注意事项

贴敷部位出现轻微凉、热、麻属正常现象，如出现剧烈瘙痒、灼烧感或针刺样疼痛应停止贴敷；皮肤破损处禁用。

3．指压天突穴

（1）作用机制

天突穴位于颈部，当前正中线上，在胸骨上窝中央、左右胸锁乳突肌之间。刺激天突穴具有清利咽喉之效，指压天突穴可刺激患者引发咳嗽反射，利于痰多黏稠者将痰液排出体外。

（2）操作方法

患者取坐位或半坐卧位，操作者一手扶在患者背部，另一手拇指或食指指腹置于天突穴上，患者深呼吸2~3次后，在吸气末垂直用力按压穴位，刺激患者喉部引发咳嗽反射，将肺深部的痰液排出。

（3）注意事项

1）操作应选在进食前或餐后1h进行，避免刺激喉部引发恶心呕吐，造成误吸。

2）患者出现恶心呕吐则应暂停操作，避免误吸。

3）术后患者应轻压伤口，避免引起伤口剧烈疼痛。

4）颈部疾病患者、创伤患者及穴位皮肤破损者禁用此法。

4．肩颈部刮痧

（1）作用机制

刮痧即是通过在患者体表刮动来刺激经络，使局部皮肤发红充血并出现细小的沙粒状斑点，可疏通腠理，排出瘀毒，逐邪外出。在肩颈部呼吸相关的穴位进行刮痧，有祛风散寒，宣肺理气，肃肺调气之功效，可缓解咳嗽症状。

（2）操作方法

患者伏坐于椅背或取俯卧位，暴露肩颈部，均匀抹上石蜡油，操作者左手扶持患者，右手取操作工具，工具与皮肤成45°角，从内向外单一方向刮动，每个部位20下左右，至皮肤变红或出现痧点，刮痧时应力度均匀，以患者耐受为宜。每次15~20min。

（3）注意事项

1）刮痧力度以患者耐受为宜，勿刮损皮肤。

2）刮痧条数视具体情况而定，一般每处2~4条，每条2~3寸。

3）刮痧后轻轻擦干油或水渍，并在皮肤青紫处涂抹驱风油。

4）急腹症患者、体型过于消瘦者、有出血倾向者及刮痧部位有破损者禁用，久病体弱者及心血管疾病患者慎用此法。

5．穴位注射

（1）作用机制

穴位注射是通过穴位给药，将针刺激、药物性能及穴位的开合、传导作用相结合，调整及改善肺部功能状态的方法，具有止咳平喘、温阳补肾之功效，可增强机体免疫功能。

（2）操作方法

遵医嘱选定穴位，患者根据注射部位取合适体位，每次取两穴，用2mL注射器抽取药物，于穴位上方垂直进针，使患者有酸、麻、胀的得气感，回抽无血液后注入药物，每个穴位1mL。

（3）注意事项

1）严格遵循无菌操作原则，预防感染。

2）注意药物有效期，应检查药物有无沉淀或变质，同时须注意是否有过敏。

3）年老体弱者或初次接受此项操作者应取卧位，注射部位不宜过多。

第六节

化疗性口腔黏膜炎

口腔黏膜炎是指发生于口腔和咽部黏膜组织的炎症性和溃疡性反应。口腔黏膜炎最初表现为黏膜充血肿胀，继而黏膜破溃糜烂，形成一个或数个溃疡点，溃疡周围红肿、疼痛，严重时黏膜广泛糜烂，累及咽部，深达肌层，其表面覆盖假膜和坏死组织，患者痛感剧烈，甚至无法吞咽和进食，严重影响生活质量。

口腔黏膜上皮细胞增殖活跃，一般每7～14天分化更新一次，因此相较其他组织，更容易受到细胞毒药物或放疗的影响。

化疗性口腔黏膜炎是许多化疗方案常见的不良反应之一，多在化疗第2～14天出现，表现为黏膜红斑、水肿，进而出现疼痛、溃疡、假膜、出血，甚至坏死，溃疡可发生于口腔黏膜的所有区域，但最常出现在颊黏膜、舌中部及侧面、口底及软腭。化疗性口腔黏膜炎的发生率取决于化疗药物的种类、剂量、持续时间及患者自身因素。标准剂量化疗中口腔黏膜炎发生率为20%～40%，其中甲氨蝶呤、氟尿嘧啶类药物（如5-氟尿嘧啶、卡培他滨）及其他抗代谢化疗药物所致的口腔炎发生率在20%～60%。高剂量化疗或持续化疗，口腔黏膜炎发生率则更高，造血干细胞移植前的高剂量化疗所致3～4级口腔黏膜炎发生率可高达75%。部分患者因为严重的口腔黏膜炎，出现食物摄入障碍，诱发营养不良及感染，导致无法完成化疗周期，进而影响预后。

一、发病机制

（一）现代医学对化疗性口腔黏膜炎发病机制的研究

早期的研究认为，化疗性口腔黏膜炎是化疗药物的毒性直接或间接作用于上皮细胞致其损伤的结果。2004年，Sonis等人根据一系列的研究提出，口腔黏膜炎是一个复杂的生物学进程，并将其病理生理机制分成以下五个阶段。

1．起始阶段

此阶段化疗或放疗产生氧化应激和活性氧，直接损伤细胞、组织和血管，并激活大量转录因子，引发其他生物学效应。

2．上调和产生信使信号阶段

在此阶段中，许多转录因子被激活，导致基因上调，有害细胞因子如促炎性细胞因子的释放增加，此外，神经酰胺合成酶、基质金属蛋白酶也被激活。以上多种效应同时发生，导致黏膜下层组织损伤和细胞凋亡，造成基底上皮细胞原发性损伤。

3．信号放大阶段

促炎性细胞因子除了具有直接损伤作用，还在化疗引起黏膜损伤的过程中起间接放大作用。这一阶段的损伤集中在黏膜下层和基底上皮，所以黏膜外观看起来是正常的。

4．溃疡形成阶段

这一阶段通常会出现明显的症状。此时基底上皮干细胞的损伤和死亡导致黏膜萎缩性改变，形成溃疡，细菌定植于溃疡面，细菌产物激活巨噬细胞，导致促炎性细胞因子释放，使机体出现炎性反应。此外，溃疡形成阶段刚好出现在化疗后骨髓抑制最明显的时期，如果患者中性粒细胞减少，细菌则可能侵入黏膜下血管，引起菌血症。

5．愈合阶段

此阶段包括黏膜上皮细胞的增殖和分化，并会在这一阶段重建正常的口腔菌群。然而，尽管愈合后口腔黏膜外观正常，但黏膜环境已经发生显著变化，在后续抗癌治疗中更易发生口腔黏膜炎及其并发症。

（二）中医学对化疗性口腔黏膜炎的认识

口腔黏膜炎属于中医学的"口疮""口糜""口舌生疮"范畴，古代医家对"口糜""口疮"病因病机有各自不同的认识。唐代王焘的《外台秘要》、清代徐大椿的《古今医统大全》均提出口疮的病机是"心脾积热"。明代赵献可在《医贯》中则认为是由上焦有热、脾胃虚弱、下焦阴火上冲而致口疮。现代医家对于化疗性口腔黏膜炎病因病机的认识也存在差别。朱爱勤认为，化疗药物的毒性易使脏腑功能紊乱，阴阳气血亏虚，从而导致口疮发生。他提出在发生口腔黏膜炎的患者中，以脾胃伏火及心火亢盛型较多，符合化疗后脾胃损伤、健运失司、气血虚弱或阴虚火旺导致口疮发生的病因病机特点。唐伟兰等认为"化疗损伤脾胃，使其健运失司，不能生养气血而致病，则病机为脾胃气虚；化疗也可致心脾肾之阴液不足而生内热，虚火上炎，口舌受灼，溃烂成疮，则病机为阴虚火旺"。金涛则提出，本病病机和变化均离不开"火""瘀"，化疗属"药毒"之邪，侵袭人体，致脾胃受损、耗气伤阴，身体阴阳平衡被破坏，热毒更甚，深伏于内，循经上扰，以致口腔黏膜损伤，他认为发病机制是气血损伤、真阴亏损为本，瘀久化热、热毒炽盛为标实。虽然每位医家阐述的病因病机不同，但"正虚邪盛"是其共性。

二、危险因素

化疗性口腔黏膜炎的相关危险因素可归为两种主要类型：治疗相关因素和患者相关因素。

（一）治疗相关因素

1. 化疗药物的种类

抗代谢类药、抗生素类药、烷化剂均易引发口腔黏膜炎，含5-氟尿嘧啶、甲氨蝶呤或紫杉烷类的化疗方案是引起口腔黏膜炎的危险因素。

2. 化疗药物剂量与化疗时间

大剂量化疗可明显增加发生口腔黏膜炎的风险。随着化疗持续时间延长，口腔黏膜炎发生率也随之增加。

3. 药物用法

口服化疗药比静脉滴注化疗药发生口腔黏膜炎的风险高。

4. 联合治疗

化疗联合放疗会使口腔黏膜炎发生率显著升高。

5. 骨髓移植类型

与接受自体骨髓移植的患者相比，接受异体骨髓移植患者的口腔黏膜炎程度更严重，持续时间更长。

（二）患者相关因素

1. 性别

研究认为女性患者的化疗性口腔黏膜炎发生率较男性患者高。

2. 年龄

低龄和高龄均是口腔黏膜炎的危险因素。

3. 体重指数（BMI）

营养状况较差的患者发生口腔黏膜炎的风险较高。低体重指数（BMI<18.5）是发生化疗相关口腔黏膜炎的重要危险因素。

4．口腔状况

口腔的健康状况、清洁度越好，发生口腔黏膜炎的风险越低。如果口腔pH呈酸性、口腔唾液分泌减少，则发生口腔黏膜炎风险较高。

5．遗传因素

研究证据表明，口腔黏膜炎风险可能部分是由基因决定的，如患者缺乏特定化疗药物代谢所需酶，导致代谢障碍，使得血药浓度持续处于高水平，出现严重黏膜毒性引发口腔黏膜炎。

6．骨髓抑制

白细胞计数下降、中性粒细胞减少是口腔黏膜炎的危险因素。研究表明，几乎所有发生口腔黏膜炎的患者都伴有中性粒细胞减少。

另外，有研究显示，吸烟、肾功能下降、恶心呕吐、食欲不振、腹泻及睡眠异常也是发生口腔黏膜炎的危险因素。

三、分级与评估

口腔黏膜炎的临床表现形式多样，无论是临床护理还是实践研究，都应对口腔黏膜炎进行客观、准确、有效的评估。目前已有多种评估口腔黏膜炎的工具被应用于临床实践和研究中，这些工具由4级或5级计分法的量表组成，根据黏膜外观、疼痛程度、与口腔状态相关的功能（例如进食能力）对口腔的整体状态进行分级描述。大部分评估量表都是基于世界卫生组织（WHO）为癌症治疗患者的临床评估而开发的量表演变而来。

1．WHO口腔黏膜炎分级量表

该量表（表2-5）源自WHO，是应用最广泛的口腔黏膜炎评估标准，从症状（疼痛）、体征（红斑、溃疡）、功能（进食类型）几个方面进行评估。

表2-5　WHO口腔黏膜炎分级量表

分级	症状
0级	无口腔黏膜炎
1级	黏膜红斑、疼痛
2级	黏膜有溃疡、能吃固体食物
3级	黏膜有溃疡、只能进食流质
4级	黏膜有溃疡，不能进食

2．美国国家癌症研究所（NCI）口腔黏膜炎分级量表

该量表（表2-6）由Trotti等学者开发，评价要素包括体征（溃疡、红斑、水肿）、症状（疼痛）、功能改变（进食、吞咽）。

表2-6　美国国家癌症研究所（NCI）口腔黏膜炎分级量表

分级	症状
1级	无痛性溃疡、红斑、或没有病变的轻微疼痛
2级	疼痛性红斑、水肿或溃疡，但可以进食或吞咽
3级	疼痛性红斑、水肿或溃疡，需要静脉补液
4级	严重的溃疡或需要肠外或肠内营养支持或预防性插管
5级	因相关毒性而死亡

3．口腔黏膜炎口腔评估指南

该评估指南（表2-7）由Eilers等学者编制，是用于成年肿瘤患者化疗性口腔黏膜炎评估的结构化量表，评价要素包括声音、吞咽、唇、舌、唾液、黏膜、牙龈和牙齿。

表2-7　口腔黏膜炎口腔评估指南

类别	评估工具	评估方法	数字和描述性分级		
			1	2	3
声音	听觉	与患者交谈	正常	深沉或沙哑	说话困难或疼痛
吞咽	观察	请患者吞咽	正常吞咽	吞咽时有些疼痛	无法吞咽
唇	视诊/触诊	观察并感受组织	光滑、粉红、湿润	干裂	溃疡或流血
舌	视诊/触诊	感觉并观察组织外观	呈粉红、湿润、乳突状	舌苔厚或乳突消失，外观有光泽，有或无发红	起泡或皲裂
唾液	压舌板	用压舌板触碰舌中和口底	潮湿	黏稠	唾液过少
黏膜	视诊	观察组织外观	粉红、湿润	变红或覆盖白膜，不伴有溃疡	溃疡伴或不伴出血
牙龈	压舌板和视诊	用压舌板顶端轻按组织	粉红、有斑点	水肿伴或不伴发红	自发性出血或压力性出血
牙齿	视诊	观察牙齿外观	清洁无杂质	局部区域（牙齿之间）有牙菌斑或碎屑	牙龈线处出现牙菌斑或碎屑

4. 西方癌症护理研究联盟（WCCNR）口腔黏膜炎分级系统

Olsen等人编制的口腔黏膜炎评定量表（表2-8）根据皮损的数量、黏膜红斑和出血情况来鉴别口腔黏膜炎。

表2-8　WCCNR口腔黏膜炎分级系统

分数	皮损数量	黏膜红斑	出血
0	没有	50%或以上是粉红色的	没有
1	1~4	50%或以上轻微发红	没有
2	>4	50%或以上中度发红	吃东西或护理口腔时出血
3	超过50%被侵蚀	50%或以上非常红	自发性出血

5. 口腔黏膜炎评估量表（OMAS）

该量表由Sonis等学者设计，评估要素包括红肿和溃疡，同时也对吞咽困难和疼痛进行评估，量表涉及口腔的8个解剖部位，能精准确定黏膜炎发生的具体位置，便于追踪其变化过程。不足之处在于该量表条目多，且不适用于无法充分张口或张口困难的患者。加拿大学者Lillian Sung等人通过研究证实该量表适用于6岁以上儿童的口腔黏膜炎临床试验。

6. 口腔黏膜炎每日自评问卷（OMDQ）

该量表由Elting等人研制，包含2个维度（口咽疼痛及影响情况、患者主观感受及进食类型），共计9个条目。不同于其他口腔黏膜炎评估量表，该量表为患者自评量表，用于肿瘤患者口腔黏膜炎的结局调查。顾艳荭等人在2014年将其汉化并调试，汉化后的OMDQ总的内容效度0.924，Cronbach's α系数为0.902。该问卷条目简单、使用方便，可用于临床癌症放化疗患者口腔黏膜炎的自我评估。

四、预防和护理

化疗性口腔黏膜炎的发生是由多种因素共同作用的结果，实施正确的护理方法有助于预防黏膜炎发生、减轻症状并促进黏膜修复。2004年多国癌症支持护理协会和国际口腔肿瘤学会（Multinational Association of Supportive Care in Cancer and International Society of Oral Oncology，MASCC/ISOO）发布了《癌症治疗继发黏膜炎的临床实践指南》，这是第一个口腔黏膜炎临床实践指南，2007年Cancer杂志刊登了该指南的第一次更新。近年来，其他组织发表的口腔黏膜炎指南大多是引用MASCC/ISOO指南或者将该指南与专家观点结合改编而成。2020年6月，由中国抗癌协会肿瘤护理专业委员会制定的《中国癌症症状管理实践指南——口腔黏膜炎》发布，该指南涵盖了口腔黏膜炎冷疗、低剂量激光治疗、营养支持、常规口腔护理和药物冲洗等方面内容，包括13条推荐意见，为我国肿瘤患者口腔黏膜炎管理措施的制定提供了参考依据。

（一）基础口腔护理

1. 口腔卫生护理

研究表明，既往口腔健康状况对造血干细胞移植（HPCT）后口腔黏膜炎的发生有决定性影响。口腔卫生护理对预防口腔黏膜炎有良好效果，适用于所有年龄组和所有癌症治疗方式中口腔黏膜炎的预防。口腔卫生护理是为了保持良好的口腔卫生，通常包括刷牙（软牙刷、定期更换）、使用牙线和1种以上漱口水相结合。专家小组建议应就"如何进行口腔护理"对患者和工作人员进行教育、使用经过验证的工具定期评估口腔疼痛和口腔健康并使用有效的自我报告工具定期评估口腔疼痛。国内指南建议：①每天进行口腔评估，观察黏膜有无红肿、溃疡、疼痛等；②避免过热、过酸、辛辣、粗糙的食物或饮料加重黏膜损伤；③戒烟戒酒；④在进餐后及睡前刷牙，应使用软毛牙刷和含氟牙膏，每月更换牙刷，每天用牙线清洁一次牙缝。

2. 牙科护理

调查结果显示，口腔健康状况随着患者年龄的增加而恶化，口腔内潜在的感染灶可能在HPCT期间发展成脓毒症病灶，因此，理应为所有接受HPCT治疗的患者提供事先牙科护理。在治疗开始前，应先请牙科专业人员会诊，让其对患者口腔进行检查、清洗牙菌斑和牙垢、治疗龋齿、清除潜在的感染灶、修复缺损的牙齿及检查义齿是否合适等。

3. 合理选择漱口水

虽然各类口腔清洗剂对于预防和处理口腔黏膜炎的作用仍具有争议或证据级别不够，但仅是清洗口腔就可以稀释口腔内有害菌群的浓度，保持口腔清洁。漱口时宜选择温和的口腔清洗剂，如苄达明漱口液、生理盐水、蒸馏水、灭菌用水和碳酸氢钠等，碳酸氢钠可中和口腔黏液酸度，减少酵母菌定植。应避免使用含有乙醇的漱口液，因为乙醇会引起口腔干燥并刺激口腔黏膜。有荟萃分析表明，氯己定含漱液不仅不能有效预防化疗相关口腔黏膜炎的发生，且口感差，会使牙齿变色，因此不建议使用。另外，指南中指出，粒细胞-巨噬细胞集落刺激因子（GM-GSF）漱口水不能用于预防接受造血干细胞移植患者的口腔黏膜炎。有研究显示，采用蒲地蓝消炎口服液漱口，每天3次，口含药液5min后咽下，并将复合维生素B片和叶酸片研磨成粉末涂抹于黏膜破损处，对口腔黏膜的修复有一定作用。

（二）黏膜保护

1. 冷冻疗法

冷冻疗法是指在输注化疗药物期间，持续含服冰块/碎冰的一种治疗方法，其作用机制是利用冷刺激使口腔黏膜血管紧缩，减少黏膜与细胞毒性药物的接触，使化疗药物对上皮组织的毒副作用减弱。国内外研究均显示，冷冻疗法可以显著降低化疗性口腔黏膜炎发生率，减轻口腔黏膜炎严重程度。指南建议，接受5-氟尿嘧啶泵注、大剂量依达曲酯、大剂量美法仑化疗的患者，可接受20~30min的口腔冷冻疗法，以预防口腔黏膜炎。但对一些患者来说，长时间在嘴里含着冰块所产生的不适感可能会降低他们的依从性。另外，对于同时接受奥沙利铂化疗的患者，禁用冷冻疗法，对冷敏感者及老年患者也不建议进行冷冻疗法。

2. 低水平激光疗法

有研究认为，激光能够调节损伤组织局部的炎症反应，改善局部血液循环，促进损伤组织的修复。越来越多的研究结果支持低强度激光治疗（low-level laser therapy，LLLT）对癌症治疗继发口腔黏膜炎具有防治作用；临床实践指南建议，在接受HSCT前接受大剂量化疗或放化疗的患者中，可以使用LLLT来减少口腔黏膜炎及其相关疼痛的发生率。但也有学者认为，现有的研究报道中，激光疗法的参数参差不齐，需要更多高质量研究进一步确定最佳治疗参数。另外，LLLT需要昂贵的设备和专门的培训，其应用范畴存在局限。

（三）药物治疗护理

国内外研究发现多种药物对口腔黏膜炎具有疗效，如氨磷汀已被美国食品药品管理局确定为头颈部肿瘤放疗的口腔黏膜保护剂，帕利夫明（角化细胞生长因子-1，KGF-1）经美国食品药品管理局和欧洲药品管理局认可，可用于口腔黏膜炎的防治。对于接受大剂量化疗和自体干细胞移植全身照射的恶性血液病患者，MASCC指南建议在预处理治疗前3天和移植后3天，每天使用帕利夫明60μg/kg，以预防口腔黏膜炎。医护人员在用药前应向患者详细解释用药的目的和方法，并在用药过程中密切观察不良反应，及时评估疗效。更多相关的治疗药物正在开发和研究中。

（四）支持性护理

1．情志护理

化疗性口腔黏膜炎常常会导致患者口腔疼痛，说话、吞咽、进食时疼痛加重，严重影响患者生活质量，加重其不良心理反应，甚至影响治疗依从性。因此，在治疗过程中要重视患者的心理问题，一般可根据口腔黏膜炎出现的规律，指导患者在不同阶段作出应对。护士应常规评估患者的心理状态，与家属做好沟通，必要时请精神科或心理科医师会诊。

2．膳食调理

化疗后由于恶心、呕吐、食欲不振、口腔黏膜炎等不良反应，患者进食量减少，营养摄入不足，易导致水电解质紊乱。因此，必须保证患者的营养摄入，重视患者的全身状况。医护人员应对患者及家属进行科学的营养教育，告知患者宜清淡、易消化、高蛋白、高维生素、高热量饮食，避免刺激性食物，疼痛明显的患者，可进食半流质或流质饮食，进食前可先含漱吗啡漱口液、利多卡因黏性溶液等缓解疼痛。可应用营养支持预防抗肿瘤治疗所致的口腔黏膜炎发生，这就需要对患者实施动态营养风险评估，定期监测电解质、血红蛋白、白蛋白等相关指标，有营养不良风险的患者应按照营养干预五阶梯模式进行干预，必要时给予肠外营养补充。

研究表明，补充维生素A和维生素E也可防治口腔黏膜炎，维生素A可以抑制炎症过程，而维生素E是一种抗氧化剂，可以通过减少氧自由基的损害来减轻黏膜炎的严重程度。

中医学自古以来就有"药食同源"理论，认为许多食物同时也是药物，一些膳食跟药物一样有防治疾病的作用，例如脾胃虚弱型的口腔黏膜炎患者，可进食健脾补气的膳食，如黄芪山药粥。

（五）中医特色疗法

1．中医辨证内治

中医认为，外感热毒是致病的主因，而脏腑内伤亦是本病的病因。因患者个体因素（如体质、营养状况、病程阶段）和治疗因素（如化疗药物剂量、毒性大小、化疗疗程的多少）之间的差异，化疗性口腔黏膜炎可表现出病情轻重、虚实之不同。有学者认为，化疗药物属"药毒"之邪，为大毒之品，易使脾胃受损、耗气伤阴，津液不足，热毒内伏，循经上扰而致口腔黏膜炎。可采用具有清热解毒、凉血活血功效的水中草汤剂（水牛角，人中白，紫珠草各30g，水煎成汤剂150mL）治疗化疗引起的口腔黏膜炎。龚时夏认为，正气不足，禀性不耐，脾胃损伤，运化失职为化疗性口腔黏膜炎病机之共性，故治疗化疗性脾虚证为主的口腔溃疡应以健脾益气为主，可用党参10g、白术15g、茯苓神各10g、陈皮6g、生薏仁30g、猪苓30g、制半夏6g、山药15g、枇杷叶10g、焦谷麦芽各30g、细辛3g，水煎，每天1剂，分早晚2次温服。

2．中药含漱液

有荟萃分析显示，中药含漱液对化疗所致口腔黏膜炎具有一定的作用和安全性。

（1）滋阴降火法

本法用于阴虚火旺者。玄参、麦冬、冰片各10g，生地黄、金银花、板蓝根、山豆根、黄柏、五倍子各15g，黄连6g，黄芪30g，煎成汤剂200mL，用于含漱。黄连、百合、赤芍各6g，沙参、麦冬、川贝各9g，浓煎至100mL，制成黄连麦冬汤含漱，可治疗阴虚热毒证口腔黏膜炎。

（2）清热利湿化痰法

本法用于湿热蕴结、灼血伤络、心肾不交、气滞血瘀之证。可用大青叶15g、玄参15g、甘草5g，煎成500mL含漱液含漱。

3．中医护理外治

（1）耳穴压贴技术

中医外治护理技术防治口腔黏膜炎的相关报道较少，有学者采用王不留行籽压贴耳穴的方法预防5-氟尿嘧啶持续化疗所致的口腔黏膜炎，取得了一定的效果。

（2）复方紫草油

临床使用的紫草油有复方紫草油和纯紫草油，复方紫草油有多种配方，油的种类及配制比例也各有不同。对于已经发生黏膜破损的化疗性口腔黏膜炎，以复方紫草油涂敷患处，可取得良好效果。

（3）蜂蜜外涂或含服

研究表明，用蜂蜜外涂或含服是一种合理的辅助治疗放化疗口腔黏膜炎及缓解相关疼痛的方法。蜂蜜是天然产物，味甘，性平，无毒，《本草纲目》中阐述了蜂蜜的药用功能，认为它能清热、补中、解毒、润燥、止痛。有学者认为，蜂蜜乃凉性之物，可清热消肿，滋阴降火，且滋润营养，可辅助治疗口腔溃疡。现代医学认为，蜂蜜对口腔黏膜炎有效可能是因为蜂蜜含有葡萄糖氧化酶，与葡萄糖作用可产生低浓度过氧化氢，对在黏膜上生长的细菌有抑制作用，可以减轻炎症水肿和渗出，缩小瘢痕，促进创面修复。

（六）并发症护理

疼痛是口腔黏膜炎患者最常见的并发症，这与口腔黏膜损伤、口腔内神经的高敏感性相关。在护理前应先评估患者口腔疼痛程度和疼痛对生活、情绪、功能等的影响，以帮助患者及时缓解疼痛。MASCC指南推荐使用吗啡自控镇痛泵（PCA）来改善接受造血干细胞移植的患者因口腔黏膜炎引起的疼痛。对于接受传统高剂量化疗加或不加全身放疗的患者，MASCC建议用芬太尼透皮贴控制口腔黏膜炎引起的疼痛。此外，还可使用0.5%的多塞平漱口水或2%的吗啡漱口水来控制口腔黏膜炎引起的疼痛。在国内临床上，当患者因口腔黏膜炎疼痛剧烈时，多使用表面麻醉剂如利多卡因涂于患处，或用2%利多卡因含漱液含漱。使用药物止痛后，应及时评估口腔疼痛缓解情况，评价药物疗效，若疼痛控制不理想，应考虑采取更多措施。

第七节　恶心呕吐

恶心是患者胃部不适、想吐的一种主观感觉，可伴有呕吐的冲动，是呕吐的前驱症状，主要表现为上腹部不适，可伴有头晕、皮肤苍白、出汗、反酸流涎、血压降低等迷走神经兴奋症状。

呕吐是胃内容物或部分小肠内容物逆流经贲门、食管和咽部排出体外的现象。呕吐是内脏与躯体的协调反射运动，首先胃窦及幽门收缩，胃体与胃底张力减低，胃逆蠕动，贲门开放，然后膈肌、肋间肌及腹肌突然收缩，腹压骤增，迫使胃内容物通过食管、咽部排出体外。呕吐时常伴有呕吐前心动过速、呕吐时血压下降、面色苍白、乏力、眩晕及心动过缓等症状。

在中医学上，有物有声为呕，有物无声为吐，均归属"呕吐"范畴，早在《黄帝内经》内就有了呕吐的记载，诸多医学名家都对呕吐一症的病因病机及辨证论治进行了记载及探讨。

恶心呕吐是最常见的癌症症状及治疗不良反应，呕吐严重者会影响水电解质平衡及营养状况，对患者的生理及心理等产生负面影响，治疗依从性，甚至影响治疗的进程及治疗效果。因此，做好恶心呕吐的护理，积极、有效地预防及减轻恶心呕吐，对于减轻患者不适、保证治疗顺利进行、提高患者生活质量存在重要意义。

一、发生机制

（一）西医学发生机制

恶心呕吐发生的确切机制仍不完全清楚。

呕吐由位于延髓的呕吐中枢和化学感受器触发带控制，呕吐中枢接受内脏、躯体、大脑皮质、前庭器官及化学感受器触发带的传入冲动，产生呕吐反射。化学感受器触发带可接受多种药物、化学物的刺激，产生神经冲动并传入呕吐中枢产生呕吐反射，引起呕吐动作，其本身不能产生呕吐反射。化疗药物可以直接刺激胃肠道引起呕吐，也可通过刺激胃肠道黏膜，促进神经递质的释放来刺激肠壁上的迷走神经及内脏神经，将呕吐信号传递到呕吐中枢，或者经过化学感受器触发带引发呕吐反射。

神经递质在呕吐反射中发挥着重要的作用，而与化疗所致恶心呕吐关系最密切的是5-HT、P物质、多巴胺、大麻素、组胺、乙酰胆碱等。

5-HT是一种吲哚烷基胺类神经递质，80%的5-HT存在于胃肠道的肠黏膜嗜铬细胞中。5-HT受体有多个亚型，与呕吐密切相关的是$5-HT_3$受体，其主要存在于外周组织和中枢神经系统，尤其是外周迷走神经及内脏神经、延髓最后区。多年来研究认为，化疗药物致吐能力的强弱，与其促使肠嗜铬细胞释放5-HT的能力相关，胃肠道受化疗药物刺激，肠嗜铬细胞释放5-HT，激活位于迷走神经和内脏神经的$5-HT_3$受体，将呕吐信号传递到呕吐中枢产生呕吐作用，5-HT水平越高，急性呕吐程度越强，但与迟发性呕吐关系不大。使用$5-HT_3$受体拮抗剂可以阻滞5-HT对神经末梢的刺激，从而预防或减轻急性呕吐。

P物质由神经细胞和胃肠道中内分泌细胞产生，存在于胃肠道迷走神经及脑干的神经元中，通过结合神经激肽-1（neurokinin-1，NK-1）受体产生生物学效应，导致急性与延迟性恶心呕吐。

（二）中医学发生机制

对恶心呕吐的记载最早可见于《素问·举痛论》："寒气客于肠胃，厥逆上出，故痛而呕也。"《圣济总录·呕吐》曰："呕吐者，胃气上而不下也。"《济生方·呕吐》云："若脾胃无所伤，则无呕吐之患。"《诸病源候论·呕吐候》曰："呕吐之病者，由脾胃有邪，谷气不治所为也，胃受邪，气逆则呕。"众多医家均认为呕吐的发生与脾胃关系密切。但宋朝陈无择亦云："呕吐虽本于胃，然所因亦多端，故有寒、热、饮食、血、气之不同，皆使人呕吐。"张景岳在《景岳全书·呕吐论证》中强调呕吐最当辨清虚实，辨证论治。

现代中医学经过进一步的研究及临床辨证实践，认为呕吐是由多种外因内因共同作用所致。外邪犯胃、胃虚不降、饮食失调、情志不和均可损伤脾胃，导致运化功能紊乱，故脾气不升，胃失和降，胃气上逆，最终导致恶心、呕吐。

肿瘤患者因久病体弱，正气虚耗，化疗药物的药毒加之情绪不畅等进一步扰乱机体气血，损伤脾胃功能，导致运化失常，胃气上逆，终致恶心呕吐。化疗导致的恶心、呕吐病位主要在脾胃，病性为本虚标实。

二、发病原因

（一）疾病因素

1. 消化系统疾病

胃癌、胰腺癌、腹膜后恶性肿瘤等及部分消化系统并发症，如幽门梗阻、肠梗阻、便秘、腹水等都可能影响消化道引起恶心呕吐反射。

2. 颅脑肿瘤

颅脑肿瘤会引起颅内压升高或者直接压迫、刺激呕吐中枢导致喷射性呕吐，常无恶心先兆，吐后不觉轻松，常伴头痛、视盘水肿等颅内压增高表现。

3. 其他

肾功能障碍、电解质紊乱、高钙血症等均会引起恶心、呕吐。

（二）化疗

恶心呕吐是化疗最常见的不良反应，也是化疗患者最害怕的不良反应。不同的化疗药物、使用方法和剂量等的不同所导致的恶心呕吐的程度也不同，不同方案的联合治疗及抗止呕药物的使用也会导致呕吐的发生。多个国际肿瘤治疗组织对化疗药物的致吐能力进行了归类，其中美国国立综合癌症网络（National Comp-rehensive Cancer Network，NCCN）公布的止吐指南中将化疗药物按致吐风险分为4级，为临床治疗及护理提供参考。

（1）高度致吐风险（呕吐发生率＞90%）

常见的化疗药物有顺铂、氮芥、达卡巴嗪，以及大剂量的环磷酰胺、卡莫司汀、阿霉素、表柔比星、异环磷酰胺等。常见的口服化疗药有六甲蜜胺、丙卡巴肼等。

（2）中度致吐风险（呕吐发生率30%～90%）

常见的化疗药物有卡铂、奥沙利铂、伊立替康、柔红霉素。剂量限制性药物有阿米福汀、环磷酰胺、卡莫司汀、阿糖胞苷、甲氨蝶呤、阿霉素、表柔比星、异环磷酰胺等。常见的口服化疗药物有替莫唑胺等。

（3）低度致吐风险（呕吐发生率10%～30%）

常见化疗药物有多西他赛、依托泊苷、5-氟尿嘧啶、吉西他滨、紫杉醇、培美曲塞、拓扑替康等。常见的口服化疗药物有卡培他滨、替加氟、沙利度胺等。

（4）轻微致吐风险（呕吐发生率＜10%）

常见化疗药物有博来霉素、长春瑞滨、氟达拉滨等。常见口服化疗药物有苯丁酸氮芥、羟基脲等。

（三）靶向治疗

靶向治疗药物也会引起恶心呕吐，但少见高度致吐风险药物。常见的中度致吐风险药物有阿仑珠单抗、伊马替尼等。常见低度致吐风险药物有西妥昔单抗、帕尼单抗、曲妥珠单抗、舒尼替尼等。

（四）放疗

放疗引起的恶心呕吐主要与放疗的位置、受照射体积、剂量、方案、分割方案及放疗技术等有关，可发生于放疗24h内或放疗结束后的2～10天。照射躯干、全身及颅脑都可能引起恶心呕吐反射，其中，脑部、头颈部、胸部、盆腔放疗有低危致吐风险，上腹、全脑、全脊髓的照射具有中度致吐风险，全身放疗具有高度致吐风险，而乳腺和四肢放疗则是轻微致吐风险。

（五）手术治疗

肿瘤切除手术也可引起恶心呕吐，并受手术的部位、范围、方式、镇痛方案及患者性别、烟酒史、既往史等影响。

（六）阿片类药物治疗

恶心呕吐是阿片类药物治疗常见的不良反应。阿片类药物可以通过直接影响化学感受器触发带、增加前庭敏感性来引起恶心呕吐，同时可以刺激胃肠道相关受体兴奋，导致胃肠运动减少、食管下段括约肌肌张力减低，促发恶心呕吐。

（七）精神及心理因素

对治疗的恐惧、焦虑及部分视听的条件反射可以直接刺激高级神经中枢引起呕吐反射，既往呕吐控制不良会加重刺激，增加患者发生预期性呕吐的风险，化疗时发生了急性呕吐的患者更容易发生迟发型呕吐。

（八）其他

各类药物如红霉素、洋地黄制剂等均可能导致恶心呕吐；女性较男性更容易发生呕吐；非饮酒者较长期饮酒者更容易发生呕吐；在化疗过程中，年轻者较年老者容易呕吐；睡眠质量差、有晕动症病史也会增加化疗所致呕吐的风险。

三、分类

为更好地进行治疗，临床多根据引起恶心呕吐的病因为恶心呕吐进一步细化分类，以区别于疾病本身导致的恶心呕吐。肿瘤科常见的恶心呕吐类型有化疗所致恶心呕吐、放疗所致恶心呕吐、术后恶心呕吐等。其中化疗所致恶心呕吐（CINV）是最常见的恶心呕吐类型，它可根据发生时间分类为以下五类。

1）急性恶心呕吐是指化疗后24h内发生的呕吐，常开始于化疗后1~2h，于4~6h达高峰。

2）延迟性恶心呕吐在化疗24h之后发生，可持续数天。

3）预期性恶心呕吐是指在下一次化疗开始前即发生的条件反射性恶心呕吐。

4）爆发性呕吐指即使进行了预防处理但仍出现的呕吐，对出现爆发性呕吐的患者需要进行解救性治疗。

5）难治性呕吐指在以往的化疗过程中使用预防性和/或解救性止吐治疗失败，在下一次化疗时仍然出现的呕吐。

四、分级与评估

（一）恶心呕吐分级

国际上常用的恶心呕吐分级法有WHO恶心呕吐分级（表2-9）、美国NCI不良事件反应评价标准恶心呕吐分级（表2-10）和欧洲临床学术会议标准恶心呕吐分级（表2-11）。

表2-9　WHO恶心呕吐分级

评级	0	I	II	III	IV
症状	无恶心、呕吐	只有恶心、无呕吐	一过性呕吐伴恶心	呕吐需要治疗	难控制性呕吐

表2-10　美国NCI不良事件反应评价标准（CTCAE V4.03）恶心呕吐分级

评级		1	2	3	4	5
不良反应	恶心	食欲下降，但正常进食	经口进食明显下降，体重无明显下降，有脱水或营养不良	口服热量及液体量不足，需管饲、全胃肠外营养及住院处理	—	—
	呕吐	24h内 1~2 次（每次间隔超过 5min）	24h内 3~5 次（每次间隔超过 5min）	24h内 ≥ 6 次（每次间隔超过 5min）；需要管饲营养、肠外营养或住院治疗	危及生命；急需治疗	死亡

表2-11　欧洲临床学术会议标准恶心呕吐分级

评级		0	I	II	III
症状	恶心	无恶心	轻度恶心，但不影响日常生活及进食	影响日常生活及进食	频繁严重恶心，需卧床休息
	呕吐	无呕吐	每天呕吐 1~2 次	每天呕吐 3~5 次	每天呕吐超过 5 次

（二）恶心呕吐的评估

全面、准确地评估患者恶心呕吐情况及其所造成的影响是进行治疗及个体化护理的基础，目前国内多以症状分级来进行恶心呕吐的评估。但作为主观性较强的症状，医护人员的观察与患者的自评往往存在差异，笼统地以发生率及严重程度来划分是不够全面及精确的，所以临床上越来越多地倾向于使用自评式的评估工具。

自评式的恶心呕吐评估工具包括只针对该症状的评估量表，其中单维度量表如视觉模拟评分法、李克特量表，只能评估严重程度，多维度量表如罗德恶心呕吐指数量表等可以就发生频率、严重程度等多个项目进行评估，还有对恶心呕吐导致不良影响进行全面评估的量表如呕吐生活功能指数量表等，护士需要根据测量的目的、内容、便捷性等需求选择适合的评价量表。常用量表如下，均具有良好的信效度。

1．罗德恶心呕吐指数量表（index of nausea and vomiting and retching，INVR）

INVR是由美国密苏里大学Rhodes等学者研制的自评量表，用于评估恶心、呕吐及干呕。它包含8个条目，评估恶心、呕吐、干呕这三个症状的发生频率、症状经历时间及严重程度，其评估的是过去12h内三个症状发生的情况，不特别针对某一类恶心呕吐，在多种类型的恶心呕吐的评估中都有应用。这一量表的特色在于将干呕症状进行了单独的评估。INVR已于2002年翻译成中文版。

2. MASCC止吐评价工具（MASCC antiemesis tool, MAT）

MAT用于评估化疗导致的急性恶心呕吐及延迟性恶心呕吐。它是由MASCC癌症支持治疗多国协作组研制推出的自评量表，包括2个子量表共8个条目，评估症状发生情况、频率、持续时间等，特点在于将急性CINV及延迟性CINV分开评估，使用简单，可以由患者自评或由主要照顾者对患者进行评估，在化疗所致恶心呕吐的评估中应用较广泛。

3. 莫洛恶心呕吐评估量表（morrow assessment of nausea and emesis, MANE）

MANE是评估预期性恶心呕吐、化疗后急性恶心呕吐的量表，含有对止吐治疗效果的评价。它由美国的罗切斯特大学的Morrow等学者研制，包含16个条目，评估恶心呕吐发生情况、严重程度、持续时间等，特点在于将止吐药纳入评估内容，但对止吐效果的评价比较笼统。

4. 呕吐生活功能指数量表（functional living index—emesis, FLIE）

FLIE用于评估呕吐对个体功能及生活质量的影响。它由Lindley等学者编制，并由Martin等学者改良，包含18个条目，评估呕吐发生情况、对日常生活的影响程度，用于评价呕吐对患者生活质量的影响及止吐治疗的效果。

五、护理

（一）起居调护

1. 环境适宜

环境应当安静、整洁、舒适，无过多杂物，光线柔和充足，温湿度适宜，空气清新，无烟尘、异味刺激，同病房患者以床帘分隔，避免互相影响。应提前备好密闭、不透明的容器用以装呕吐物，患者呕吐后须及时处理并开窗通风换气，避免残余气味刺激，患者在呕吐后应及时漱口消除口腔异味。异味、噪声等不良刺激会诱发或加重恶心呕吐，口含姜片或挤压姜片散发气味使空气清新，可减轻恶心呕吐感，柠檬也有类似作用。

2. 起居规律

患者应顺应四时，维持生活规律，按时起床，适当午休，夜间按时入睡，避免昼夜颠倒，保证充足睡眠，必要时遵医嘱使用助眠药物，避免由睡眠不足、正气耗伤导致恶心呕吐发生。

3. 锻炼

衣物宜宽松，避免紧身衣束缚腹部增加不适感；可适当进行温和运动，如太极拳、八段锦等，能调畅气机、流通血脉，使精神平和，并转移注意力，疏解紧张及焦虑情绪。如症状严重，宜多卧床休息，避免自行下床活动。

4. 安全防护

呕吐时动作避免过大过急，应注意防误吸，并应警惕剧烈呕吐及突然体位改变后患者出现一过性头晕，导致坠床及跌倒。因恶心呕吐进食少加上药物影响，患者多有疲倦乏力、头晕等不适，日常生活中应注意安全，常用物品应放置于床旁随手可得之处，床两侧应上护栏。患者应着合身的裤及防滑鞋，如厕、洗漱时注意安全，谨防蹲下、起立等动作变化时出现体位性低血压。

（二）病情观察

1. 一般情况

一般情况包括治疗史、恶心呕吐史、服药情况、进食情况、既往史。

2. 恶心呕吐情况

恶心呕吐情况包括恶心呕吐发生的时间、频率、诱因，呕吐的方式、持续时间、程度，以及呕吐物的量、色、质、气味、内容物性质等。

3. 伴随症状及体征

1）生命体征：呼吸频率、节律、气味有无变化，神志有无异常。

2）伴随症状：有无头痛、腹痛、胸痛、眩晕、便秘等。

3）体征：有无肠鸣音异常、腹胀、腹部按压痛等。

4）其他：心理、精神状态，及恶心呕吐对工作、娱乐、人际交往等社会功能的影响。

4. 呕吐并发症

1）进食与营养：应观察患者的进食量变化，注意有无因进食不足导致低血糖、低血压、头晕乏力、疲倦虚弱、便秘等症状，长期进食不足者应注意整体营养状况。

2）水电解质失衡：应注意患者有无低钠、低氯、低钾、脱水、代谢性酸中毒等表现。

3）安全：应警惕患者有无误吸导致呛咳、吸入性肺炎甚至窒息可能，也应注意有无跌倒、坠床等风险。

4）其他：剧烈的恶心呕吐可能导致腹腔、胸腔、胃内及食管内压力突然变化，造成食管壁全层纵行破裂。

（三）情志护理

人有七情，喜、怒、忧、思、惊、恐、悲过度都会影响人体气机，影响健康状态。焦虑、抑郁、紧张与预期性恶心呕吐的发生密切相关，并会影响患者治疗信心和后续治疗效果，而放松、愉快的心理状态可以降低迷走神经兴奋性，降低呕吐中枢敏感性，从而提高患者耐受能力。

1. 疾病宣教

医护人员应当详细向患者解释疾病相关信息、治疗及药物的作用副作用，强调恶心呕吐的治疗、调护方法，为患者建立正确认知。可以鼓励患者说出顾虑，应当耐心倾听并理解患者的想法与感受，全面了解患者对于恶心呕吐及治疗的印象，解释并解决其关注的问题，解除思想顾虑。

2. 心理评估

医护人员应当了解患者的心理状态，详细解释情绪、心理状态对于治疗及健康的影响，鼓励患者保持积极心态并积极配合治疗和护理；可使用焦虑自评量表（SAS）及抑郁自评量表（SDS），评估患者的焦虑、抑郁情况，必要时可请心理科医师会诊；面对家属须做好解释与沟通，为患者提供充分的家庭社会支持。

3. 放松疗法

可根据患者喜好、特点选用放松疗法，如音乐疗法、肌肉放松疗法等。让患者通过肌肉、精神的放松，有意识地调节自身的心理、生理活动，改善紧张、焦虑的情绪，使交感神经兴奋性降低，从而减轻不适。多种干预疗法配套使用效果更佳。

（1）转移注意力

医患间应建立良好沟通关系，可以患者的兴趣爱好、职业特色、特长等话题为桥梁吸引患者注意力，或可播放轻松有趣的电视电影。鼓励患者坚持自己的爱好，如散步、阅读、听音乐、广场舞等。如身体状况允许，保持工作状态可以让患者关注日常生活与工作，达到分散注意力的目的。

（2）五行音乐疗法

中医学认为五音与五脏、五志、五行相应，可以调节身心。宫音属土，通脾，可调节脾和胃升降功能、促进气机流畅，消除化疗导致的胃失和降、胃气上逆现象，预防及减轻恶心呕吐。宫调曲目有《秋湖月夜》《马兰开花》《月儿高》《鸟投林》等，播放时声音不宜过大，能听清即可，每天2~3次，每次30~60min。

（3）放松训练

进行训练前宜排空大小便，病房应安静、光线柔和、温湿度适宜，取平卧舒适体位，可以同时播放轻柔音乐，将思维集中于身体，自然深呼吸，放松身体，根据指引语逐步进行交替的肌肉收缩和放松，肌肉放松顺序为：手臂—头面—躯干—腿—脚，收缩10s，放松10s，每组肌肉重复训练3次，每天进行训练1~2次，每次30min。此类训练需提前进行并多做练习，才能正确掌握方法，因而对急性期呕吐效果不明显，更适于延迟期恶心呕吐。

（4）芳香疗法

芳香疗法即是使用芳香精油，使香薰分子进入鼻腔，经鼻上皮作用于大脑的嗅觉区，通过大脑一系列反应，调控自主神经系统，使患者产生镇定、放松、愉悦的主观感受，对化疗后急性恶心呕吐和延迟性呕吐效果均良好。较适用的精油有生姜精油、柠檬精油、薰衣草精油、豆蔻精油、欧薄荷精油、佛手柑精油等，且复合精油优于单一精油，选择精油时应结合患者喜好，选择患者可接受的芳香气味，方法可选择吸入或涂抹。

（四）膳食调理

1. 准备

就餐环境宜安静、整洁、舒适，无异味、噪音，可以播放柔和舒畅的轻音乐，使患者保持心情愉快。护士应做好解释，消除患者对进餐的恐惧心理。患者在餐前可适量运动、顺时针按摩腹部，促进胃肠蠕动，增加饥饿感以增强食欲，同时也要避免接触正在恶心呕吐的患者，以免造成不良影响。

2. 食物

饮食宜清淡、易消化，应选择高热量、高蛋白、富含维生素的食物，并按照患者喜好制订个性化饮食方案，确保口味适宜，并注意色香味搭配；半流质或流质食物较容易消化，可减少食物在胃内滞留时间，减少胃内压力，可酌情选择。避开辛辣、煎炸、油腻、生冷食物，避免食物气味过重、温度过冷过热，少食甜食，尽量少吃或不吃产气及高膳食纤维食物，如红薯、洋葱、豆类、笋类、各类粗粮等，不建议饮用碳酸饮料；适当食用酸味食物，可减轻恶心感，可选择偏酸的水果如山楂、橘子、百香果汁、柠檬水等。

3. 细节

宜少量多餐，避免进食过饱，尽量多饮水以促进代谢物排出，但应避免就餐时及餐后一次性饮水过多。化疗前后1~2h应避免进食进水。餐后可适当站立、轻度活动，避免立即平卧休息，以免食物反流。

4．症状严重时

恶心呕吐感重时不强求患者进食，并应避免接触正在进食或烹调的人，避免食物气味刺激。若患者呕吐剧烈，可暂停进食进水，必要时可遵医嘱给予静脉营养，待恶心呕吐症状减轻后再循序渐进恢复进食。

5．经典膳食方

1）陈皮梅茶：开胃止吐。

【做法】取5粒陈皮梅，切小块，加开水冲泡，焖盖10min后当茶饮。

2）柠檬姜茶：和胃止吐。

【做法】取适量生姜切片后加入适量水，大火煮开，小火煮10min，加入适量白糖，待温凉后加入适量柠檬汁，当茶饮用。

3）山药鸡内金粥：健脾开胃。

【做法】将山药20g去皮切小块，加粳米50g、鸡内金5g，加入适量水煮粥，焖煮30min后加入适量食盐调味即可。

4）佛手粥：理气和胃。

【做法】干佛手10g加适量水煎取汁液，加入粳米50g，加入适量水煮粥，粥成后加入适量糖或盐调味后食用。

5）鲜藕姜汁粥：养胃止呕。

【做法】将鲜藕200g切小块，加粳米50g，加适量水以小火焖煮1h，粥成后加入生姜汁5g及适量食盐调味后食用。

6）橘皮竹茹汤：降逆止呕。

【做法】取橘皮20g、竹茹15g、生姜5g、大枣3颗，加适量水，大火煮开，小火焖煮30min，加入适量糖调味后食用。

7）青陈皮饮：理气健脾消胀。

【做法】陈皮5g、青皮5g，研末后，加开水冲泡，焖盖5min后当茶饮。

（五）用药护理

1．规范给药

应根据病因、止呕药物特性、止呕治疗原则，遵医嘱按时、准确、规范地给予患者止呕药物。如患者需进行化疗，则应合理选择化疗时间，避开进食时间，在晚间入睡前或午睡前化疗更好，因睡眠时胃酸、唾液分泌减少，胃肠蠕动变慢，呕吐中枢反射减弱，可以最大限度地减轻恶心呕吐反应。

２．观察止呕药物不良反应

常见的止呕药物有5-HT受体阻滞剂、NK-1受体阻滞剂、多巴胺受体阻滞剂、糖皮质激素、精神类药物和吩噻嗪类药物。这些药物常规剂量下比较安全，不良反应较少见，但仍需注意。护士应掌握止呕药物作用及副作用，做好相应的病情观察，及时发现不良反应，及时处理。

（1）5-HT受体阻滞剂

常见药物有昂丹司琼、托烷司琼、帕洛诺司琼等，较常见的不良反应是便秘、轻微头痛、不适，偶有腹泻等，并呈剂量相关性。

（2）NK-1受体阻滞剂

常见药物为阿瑞匹坦，其较常见的不良反应为疲劳乏力，其余不良反应包括便秘、厌食、呃逆等。

（3）多巴胺受体阻滞剂

常见药物有氯丙嗪、甲氧氯普胺等。甲氧氯普胺可以止呕并促进胃蠕动，其不良反应包括轻度嗜睡、疲倦乏力、烦躁不安、焦虑、腹泻等，大量用药可导致锥体外系反应，主要表现为肌震颤、发音困难、共济失调、下肢深部肌肉酸痛不适、关节蚁走感等。

（4）糖皮质激素

常见药物为地塞米松，大剂量口服时宜餐后服药，以减少对胃肠黏膜的刺激，用药后可能出现焦虑、失眠、欣快等症状。

（5）精神类药物

常见药物有阿普唑仑、劳拉西泮，常见不良反应为头晕、疲倦乏力、嗜睡等。

（6）吩噻嗪类药物

常见药物为苯海拉明，它具有中枢性镇静镇吐作用，可以缓解甲氧氯普胺导致的锥体外系反应，其不良反应可见疲倦乏力、低血压、共济失调、轻度嗜睡等。

（六）中医特色疗法

遵医嘱选择适宜的中医特色疗法可以预防及治疗恶心呕吐，这类疗法包括穴位注射、脐疗、穴位按压、耳穴贴压等。

1．足三里穴位注射胃复安

（1）作用机制

足三里穴为足阳明胃经的合穴，同时也是胃的下合穴，为疏导胃气的重要枢纽，可健脾和胃、化滞消积、调和气血。胃复安即甲氧氯普胺，是一种多巴胺受体阻断剂，并可以轻度抑制5-HT$_3$受体，具有中枢性镇吐作用及外周性镇吐作用，可以促进胃部及上段肠道运动，提高胃肠道括约肌张力，促进胃肠蠕动。穴位注射法可将药物效应与穴位刺激作用结合一体，一方面刺激足三里穴位、调节胃肠道功能，另一方面利用药物本身的效果抑制呕吐反射。

（2）操作方法

在患者化疗前或呕吐时，予双侧足三里分别注射胃复安10mg，每天1次。

（3）注意事项

穴位定位须准确，刺入后提插勿捻转，得气后回抽，未见血方能注药。

2．姜夏脐疗

（1）作用机制

姜夏脐疗为穴位贴敷的一种。生姜味辛，性温，有解表散寒、温中止呕之效，可以保护胃黏膜、刺激胃肠蠕动并有镇静镇吐作用；法半夏味辛，性温，有燥湿化痰、降逆止呕功效；神阙定位于肚脐，是任脉要穴，与督脉、冲脉相通，是人体神气通行门户，有培补元阳、回阳救逆、通调三焦、健脾和胃、养生延年之效。法半夏生姜合用，药物经脐透入经脉，随气血输布全身，药物与穴位刺激一起发挥效用，可疏通经络，调理脏腑，起到理气和胃、降逆止呕之效。穴位贴敷在预防和治疗恶心呕吐方面应用广泛，穴位还可以选择内关、足三里等，药物还可以选择砂仁、吴茱萸等。

（2）操作方法

新鲜生姜压榨取汁，法半夏10g磨粉，取适量姜汁调匀法半夏粉为泥状，将药物敷于神阙穴，上面覆盖穴位贴纸或一薄片新鲜生姜，每次敷4～6h，每天1次，从化疗当天敷至化疗结束。

（3）注意事项

新鲜生姜汁宜现榨现用，余液24h内有效。过敏者、脐部皮肤破损者禁用。

3．穴位按压

（1）作用机制

通过按压刺激穴位，可疏通经络、活血祛瘀，调动机体抗病能力，按压内关穴是常用止呕方法。内关穴属手厥阴心包经，通于任脉，会于阴维，沟通三焦，功擅理气降逆，主治胃痛、恶心、呕吐等。通过按摩刺激内关穴，可理顺三焦之气，使胃气下降，达到止呕之效。

（2）操作方法

定位双侧内关穴，操作者通过连续伸屈拇指按压内关穴，同时配合揉法，患者有酸麻胀感为得气，每次5～10min，每天3～4次。

（3）注意事项

1）定穴需准确。

2）按压力度视患者感觉及耐受力灵活调节。

3）操作者拇指指甲剪平，以指腹按压。

4）可配合放松法转移注意力，以增加疗效。

5）亦可选择足三里、合谷等。

4．耳穴贴压

（1）作用机制

耳为宗脉之聚，十二经通于耳，全身经脉都与耳穴有着密切联系，全身各脏器在耳郭上都有对应点或区域，通过按压刺激耳穴可有效地作用于经络脏腑，起疏通经络、调理脏腑、平衡阴阳之效。使用王不留行籽持续刺激胃肠相关耳穴，可以起到宁心安神、理气宽中、和胃降逆、镇静止吐作用。

（2）操作方法

以探针定穴：胃、肝、小肠、神门、交感、皮质下等耳穴位置，随证加减，得气后以小块胶布将王不留行籽贴于穴位处，按压每穴1～2min，嘱患者每天按压3～4次，每次1～2min，左右耳交替，3天换药1次。

（3）注意事项

耳部皮肤破损者禁用；按压时以产生酸、麻、热、胀或循经络放射传导为得气；注意观察局部皮肤。

5．艾灸

（1）作用机制

艾叶苦辛，性温，纯阳之性，能回垂绝之阳，通十二经，走三阴，理气血、逐寒湿，以之灸火，可温通经络、消瘀散结、祛散阴寒、益气升阳等。选穴为中脘、神阙、双侧足三里。足三里为疏导胃气之的重要枢纽，有健脾和胃、化滞消积等功效；

中脘为胃之募穴，有调畅中焦气机的作用，可治以胃病为主的多腑病变；神阙又具有通调三焦、和胃降逆之效，故艾灸诸穴可通过经络作用于脏腑，具有调节脾胃气血，增强其运化、健脾理气、和胃降气、消积化滞作用。

（2）操作方法

定好穴位后，按先上后下顺序行灸，以患者感到温热但无灼痛为度，随时弹去艾灰，每天1次，每处5～15min，以局部皮肤出现红晕为宜。

（3）注意事项

局部皮肤感染者禁用；注意观察局部皮肤，及时弹落艾灰，防止烫伤；灸毕应将艾条充分灭火，防止发生火灾。

第八节　腹胀、腹水

腹胀是一种腹部膨隆、胀满的主观感觉，可由胃肠道积气、积食或积粪，腹腔积气或积液，胃肠功能紊乱，胃肠道梗阻及低钾血症等问题所致。腹胀常伴有纳差、嗳气、排气增多等症状。当腹水超过1 000mL时，可明显发生腹胀不适。

腹水是指腹腔内的游离液体超过200mL。恶性腹水是由于各种肿瘤引起的腹腔积液，是肿瘤患者常见的急症之一。恶性腹水常见于消化道肿瘤、妇科肿瘤及肺癌。腹水出现前常有腹胀不适感，以饭后最为明显。

腹胀在中医中被称为鼓胀，鼓胀在古籍中又被称为"单腹胀""水蛊""蛊胀"等。《素问·阴阳应象大论》中说"浊气在上"，《诸病源候论》认为鼓胀与"水毒"有关。而朱丹溪和张景岳认为情志不畅、饮食不节及饮酒过度是鼓胀的原因。

肿瘤患者发生腹胀、腹水后，生活质量明显下降，且五年生存率将大大降低。做好腹胀、腹水的护理工作不仅能提高患者的生活质量，同时也能减少致死性并发症的发生概率。

一、发生机制

（一）西医学发生机制

腹胀是一种常见的消化系统症状，引起腹胀的原因主要有胃肠道胀气、各种原因所致的腹水和腹腔肿瘤等。腹腔内80%的液体是经淋巴系统引流至循环系统，若液体产生量远大于回流量，则导致腹水的发生。腹水是多种疾病的表现，根据引起腹水的原因可分为肝源性、癌性、心源性、血管源性（静脉阻塞或狭窄）、肾源性、营养不良性和结核性等。肝硬化和恶性肿瘤是引起腹水的最主要原因。部分腹水患者有两个或以上的病因。

恶性肿瘤患者产生腹胀的主要因素有以下几点。

1．胃肠道胀气

胃肠道胀气指非机械性压迫引起的肠麻痹，是由于肠道蠕动功能减弱或消失导致。一般是由于电解质紊乱、药物副作用等导致。

2．腹水

1）腹膜新生血管的增加及糖蛋白共同作用，引起毛细血管通透性增加，血浆蛋白通过毛细血管壁进入组织液，使组织液量增加，形成腹水。

2）肿瘤细胞产生蛋白酶破坏组织基质，促进肿瘤细胞的转移，同时增加毛细血管的通透性而引起腹水。

3）肿瘤细胞侵袭淋巴管，纵隔下淋巴管阻塞，淋巴回流障碍，大量淋巴液自包膜表面漏入腹腔，形成腹水。

4）癌症合并腹膜的炎症可引起毛细血管的通透性增加，形成腹水。

5）肿瘤继发低蛋白血症，血浆胶体渗透压降低，毛细血管内液体漏入组织间隙及腹腔，形成腹水。

6）有效循环血量不足，血容量不足，肾血流减少，肾素-血管紧张素-醛固酮系统被激活，抗利尿激素分泌增多，肾小球滤过率降低，导致发生水钠潴留。

3．腹腔肿瘤压迫

肠道肿瘤可能阻塞肠道，造成梗阻，形成腹胀。另外腹腔内其他脏器包括肝、胆、胰腺、脾脏、肾脏等肿瘤进展，都可能引起腹胀，如胰腺癌病情进展，肿瘤压迫肠管，可以引起不全或完全性肠梗阻，盆腔内巨大肿瘤如卵巢癌等也可以压迫肠道造成梗阻，继而形成腹胀。

4．肿瘤术后继发

消化道肿瘤切除手术也是造成腹胀的常见原因之一，多由手术创伤引起的吻合口水肿、肠道炎性渗出粘连、术后饮食不合理造成肠道功能紊乱等导致，但一般多为短期内腹胀，且症状不明显，少数可发展为肠梗阻。

（二）中医学发生机制

鼓胀是因肝病或蛊虫病、长期酗酒，或腹内有癥、瘕等病，阻碍气血水液运行，水积于腹，主要表现为腹胀如鼓、肤色苍黄及腹部皮肤青筋暴露。古籍中根据病因病机鼓胀可分为"气鼓""水鼓""血鼓""虫鼓"。

1．饮食不节

嗜食过厚，酿湿生热，伤及脾胃，以致清气不升、浊阴不降、运气失司、肝失条达、气血瘀滞、水湿停聚不行而引起鼓胀。

2．情志刺激

情志不畅，肝失疏泄，气机不利，以致脉络瘀阻，气血失司；肝气郁结，脾失健运，水湿滞留；水湿与血瘀蕴结，可累及肾脏，开阖不利。以上原因均可引起鼓胀。

3．虫毒感染

在疫区感染血吸虫致病，未及时治疗，内伤肝脾，脉络瘀阻，致气机不利、气血失司、水湿滞留而导致鼓胀。

4．病后续发

疾病迁延日久，伤及肝脾，以致肝失疏泄，脾失健运而续发鼓胀。如黄疸、久泻久痢等。

综上所述，鼓胀的病因主要有饮食不节、情志刺激、虫毒感染及病后续发，其病机是由肝、脾、肾功能障碍，气、血、水积聚腹腔而成。

二、分类

（一）根据腹水形成机制和性质分类

根据形成机制和性质，腹水可分为漏出液和渗出液。

（二）根据引起腹水的疾病性质分类

根据引起腹水的疾病性质，腹水可分为良性腹水和恶性腹水。

三、分级与评估

（一）腹水分级

根据腹水的量可分为：1级（少量），2级（中量）和3级（大量）。

1）1级或少量腹水：为通过超声检查才能发现的腹水。患者一般无腹胀的表现，查体移动性浊音阴性；超声下可见腹水位于各个间隙，深度小于3cm。

2）2级或中量腹水：患者常有中度腹胀和对称性腹部隆起，查体移动性浊音阴/阳性；超声下可见腹水淹没肠管，但尚未跨过中腹，深度为3~10cm。

3）3级或大量腹水：患者腹胀明显，查体移动性浊音阳性，可有腹部膨隆甚至脐疝形成；超声下可见腹水占据全腹腔，中腹部被腹水填满，深度大于10cm。

（二）腹水的评估

对腹水的性质和量进行评估，包括病史、体格检查、实验室检查、腹部影像学检查及诊断性腹腔穿刺这几项。

1．身体检查

身体检查需评估患者存在的客观临床表现，如是否有腹胀、足部肿胀、呼吸短促、消瘦等症状，并评估精神状态及腹围情况。体格检查包括检查腹部是否膨隆、听腹部叩诊音，以及检查是否存在腹部包块、压痛及反跳痛。

2．腹腔穿刺

腹腔穿刺有助于鉴别恶性腹水和其他原因引起的腹水。腹腔穿刺抽取适量腹水操作简单且安全。通过腹水理化性质、微生物学和细胞学等分析，可明确腹水性质，发现潜在的感染。腹腔穿刺术的禁忌证较少，但应由培训后的医师进行操作。腹腔穿刺术的并发症有腹壁血肿、穿刺点液体漏出、肠穿孔等。

3．腹水实验室检查和分析

腹水外观可为无色透明、浑浊、脓性、血性、乳糜样等。腹水实验室常规检查包括细胞计数、分类、白蛋白、总蛋白定量等。恶性肿瘤引起的恶性腹水多为血性渗出液，镜检有大量红细胞，约有60%的恶性腹水可通过细胞学检查查出癌细胞。肿瘤标记物检查也有助于诊断恶性腹水。

有腹水的患者查腹部X线可见：腹部呈玻璃杯状，小肠内充满空气并位于腹部的中心位置，各段肠道被液体分隔开。

4．评估病因

评估引起腹水的病因，可考虑恶性肿瘤、肝硬化、结核性腹膜炎、慢性心力衰竭或肾病综合征等原因。

四、护理

（一）起居调护

1．环境

病房应保持通风、安静、整洁，光线宜柔和充足，温度、湿度应适宜。

2．休息与活动

严重腹腔积水患者腹部高度肿胀，应卧床休息，取半坐卧位，此时膈肌下移，利于呼吸运动，可减轻呼吸困难及心悸。轻症腹胀、腹水患者可进行适度运动，如打太极拳、八段锦等。大量腹水患者应避免腹内压剧增的情况，如咳嗽、打喷嚏、用力排便等。

3．皮肤护理

重症腹水患者腹大如鼓，床上翻身困难，应由他人照料生活起居，定时协助患者翻身，预防褥疮的发生。伴有背部、阴囊水肿的患者，应用棉垫托起，并做好局部皮肤的保护，防止皮肤破损。皮肤瘙痒的患者尽量避免搔抓，可用温水清洁皮肤，忌用肥皂洗澡。

4．口腔及胃肠道护理

肿瘤患者免疫力较低，口腔常出现炎症、溃疡，导致味觉的改变，因此保持口腔清洁与舒适十分重要。应加强口腔护理，可用地骨皮或金银花甘草煎水漱口，保持口腔清洁，消除秽气。口腔出血的患者，可用茅根、板蓝根或五倍子煎水含漱。患者应尽量保持大便通畅，可用生理盐水加醋或中药灌肠，避免使用碱性药物，禁用肥皂水灌肠。药丸、药片应用温水化开或研磨后服用，以防损伤脾胃。

（二）腹腔穿刺引流的护理

1）术前应向患者及家属解释操作的目的及注意事项，嘱患者排空膀胱，护士应注意测量患者的生命体征、腹围、体重等。

2）术中应监测生命体征，迅速引流大量腹水（＞1 000mL）可导致低血压及休克。若患者出现心率加快或口干感，应停止引流腹水，以防发生低血压。

3）术后应使用无菌纱块覆盖穿刺口，并束紧腹带，以防腹内压骤然下降，如有渗液可用吸收性明胶海绵处置并加压包扎。

4）反复引流可引起电解质紊乱、低蛋白血症及腹腔感染，应注意复查患者生化情况，评估患者有无发生腹腔内感染，记录腹水引流量、颜色及性质，留取标本及时送检。

（三）腹腔灌注化疗的护理

1）进行腹腔灌注前应观察穿刺部位有无渗液，确认导管通畅（可先用20mL生理盐水冲管）、导管位于腹腔内且深度适宜，保证各管道连接紧密，严防因渗液或导管脱出导致化疗药物灌注至皮下组织或腹壁。

2）腹腔灌注化疗药物温度应保持在40～41℃，以减少患者出现腹部不适症状。化疗药物灌注时推注力度不宜过大以防损坏管道后药物外渗，推注速度不宜过快以防引起患者的不适。

3）腹腔灌注后2h内应协助患者不断变换体位，依次变换为平卧位、左侧卧位、右侧卧位、俯卧位、坐位，每个体位保持15min左右，循环3～4次，通过重力作用使化疗药物广泛分布于腹腔内，与肿瘤组织充分接触并吸收，提高药物疗效。当患者不能耐受体位时可缩短保持时间，但需要增加体位变换的次数以保证疗效，同时可轻揉按摩腹部或进行腹部热敷，加快药物的吸收。

4）腹腔灌注化疗的同时进行"水化"利尿，每天补液量应超过2 500mL，必要时用20%甘露醇或呋塞米利尿，保持患者每天尿量超过2 500mL。

5）注意观察腹腔内化疗不良反应的发生，如皮下及肠管组织的坏死、热损伤、吻合口瘘、腹腔感染、腹腔积液、腹壁出血等不良反应。

（四）病情观察

1）观察腹胀程度：每天测量腹围，每周测量体重，并做好记录。

2）观察有无出血倾向：注意观察牙龈出血、鼻出血或皮肤瘀斑、便血、呕血等情况。注意患者有无出现呕血的先兆症状，如胃脘部灼烧感、口腔血腥味等，并做好相应准备。

3）观察患者有无神昏征兆：注意观察患者神志，如有兴奋、胡言乱语，嗜睡不醒，笑骂无常等精神异常症状，或有抽搐、动风，或闻及肝臭味等，提示神昏先兆，应及时报告医生并做好相应准备。

4）观察大小二便情况：注意观察患者有无便秘或便溏，观察尿量情况，准确记录出入量。

5）观察患者生化指标：监测患者血液电解质及酸碱度的变化，以及时发现水电解质紊乱及酸碱紊乱并纠正。

（五）情志护理

肿瘤患者伴随腹胀、腹水，病程缠绵反复，不易治愈，患者往往会产生忧虑、悲观等情绪，护理人员应与患者保持频繁的沟通交流，了解癌痛患者心理状态，做好开导工作。注意调节情志，使患者保持乐观的情绪，解除烦恼与顾虑，配合治疗调护，促进身心健康。

可以采用音乐疗法调节身心。中医学认为五音与五脏、五志、五行相应，结合肿瘤患者的原发病灶，通过中医辨证确定患者的主要病变脏腑系统，进而选用宫、商、角、徵、羽五音中与之相对应的一音进行治疗改善情绪。宫音悠扬给人和谐之感，助益脾胃，增进食欲；商音铿锵有力，驱除烦躁，平心静气；角音平和顺遂，消除忧郁；徵音咏越抑扬，调顺血脉，抖擞情致；羽音透彻柔和，涤荡心灵。

（六）膳食调理

合理的饮食调整可避免某些致病因素继续作用并改善机体的抗病能力，具有扶正培本之效，有利于机体脏腑阴阳气血平衡的恢复。腹胀、腹水患者饮食宜清淡，宜进食营养丰富、柔软易消化的食物，少食多餐，切忌暴饮暴食。忌辛辣刺激、生冷、肥甘厚腻、坚硬粗糙等食物。宜低盐或无盐饮食，有神昏先兆的患者需限制蛋白质的摄入。限制入水量，保持每天入水量为前一天尿量加500mL。

1）气滞湿阻者进食宜疏肝利气，行湿散满之品，可食用白萝卜、大蒜、韭菜、香菇、柑橘等，及鲫鱼、薏苡仁、赤小豆、冬瓜等利尿的食物，应少食产气、易阻气机的食物，如豆类、牛奶、番薯、过甜的食物等。

2）湿寒凝聚者宜进食温阳利湿之品，如赤小豆、薏苡仁、山药、冬瓜、绿豆等，忌生冷刺激的食物。

3）温热蕴结者宜进食偏凉、滑利之品，如赤小豆、葫芦、黄花菜、莲藕、荸荠、西瓜、梨、柑橘等，多食新鲜蔬菜水果、果汁，忌食用肥甘厚味、辛辣刺激的食物。

4）脾肾阳虚者宜进食温补脾肾之品，如板栗、胡桃肉、大枣、南瓜、扁豆、山药、牛肉、羊肉、牛肝、羊肝、鸡、鱼等，可多用葱、姜、蒜、胡椒等调料。少食易产气的食物，如豆类、牛奶、番薯等。

（七）用药护理

利尿剂对一般腹水的疗效较好，但对恶性腹水疗效较差利尿剂的疗效可能与患者血浆肾素/醛固酮水平有关，血浆肾素/醛固酮水平高的患者利尿剂治疗可能有效。使用利尿剂治疗时，应监测血液中电解质的变化，及时发现水电解质平衡紊乱并给予纠正。长期使用利尿药的患者可进食钾含量高的食物，如香蕉、柑橘、橙子等。

（八）中医特色疗法

1．脐疗

（1）作用机制

脐疗是将中药研磨成粉状，调制后敷在患者的脐部，起到行气活血、疏通经络的功效，以调节脏腑功能的一种中药外治的方法。可用肉桂、熟附子、白术、莱菔子、大腹皮、陈皮、桔梗等中药，其中肉桂、附子、白术具有温阳补肾的功效，莱菔子、大腹皮可行气消胀，陈皮可疏肝行气，桔梗可宣肺行气，各中药协同作用可行气活血、调畅气机。

（2）操作方法

患者取平卧位，暴露脐部（神阙穴），将调制好的中药放置在特定脐贴的中央，将脐贴敷在脐窝正中，每次贴敷12h，每天1次。

（3）注意事项

如患者出现剧烈瘙痒、灼烧感或针刺样疼痛应立刻去掉脐贴，清洗脐部皮肤；年老体弱及严重心脏病患者用药量不宜过大；用药应谨慎，敷药时间不宜过久，且应在医生的指导下使用；脐部皮肤破损处禁用此法。

2．中药贴敷

（1）作用机制

中药贴敷是将药物直接贴敷在特定穴位，通过中药对特定穴位进行刺激，起到利水消肿、舒筋活络的功效，是一种内病外治的中药方法。通常将中药调制成药膏、药丸、药散等剂型。

（2）操作方法

将蓖麻子30～40粒，石蒜球根10个，捣烂后分别贴敷在双侧涌泉穴，隔天1次，每次10h。

（3）注意事项

贴敷药物过敏者、妊娠期妇女、阴虚火旺者、皮肤病患者及皮肤破损者禁用此法；对橡皮膏过敏者可换用其他方式固定。

3．中药灌肠

（1）作用机制

辨证使用中药汤剂进行中药灌肠，可刺激胃肠蠕动，软化粪便以便于排出体内，从而缓解腹胀情况，灌肠液中的中药可清热解毒、泻除毒浊，具有排气通便、降血氨的功效。

（2）操作方法

将大黄10g、山楂15g、茵陈30g、石菖蒲15g等加水煎取200mL。患者根据病变部位取左侧或右侧卧位，垫高臀部，取温度为39～41℃的中药液200mL倒入灌肠袋，排气后将肛管插入肛门15～20cm，缓慢注入中药，夹闭肛管后轻轻拔出，保留1h后排便，每天1次。

（3）注意事项

注意患者保暖及灌肠体位，保护患者隐私；排便失禁、严重腹泻、急腹症及消化道出血者不宜灌肠；女性月经期、妊娠期及产褥期慎用；对年老体弱者、儿童及心脏病、颅脑疾病患者须注意灌肠速度及压力，并随时观察病情。

4．中药热熨

（1）作用机制

用于热熨的中药热罨包是由吴茱萸、莱菔子、紫苏子、大腹皮、广木香等中药加粗盐组成，具有调和气血、温通经络、调节气机之功效。将加热好的中药热罨包置于病变部位或特定穴位上，热罨包的热蒸汽可使热熨部位毛细血管扩张，中药离子由此渗透至病痛所在部位，从而促进胃肠蠕动，改善胃肠功能。

（2）操作方法

将吴茱萸80g、莱菔子80g、紫苏子80g、介子80g、丁香30g加粗盐150g混匀后置入布袋中，在恒温箱中加热至40～50℃。将热罨包置于患者腹部，以患者感觉温热而不烫伤皮肤为宜，顺时针方向按摩5min后热熨脐部，每天1次，每次30min。

（3）注意事项

热熨前嘱患者排空大小便；热熨前后应查看腹部皮肤情况，预防烫伤，已发生烫伤患者立即停止热熨，并涂抹烫伤膏；操作时须注意患者保暖及保护患者隐私；布袋专人专用且使用后应进行终末消毒，以预防交叉感染。

第九节 腹泻

腹泻是指排便性状改变，排便次数增加，每次量大于300mL或24h内排出超过3次未成形的排便。腹泻常伴有衰弱、乏力、厌食、营养不良、脱水及免疫功能低下等症状。

中医学上将腹泻称为泄泻，《黄帝内经》以"泄"称之，汉唐时期以"下利"称之，唐宋以后才统称"泄泻"。泄泻是以大便次数增多，粪便稀薄，或泻如水样为特征的病症。外感风寒、湿热疫毒之邪等均可导致泄泻的发生。《黄帝内经》对泄泻的病因病机有较为详细的论述。《素问·生气通天论》说："因于露风，乃生寒热，是以春伤于风，邪气留连，乃为洞泄。"《素问·举痛论》曰："寒气客于小肠，小肠不得成聚，故后泻腹痛矣。"《素问·至真要大论》曰："诸呕吐酸，暴注下迫，皆属于热。"《素问·阴阳应象大论》曰："湿盛则濡泻。"这些均说明风、寒、热、湿都可引起泄泻。《素问·脏气法时论》中说："脾病者，……虚则腹满肠鸣，飧泄食不化。"《素问·脉要精微论》曰："胃脉实则胀，虚则泄。"《素问·宣明五气》曰："大肠小肠为泄。"这说明泄泻的病变与脾、胃、大肠、小肠相关。

肿瘤患者与疾病及治疗相关的腹泻发生率高达50%～80%，严重影响肿瘤患者的生活质量及治疗效果。临床护士应做好腹泻的评估工作并掌握腹泻的护理方法，以减轻患者不适、预防腹泻相关并发症的发生、保证治疗顺利进行、提高患者生活质量。

一、发生机制

（一）西医学发生机制

胃肠道对水、电解质分泌及吸收的动态平衡紊乱均有可能导致腹泻。腹泻发生的机制包括：①肠道内的分子不能大量吸收有渗透活性的溶质，使肠道渗透压增加；②肠道内水及电解质分泌过量；③肠道内炎症，炎性分泌物大量渗出；④肠道蠕动加速。

1. 肠道渗透压增加

小肠难以吸收糖类，糖分子不能被消化吸收则集聚在肠道内，肠道渗透压增加而发生腹泻。服用不能吸收的溶质，如聚乙二醇、甘露醇、乳果糖等泻药也会增加肠道渗透压。

2．肠道内水及电解质分泌过量

外源性及内源性促分泌物刺激黏膜使肠黏膜上皮细胞电解质分泌增加或吸收抑制。促分泌物包括：细菌肠毒素，主要见于急性腹泻；内源性促分泌物，如前列腺素等；内源性或外源性致泻物，如脂肪酸、泻药等。

3．肠道炎症致使炎性分泌物大量渗出

肠黏膜的完整性因组织炎症、溃疡等受到破坏，导致炎性分泌物大量渗出而发生腹泻。

4．肠道蠕动加速

肿瘤持续分泌大量胃泌素、5-HT、激肽类、组胺等生物活性因子及介质刺激肠蠕动，或是肠道内容物增加引起反射性肠蠕动，以致肠道内的水、电解质与肠黏膜接触时间缩短，影响肠道对水和电解质的吸收，而发生腹泻。

（二）中医学发生机制

泄泻的病变主要脏腑为脾胃，并涉及肝、肾、大肠与小肠。泄泻的病机为脾虚湿盛，使脾胃失于健运，脾虚又可生湿，两者互为因果。主要病因为感受外邪、饮食所伤、情志失调、病后体虚、禀赋不足等。

1．感受外邪

脾喜燥恶湿，外感湿邪或寒、暑、热之邪夹湿，易困阻脾土，使脾失运化，水谷混杂而下，导致泄泻。

2．饮食所伤

饮食不节，水湿内停；资食肥甘，湿热内蕴；多食生冷，寒邪伤中；误食不洁，损伤脾胃；这些因素均会使脾失健运，升降失调，精微混杂而下，导致泄泻。

3．情志不畅

恼怒伤肝，忧思气结，使脾运化失司，水谷不化，下趋肠道，导致泄泻。

4．脾胃虚弱

饮食失调，劳倦内伤，久病缠绵，使脾胃受损，运化失司，水谷混杂而下，导致泄泻。

5．肾阳虚衰

年老体弱，肾气不足，或因久病缠绵，肾阳受损，命门火衰，使脾失温煦，运化失常，水谷停滞混杂而下，导致泄泻。

二、发病原因

（一）疾病因素

肠道肿瘤如结直肠癌、胃肠道淋巴瘤、大肠腺瘤、胰腺癌等均可能导致腹泻。其中胃肠道胰腺、肺神经内分泌肿瘤和大肠癌是最常见的腹泻相关性肿瘤。

（二）手术

肠道肿瘤患者切除部分肠段后，引起肠道功能改变和肠黏膜吸收面积减少而发生腹泻。

（三）化疗

化疗药物如氟尿嘧啶、多柔比星、甲氨蝶呤、伊立替康的使用，会引起肠道黏膜的损伤而导致腹泻。化疗后的腹泻常发生在白细胞降低到最低点前，且与继发感染及败血症有关。

（四）放疗

放疗可造成肠道黏膜损伤，导致前列腺素释放及胆盐吸收不良，加快肠道蠕动而导致腹泻。放疗部位在腹腔、盆腔、下胸部及腰部脊柱的患者较可能发生腹泻。

（五）靶向治疗与免疫治疗

腹泻是靶向治疗的常见不良反应，腹泻与多种靶向药物有关，主要包括酪氨酸激酶抑制剂，也包括单克隆抗体和其他靶向药物，如厄洛替尼、吉非替尼、拉帕替尼、索拉非尼和舒尼替尼等。腹泻与免疫治疗也有关，免疫检查点抑制剂，如PD-1/PD-L1、CTLA-4、LAG-3等免疫药物的使用都会引起腹泻。

（六）激素治疗

激素药物是治疗多种肿瘤，如乳腺癌、前列腺癌和子宫内膜癌的常见药物。一些激素制剂，如促性腺激素释放激素激动剂、抗雄激素药物和抗雌激素药物与腹泻的发生相关，但发生率较低。

（七）感染

胃肠道感染是大多数腹泻的发生原因，最常见引起感染的微生物是沙门菌、念珠菌、志贺菌及病毒。

（八）其他

反复灌肠、长时间鼻胃管插入以及使用抗生素，尤其是青霉素（氨苄西林）、克林霉素和头孢菌素，都可能导致肠道菌群失调，引起腹泻。而通过鼻胃管、胃造口或空肠造口进行管饲的患者也可能发生腹泻，发生率为10%～60%。

三、分类

（一）按病程长短分类

可分为急性腹泻、慢性腹泻。

（二）按发病机制分类

可分为渗透性腹泻、分泌性腹泻、炎症性腹泻、动力性腹泻。

（三）按粪便性状分类

可分为水样泻、脂肪泻、炎症性腹泻。

四、分级与评估

（一）腹泻分级

（1）美国国家癌症研究所（National Cancer Institute，NCI）对腹泻的毒性分级标准如表2-12。

表2-12　NCI对腹泻的毒性分级标准

评级	0	1	2	3	4	5
症状	无	排便次数增加（＜4次/天）	排便次数增加（4～6次/天），排出物量中度增加，不影响日常生活	排便次数增加（≥7次/天）或大便失禁，需24h静脉补液，需住院治疗，排出物量重度增加，影响日常生活	危及生命（如血流动力学衰竭）	死亡

（2）WHO腹泻分级标准如表2-13。

表2-13　WHO腹泻分级标准

评级	0	I	II	III	IV
症状	无	有腹泻，暂时性（＜2天）	有腹泻，能耐受（＞2天）	腹泻不能耐受，需治疗	血性腹泻

（二）腹泻的评估

1. 身体检查

询问患者病史，需了解腹泻的诱因、病程、发作时间、排便次数、粪便性状等。

应注意患者的精神、营养状态，观察其有无水肿、脱水等。体格检查时应注意患者有无腹部包块、腹水、肝脾肿大等。必要时可进行直肠指检。

2．实验室检查

主要检测血常规、红细胞沉降率、肝肾功能、电解质等。常用的检测方法包括：粪便隐血试验，细胞镜检，涂片查肠道球菌与杆菌的比例，粪便培养鉴定致病菌，粪便中的病原微生物的免疫学检查。

3．其他评估方法

必要时可进行肠道、腹部影像学检查，包括CT、MRI、超声、内镜、X线等检查。

4．消化系统症状评估工具

（1）消化系统症状量表（chemotherapyrelated gastrointestinal tract symptom inventory，C-GITSI）

化疗患者消化道症状多以症状群的形式出现，患者可出现2个及以上症状，包括上消化道及下消化道症状。针对化疗患者消化道整体症状，何海燕等人于2011年编制了化疗消化道症状量表。C-GITSI由症状发生和症状影响2个维度组成。症状发生用于评估最近24h消化道症状的严重程度，包括10个消化道症状条目，10个症状条目分为2个因子：①饮食摄入因子，含食欲减退、CINV、味觉异常、反酸5个条目；②消化排泄因子，含胃胀及腹胀、胃痛及腹痛、口腔及咽喉干燥、便秘、腹泻5个条目。症状严重程度分为0~4级，分别是"没有""轻度""中度""较重""非常重"，这10个症状条目总评分为0~40分，0分表示没有消化道症状，分值越高表示消化道症状越重。症状影响用于评估最近24h消化道症状对患者生活的影响，包括4个症状影响条目。症状影响程度分为0~4级，分别是"无影响""有一点影响""有一些影响""有较大影响""有极大影响"，4个条目总评分为0~16分，0分表示对生活没有影响，分值越高表示症状对生活的影响越大。量表总的Cronbach' α系数是0.887，两维度Cronbach' α系数分别是0.832、0.914。

（2）肿瘤化疗消化道症状综合评分系统软件（C-GITSI评估软件）

肿瘤化疗消化道症状综合评分系统软件由邓本敏等人于2014年设计，该软件可通过网络系统让患者与医护人员实现全程、动态、量化、准确及快捷评估患者的化疗消化道症状，有效且系统地收集患者的疾病信息。该综合评分系统适合用于评估化疗消化道症状，在临床用药、严重不良反应预防、饮食指导和症状管理等方面，能为医护人员的临床决策提供真实、准确、动态及个性化的参考依据，更好地为患者制定个性化的干预措施，帮助减轻化疗患者的消化道症状，从而提高患者的生活质量。

五、护理

（一）起居调护

1．环境

应保持室内空气清新流通，温湿度适宜，便后要及时开窗通风。患者应注意四时气候变化，适当增减衣物，御寒保暖，避免外邪侵袭。

2．休息与活动

重症患者应卧床休息，注意腹部保暖，减少肠蠕动，轻症患者或慢性腹泻患者可进行适度运动，锻炼身体。

3．皮肤护理

严重腹泻、肛门灼痛、肛周皮肤破损或脱肛的患者，便后应用软纸擦拭肛门并用清水冲洗清洁，再用纸轻轻沾干，以保持肛周皮肤清洁、干燥。患者应穿棉质柔软的内衣裤，以减少对皮肤的摩擦刺激。可用马齿苋60g煎汤或1∶5000高锰酸钾溶液坐浴，也可便后使用香莲外洗液坐浴，必要时肛周皮肤涂氧化锌软膏。

（二）病情观察

1）应注意观察患者的大便次数及性质，如有异常及时留取标本送检。

2）应密切观察患者的腹泻情况，有严重腹泻须及时报告医生并考虑是否停止放疗和化疗。

3）应注意监测患者的血液生化结果，及时发现并纠正水电解质紊乱。

4）应注意观察患者是否有脱水，观察患者皮肤是否干燥，是否有眼球凹陷，是否有体位性低血压或低血压，并监测患者的脉搏次数、体质量下降程度及意识状况。

5）应密切观察，及时发现肠出血及肠穿孔。若患者合并感染，应及时进行大便常规及大便培养检查，控制肠道感染。

（三）情志护理

1．心理疏导

排便次数增多，会使患者产生一定的精神上的困扰，这时候需要对患者进行心理疏导以减轻其心理负担，使其能够以良好的心态配合治疗调护。对急性腹泻患者应多加劝慰，稳定患者情绪，平复其急躁的心情；对慢性腹泻患者应做好开导工作，鼓励患者树立战胜疾病的信心；对于肝气乘脾致泄泻的患者，要对其进行心理疏导，从起居、饮食和合理用药等方面控制病情发展，让患者认识到情绪对疾病的影响并保持心情舒畅、气机调畅，使脾胃功能得以逐渐恢复，促进身心健康。

2．音乐疗法

音乐对肿瘤患者缓解不愉快的情绪有积极的作用。音乐对听神经起作用，进而影响血液循环、肌肉运动和其他脏器的活动，使患者气血正常运行。

3．娱乐调节情志

脾胃气虚型、脾虚湿阻型的患者，可以观看戏剧，歌舞或唱歌，放松心情。肝郁气滞型、气滞血瘀型的患者，可以观看小品、相声等，使心情愉悦；气阴两虚、阴虚内热型的患者，可以练习书法、绘画，陶冶情操。

（四）膳食调理

腹泻患者宜进食少渣、低纤维素食物，宜进食营养丰富、柔软易消化的流质或半流质食物，以满足机体代谢的需要。要避免吃易产气的食物如豆类、牛奶、番薯等。应多饮水，每天饮水量最好大于3 000mL。严重腹泻的患者应禁食，可给予要素饮食或完全肠外补给。

1．寒湿泻

寒湿泻者宜进食温热、清淡之品，可食炒米粉、炒面，以燥湿止泻。食疗可用防风粥，用防风10g、藿香5g、白豆蔻3g、葱白3根、粳米100g熬粥食用。泄泻较重者，可服用藿香正气水或紫苏叶藿香水。中药汤剂宜热服。

2．湿热泻

湿热泻者宜进食清热、利湿之品，多饮水果汁或瓜果煎汤。食疗可用竹叶粥，用鲜竹叶40g、生石膏50g、荷蒂1个、扁豆13g、粳米100g加白糖少许熬粥食用。因泄泻导致口腔溃疡者，可用藿香或金银花甘草煎水漱口，预防感染。中药汤剂宜凉服。

3．伤食泻

严重泄泻者应控制饮食或禁食，待宿食泻净后可进食细软流质或半流质，少食多餐。食疗可用焦米粥，取白粳米100g、炒焦后加水熬粥，或用曲米粥，取神曲15g、粳米100g加水熬粥食用。可饮用酸梅汤、萝卜汤、麦芽汤等。中药汤剂宜温服，少量多次服用。

4．脾虚泻

脾虚泻者应饮食有节，定时定量，少食多餐，宜进食温热细软的食物，多食健脾补中之品，如山药、牛肉、羊肉、鸡肉、桂圆等，适当增加胡椒、姜葱等调味，以增加食欲，并能温中散寒，健脾补中。中药汤剂宜空腹服用。

（五）用药护理

1．对症用药

腹泻较轻时，可使用蒙脱石散、洛哌丁胺、肠道益生菌等，同时对症治疗，用口服补液盐预防及纠正脱水。洛哌丁胺可以减少急性和慢性腹泻的粪便重量、降低排便频率和预防粪便失禁。洛哌丁胺应以4mg的初始剂量开始，然后每4h或每次未形成排便后剂量增加2mg，每天不超过16mg。

2．抗感染用药

轻度至中度腹泻，并发低血压、发热、败血症、中性粒细胞减少、肛周脓肿或血性腹泻的患者，应遵医嘱使用抗生素，并监测血常规、电解质和粪便检查结果。

3．解痉止痛药

应用止泻药时应注意观察患者的排便情况，腹泻情况缓解后应及时停药。当使用解痉止痛药物如阿托品时，应注意观察有无出现药物的不良反应，如口干、心动过速、皮肤潮红、视力模糊等。

4．生长抑素类似物（奥曲肽）

如果发生严重或持续腹泻，应考虑使用生长抑素类似物奥曲肽，并在第一个48h内继续使用洛哌丁胺。奥曲肽具有多种止泻作用，包括：抑制胰岛素、胰高血糖素、血管活性肠肽和胃酸分泌的释放增加胃肠道对水，电解质和营养物质的吸收。

5．类固醇（布地奈德）

布地奈德是一种口服给药的局部活性类固醇，常用于炎症性肠道疾病患者的腹泻管理，也用于免疫疗法引起的腹泻。针对免疫治疗及结肠炎的患者，可在对症治疗的同时加口服布地奈德9mg，每天1次。

（六）中医特色疗法

1．针灸

（1）作用机制

结合脏腑及经络辨证，取穴于手足阳明经及足太阴经，配以足太阳经经穴，主穴用天枢、大肠俞、足三里、气海、关元、中脘。寒湿困脾加神阙、三阴交、阴陵泉；肠道湿热加合谷、下巨虚；食滞胃肠加中脘、建里；肝郁加期门、太冲；脾气亏虚加脾俞；肾阳亏虚加命门、关元。可以起到健脾和胃、调理气机、平调阴阳之功效，且有双向调节的作用。

（2）操作方法

遵医嘱选择穴位，局部皮肤用安尔碘常规消毒，取规格为0.3mm×40mm的一次性无菌毫针，先刺入穴位皮下，再提拉捻转行针，采用平补平泻法。询问患者有无得气感，得气后留针30min，每天1次。

（3）注意事项

应帮助患者选择合理体位，注意保暖；应严格遵循无菌要求操作，准确取穴，以正确手法进针；针灸部位皮肤有感染、瘢痕、溃疡者不宜针灸；有出血倾向、高度水肿者不宜进行针灸治疗。

2．艾灸

（1）作用机制

艾灸是利用燃烧艾条的温和热力和芳香的药气刺激皮肤穴位，通过经络传导，激发人体脏腑经络的功能，调整气血、调和阴阳、疏通经络、活血祛瘀，使周身气血流畅，逐邪外出的一种方法。艾灸足三里、上巨虚、关元、气海等穴能使胃痉挛趋于弛缓，使胃蠕动强者减弱、胃蠕动弱者增强。

（2）操作方法

艾灸多选腹部的任脉俞穴，常选神阙、气海、关元、天枢；辨证施灸，如脐中疼痛不舒灸神阙、脾虚乏力、声低懒言灸气海，五更泻灸关元，寒湿泄泻灸水分。取长约2cm的艾条，点燃后放入艾灸箱中，待温热后置于相应穴位上方，灸至皮肤微红发烫为宜，灸20～30min，每天1次。

（3）注意事项

1）施灸前告知患者排空膀胱，施灸时注意保暖。

2）对温度不敏感者艾灸时，应注意观察皮肤情况，以防烫伤。

3）艾灸前后观察皮肤情况，如出现小水疱，无须处理可自行吸收，若水疱较大，用无菌注射器抽出水疱内液体，覆盖无菌纱块，预防感染。

4）极度疲劳、空腹、过饱或对灸法恐惧者，应慎灸。

5）体弱者，刺激量不宜过强，以防晕灸。

3．穴位贴敷

（1）作用机制

中药贴敷是将药物直接贴敷在特定穴位，通过中药对特定穴位进行刺激，起到利水消肿、舒筋活络的功效，是一种内病中药外治的方法。

（2）操作方法

遵医嘱选定穴位，如天枢、大肠俞、上巨虚、三阴交、关元、中脘、足三里等。取白芥子、肉桂、延胡索、炮附片各1份，甘遂、细辛各0.5份，共研细末，用鲜姜汁调成稠膏状，做成1cm×1cm的小丸，敷在特定穴位上并固定。每隔10天贴敷1次，每次敷贴4～6h，连续贴敷3次。

（3）注意事项

贴敷药物过敏者、妊娠期妇女、阴虚火旺者、皮肤病患者及皮肤破损者禁用此法；对橡皮膏过敏者可换用其他方式固定。

4．脐疗

（1）作用机制

脐疗是将中药研磨成粉状，调制后敷在患者的脐部，以起到行气活血、疏通经络的功效，调节脏腑功能的一种中药外治法。常用药物为丁香、艾叶、木鳖子、肉桂、麝香、大蒜、吴茱萸、胡椒等，各中药协同作用可行气活血、调畅气机。

（2）操作方法

患者取平卧位，暴露脐部（神阙），将调制好的中药放置在特定脐贴的中央，将脐贴敷在神阙，每次贴敷10h，每天1次。

（3）注意事项

1）患者如出现剧烈瘙痒、灼烧感或针刺样疼痛应立刻去掉脐贴，清洗脐部皮肤。

2）年老体弱及严重心脏病患者用药量不宜过大。

3）药性剧烈或有毒的药物，用药应谨慎，服药时间不宜过久，且在医生的指导下治疗。

4）脐部皮肤破损处禁用此法。

5．肠涤清保留灌肠

（1）作用机制

保留灌肠制剂肠涤清具有清热解毒、止血生肌之功效，其中大黄、黄柏具有清热解毒、行气祛瘀之功效，白及、地榆有止血生肌的功效。

（2）操作方法

患者取左侧卧位，垫高臀部，取温度为39～41℃的肠涤清药液150mL倒入灌肠袋，排气后，将肛管插入肛门15～20cm，缓慢注入中药，夹闭肛管轻轻拔出，尽量保留1h后排便，每天1次。

（3）注意事项

1）注意保暖，保持灌肠体位，保护患者隐私。

2）排便失禁、严重腹泻、急腹症及消化道出血者不宜灌肠。

3）肛门、结直肠手术患者不宜进行保留灌肠。

4）女性月经期、妊娠期及产褥期慎用。

5）年老体弱者、儿童、心脏病患者及颅脑疾病患者，应注意灌肠速度及压力，并随时观察病情。

6．穴位埋线

（1）作用机制

穴位埋线具有腧穴留针特点及增强针刺效应的作用，有协调脏腑、疏通经络、调节气血、补虚泻实之功效。埋线所用的羊肠线在逐渐分解吸收过程中增加了对穴位的刺激时间，其由强到弱的刺激，先刚再柔，激发经气，逐渐平和，刚柔并济，对脏腑阴阳平衡起到整体调节作用。

（2）操作方法

选取脾俞、胃俞、大肠俞、天枢、上巨虚、阴陵泉，在无菌操作下将8～10mm泡软后的羊肠线从注射针头针尖穿入，不锈钢毫针从注射针头尾部穿入作为针芯，选取穴位后局部消毒皮肤，左手食指拇指绷紧或捏起穴位皮肤，右手持针，将注射针头刺入穴位后，右手持毫针不动，左手将针头稍上提有轻松感后，将针头及毫针一同拔出，使羊肠线留于穴位皮下，针孔处覆盖无菌纱块，并观察有无出血。

（3）注意事项

1）遵循无菌操作原则，埋线以后要保持穴位的干燥，埋线局部皮肤8h内不能沾水。

2）埋线后局部出现酸、麻、胀、痛的感觉是正常现象，是刺激穴位后针感得气的反应，体质较弱或局部经脉不通者更明显，一般持续时间为2～7天。

3）局部可能出现微肿、胀痛或青紫现象，是由于局部血液循环较慢，对线体的吸收过程相对延长所致，一般7～10天可缓解。

4）体型偏瘦者或局部脂肪较薄的部位，穴位较浅，埋线后可能出现小硬节，吸收较慢，一般1～3个月可吸收完全。

5）女性月经期、妊娠期尽量不埋线。

6）肺结核活动期、骨结核、严重心脏病、疤痕体质及有出血倾向的患者均不宜使用此法。

第十节 便秘

便秘是肿瘤患者常见症状之一，其发生率为23%～92%，便秘一旦发生，就会降低肿瘤患者的舒适度和生活质量，给患者带来心理压力，并增加医疗费用。长期以来，治疗便秘都是医护人员的关注重点。据国外对疗养院中肿瘤患者接受便秘活性药物治疗情况的研究，约70%～100%患者的便秘需要接受治疗。

中医认为，便秘是由多种原因导致大肠传导功能失常所引起，与肺、脾、胃、肝、肾等脏腑的功能失调有关，其中又与肺、脾关系最为密切。便秘的病性，可概括为寒、热、虚、实四个方面：燥热内结于肠胃者，属热秘；气机郁滞者，属实秘；气血阴阳亏虚者，为虚秘；阴寒积滞者，为冷秘或寒秘。四者之中，以虚实为纲，热秘、气秘、冷秘属实，阴阳气血不足的便秘属虚。而寒、热、虚、实之间，常又相互兼夹或相互转化。肿瘤患者便秘的病机特点是以虚为主，虚实夹杂，气、血、痰、瘀、虚兼夹为病。

一、发生机制

（一）西医学发生机制

排便是一个复杂的过程。食物进入到消化道，经过消化吸收后，剩余的不能被消化的食物残渣就会被输送到结肠。结肠吸收大部分水和电解质，并暂时贮存食物残渣，使之形成团状，成为粪便，最后将其输送到乙状结肠及直肠。粪便进入直肠后，刺激直肠壁内的感受器，引发排便反射，经盆神经和腹下神经传至脊髓腰骶髓段的初级排便中枢，同时上传至大脑皮质，产生便意和排便反射，通过盆神经传出冲动，使降结肠、乙状结肠和直肠收缩，肛门括约肌松弛，阴部神经冲动减少，肛门外括约肌舒张，使粪便排出体外。同时，腹肌和膈肌收缩，增加腹压，促进粪便排出。

从形成团到排便的各个环节，任一环节存在缺陷均可导致便秘。食物摄入过少，尤其是纤维素和水分摄入不足，可使肠内食糜通过肠道的速度减慢，水分吸收增加，导致粪便变硬、排便减少而便秘。各种原因引起的肠肌张力减低和运动减弱，或肠道受阻致肠内容物滞留而不能下排，或排便过程的神经及肌肉活动障碍（如排便反射减弱或消失、肛门括约肌痉、腹肌及隔肌收缩力减弱），均可导致便秘。

（二）中医学发生机制

便秘是由多种原因导致大肠传导功能失常所引起，与肺、脾、胃、肝、肾等脏腑的功能失调有关，其中又与肺、脾关系最为密切。对于肿瘤患者而言，便秘的主要病因病机如下。

1．肠胃积热

患者素体阳盛，过食醇酒厚味，过食辛辣，或热病之后余热留恋，或过服热药，均可致肠胃积热，耗伤津液，肠道干涩失润而致。

2．气机郁滞

忧愁思虑，或抑郁恼怒、肝郁气滞，或久坐少动、气机不畅，均可使腑气郁滞，通降失常。

3．气血阴津亏虚

劳倦、饮食内伤，或病后、产后以及年老体虚之人，可见气血两亏。气虚则大便传送无力，血虚则阴枯不能滋润大肠，甚至损及下焦精血，以致本元虚亏。真阴内损，则肠道失润而便行干槁，真阳亏损，则不能蒸化津液，温润肠道，两者都能使大便排出困难，秘结不通。

4．阴寒凝滞

阳虚体弱，或常食寒凉生冷、伐伤阳气，或年高体衰、真阳亏损，脾肾阳气虚弱，温煦无权，阴寒内结，糟粕不行，凝积肠道而便秘。

5．药物因素

化疗药多为苦寒之品，脾胃受损，运化失司，升降失常，出现便秘；阿片类药物性温燥，辛香走窜，导致气血运行紊乱，诸燥丛生，阻遏或扰乱人体阳气的运行，尤其是引起大、小肠气机不畅。二者均可导致便秘。

二、发病原因

（一）肿瘤本身的影响

1．肠道肿瘤

直肠癌、结肠癌最多见便秘，由于肠道本身病变或腔内阻塞，肠内容物通过受阻，以至于到达直肠的粪便很少，不能触发排便反射从而引起便秘。

2.肠外压迫

腹盆腔内体积较大的肿瘤、腹腔内转移淋巴结等可造成肠外压迫而引起便秘。

3.肿瘤浸润

肿瘤侵犯腰椎引起脊髓损伤或当肿瘤浸润腰骶丛神经致神经受损时，可致排便动力减弱，同时传导神经受损，便意冲动不能传至大脑产生排便反射，使大便滞留而引起便秘。

（二）肿瘤间接因素的影响

1.饮食因素

患者进食过少或饮食过于精细，纤维素含量不足，对肠道的刺激减少则易发生便秘。

2.卧床

病情重，长期卧床，慢性消耗、营养不良或衰老体弱等，尤其是晚期癌症患者卧床时间太久，进食、饮水相对减少，导致活动减少，肌肉萎缩或肌力减退，致肠蠕动减慢，亦是导致便秘的重要原因。

3.术后并发症

如肠粘连、瘢痕狭窄等因素均可导致便秘。

4.心理因素

恶性肿瘤加重自主神经功能紊乱，影响胃肠道的运动和内分泌功能，导致胃肠动力性疾病和功能紊乱；同时，消极心理也可影响食欲，患者进食减少，排便反射减弱，从而引起便秘。

5.代谢紊乱

如低血钾、高血钙等问题也可致便秘。

（三）与治疗有关的因素

1.阿片类止痛药

止痛药物的应用是引起肿瘤患者便秘的重要原因之一。阿片类药物在产生镇痛作用的同时，会使胃肠道的平滑肌痉挛，引起胃排空延迟，粪便在结肠停留时间过长，水分过度吸收，同时胃肠道腺体分泌减少，导致粪便硬结。再者，阿片类物质有很强的中枢抑制作用，使得排便反射不敏感，引起便秘。

2.具有自主神经毒性的化疗药物

最常见的导致便秘的化疗药物为长春碱类、鬼臼毒素类，这类药物对神经系统的毒性会引起便秘甚至导致麻痹性肠梗阻。

3. 中枢性止吐药的应用

化疗时为了预防和治疗恶心、呕吐而常规应用的5-HT$_3$受体拮抗剂等止吐药，可抑制胃肠蠕动导致便秘。

4. 其他药物

有些便秘患者长期过量服用泻药，引起肠道黏膜的损害、结肠平滑肌萎缩和神经损害，同时肠道对泻药的敏感性减弱，形成对泻药的依赖性和耐受性，最终导致严重的便秘。此外，某些药物如铋剂、制酸剂、抗抑郁药、抗胆碱能药等均可引起便秘。

三、分类

在便秘的病因中，可分为功能性便秘、功能性排便障碍、阿片引起的便秘和便秘型肠易激综合征。按照目前的病理生理学机制，可将功能性疾病所致的便秘分为慢传输型便秘、排便障碍型便秘、混合型便秘。

（一）按便秘的病因分类

1. 功能性便秘（functional constipation）

功能性便秘主要体现在便秘6个特征性症状，即排便费力、排干硬便、排便不尽感、排便时肛门直肠堵塞感、需要手法辅助排便和排便频率。

2. 功能性排便障碍（functional defecation disorders）

确诊功能性排便障碍需存在以下3项检查异常中的2项，以证实有特征性排出功能下降：①球囊逼出试验异常；②压力测定或肛周体表肌电图检查显示肛门直肠排便模式异常；③影像学检查显示直肠排空能力下降。

3. 阿片引起的便秘（opioid-induced constipation, OIC）

OIC是阿片引起的肠道病中最常见的一种，它实际上是阿片在胃肠道不良反应的表现，而不是真正意义上的功能性胃肠病。

4. 便秘型肠易激综合征（irritable bowel syndrome with constipation, IBS-C）

IBS-C表现为反复发作的腹痛，近3个月内平均发作至少每周1天，并伴有以下2项或2项以上：①与排便相关；②伴有排便频率的改变；③伴有粪便性状（外观）改变。

（二）按便秘的病理生理学机制分类

1. 慢传输型便秘（slow transit constipation, STC）

1）常有排便次数减少，少便意，粪质坚硬，因而排便困难。

2）肛直肠指检时无粪便或触及坚硬的粪便，而肛门外括约肌的缩肛和力排功能正常。

3）全胃肠或结肠通过时间延长。

4）缺乏出口梗阻型便秘的证据。

2. 排便障碍型便秘（defecatory disorder）

1）排便费力、有不尽感或下坠感，排便量少，可有便意或缺乏便意。

2）肛直肠指检时直肠内存有不少泥样粪便，用力时肛门外括约肌呈矛盾性收缩。

3）全胃肠或结肠通过时间正常。

4）肛门直肠测压时显示用力时肛门外括约肌呈矛盾性收缩等，或直肠壁的感觉阈值异常。

3. 混合型便秘（mixed constipation）

混合型便秘兼具以上慢传输型便秘和出口梗阻型便秘的特点。

四、分级与评估

（一）便秘的分级

便秘分为4个级别：0级为无便秘，1级为偶尔或间断便秘，2级为持续或规律应用缓泻剂，3级为便秘影响平时日常生活，需人工诱导排便，4级为便秘危及生命。

（二）便秘的评估：定性评估和定量评估。

1. 便秘的定性评估

1）功能性便秘诊断标准（罗马Ⅲ）是目前国际上公认的功能性便秘的诊断金标准。功能性便秘病程至少6个月，且近3个月内还需符合以下标准。①必须包括下列2项或2项以上：至少25%的排便感到费力；至少25%的排便为干球粪或硬粪；至少25%的排便不尽感；至少25%的排便有肛门直肠梗阻感或堵塞感；至少25%的排便需要手法辅助（如用手协助排便、盆底支持等）；每周排便少于3次。②不用泻药时很少出现稀便。③不符合肠易综合征的诊断标准。

2）阿片类药物相关便秘（OIC）：由Camileri等于2014年圆桌会议讨论制定了OIC诊断标准，①阿片类药物治疗1周以上；②肠蠕动减弱致每周自发排便少于3次；③排便费力、不尽感及便硬。

2. 便秘的定量评估

1）肠功能指数（bowe function index，BFI）是由Ducrotté等于2012年研制评估OIC

的量表。它由排便困难的难易程度、排便不尽感的程度及对便秘的总体评价3个条目组成；每个条目0~100分，评估近2周便秘状况，最终得分为3个条目的平均分；≥28.8分为便秘，>12分为便秘程度发生改变，分数越高，便秘越严重。

2）Bristol粪便性状评估（Bristol stool form scale，BSFS）是由Lewis等于1997年编制粪便性状的单纬量表。它包括7个条目：1分为分离的硬团，2分为团块状，3分为干裂的香肠便，4分为柔软的香肠便，5分为软的团块，6分为泥浆状，7分为水样便。分数越低，便秘越严重。

五、护理

（一）起居调护

1）应帮助患者充分正确认识导致便秘的因素。尤其是需要化疗，或吃阿片类止痛药的患者，应为其详细讲解药物用法、作用、常见不良反应等，让患者提前做好准备，消除精神紧张情绪。建议患者增加饮水量和体力活动量，帮助患者养成良好的排便习惯。

2）可引导患者早期适当进行运动。根据患者的情况，护理人员可为其制定体育锻炼计划。对于需要卧床的患者，可定期按摩腹部，促进胃肠蠕动速度增加，以利于大便排出。

3）引导患者每天定时排便，帮助患者形成良好的排便习惯，患者排便时可指导其选择最佳的姿势，并告知患者集中注意力。蹲便时可用双手按压腹部并做咳嗽动作，使腹部压力提高来促进大便排出。

4）为患者提供单独隐蔽的环境及充裕的排便时间。

5）协助行动不便的患者采取最佳的排便姿势，应合理地利用重力和腹压，最好采取坐姿或抬高床头。

（二）病情观察

1）应每天评估患者的便秘情况，尤其是在患者开始服用阿片类药物时。应每周评估患者生活质量。

2）若患者大便干结、排便费力、排便间隔时间超过2天，则应遵医嘱使用强效泻药（乳果糖）；如患者超过3天未解大便，则需检查患者是否有粪便干结，并遵医嘱予灌肠。

3）专人每周对出院后使用阿片类止痛药物患者进行电话随访，询问患者情况，针对患者存在的问题进行解答，指导患者完成自我调护并填写便秘生活质量评估量表。

4）定期进行效果评价、总结和反馈。

（三）情志护理

1）护理人员应与患者保持频繁的沟通交流，了解患者心理状态，并施以针对性的心理疏导，减轻其负面情绪。

2）具体结合肿瘤患者的原发病灶，通过中医辨证确定患者的主要病变脏腑系统，可选用宫、商、角、徵、羽五音中与之相对应的一音进行治疗改善情绪。

（四）膳食调理

便秘患者应摄入一定量的纤维素，减少高脂肪、高蛋白食物的摄入，必要时可补充膳食纤维制剂，但应注意大剂量的膳食纤维制剂可导致腹胀，可疑肠梗阻者应禁用。早期可为患者制定科学的饮食计划，以清淡、易消化食物为主，少食多餐，同时指导患者多饮水，每天饮水2 000～3 000mL。可对患者进行中医饮食护理。对气虚的患者，可以给予人参、党参、薏苡仁等；对于血虚的患者，可以给予当归、桂圆等；对于阳虚的患者，可以给予牛羊肉、杜仲；对于阴虚的患者，可以给予银耳、百合等。日常饮食指导患者少吃辛辣、热性较强的食物。推荐的缓解便秘的食疗配方如下：

1. 肠胃积热

1）生大黄4g，白糖适量。沸水冲泡，代茶频饮。

2）鲜空心菜200～250g，马蹄10个（去皮）。将鲜空心菜、马蹄煮汤，每天分2～3次服食。

3）番泻叶3～9g开水泡服，代茶随意饮用。

2. 气机郁滞

1）沙参佛手粥：取粳米50g，沙参、山药、莲子、佛手各20g，糖适量。将山药切成小片，与沙参、莲子一起泡透后，加入所有材料，放入砂锅中，加入适量清水，大火煮沸后，改用小火熬成粥。

2）甘麦大枣粥：取粳米200g，小麦50g，大枣10枚，甘草10g。将粳米淘洗干净，甘草、小麦、大枣洗净；先煎甘草，去渣，后入小麦及大枣，大火煮沸，加入粳米，煮沸后改用小火至熟即可。空腹食用，每天2次。

3）橘皮粥：取粳米100g，橘皮50g。将橘皮研成细末，粳米淘洗干净，放入锅内，加适量清水同煮，至粥将成时，加入橘皮末，再煮10min即可。

4）菊花鸡肝汤：取鸡肝100g，银耳15g，菊花10g，茉莉花24朵。将鸡肝洗净切薄片；银耳洗净撕成小片，用清水浸泡；菊花、茉莉花用温水洗净。锅中加适量清水，将水烧沸，先入料酒、姜汁、食盐，随即入鸡肝及银耳，烧沸，去浮沫，鸡肝熟后调味，再放入菊花、茉莉花稍沸即可。

5）金橘鲜姜杏仁饮：取金橘100g，杏仁50g，生姜5片，橙汁150mL，白糖适量。将生姜切片，将橙汁和白糖放入炒锅中，用中火煮至呈黏稠状，放入生姜片煮1min，放入金橘、杏仁煮2min，拌炒均匀即可。

3．阴寒积滞

葱汁牛奶：牛奶250g，蜂蜜100g，葱白100g。先将葱白洗净，捣烂取汁。牛奶与蜂蜜共煮，开锅下葱汁再煮即成。每天早晨空腹服用。

4．脾肺气虚

锁阳桑葚饮：锁阳、桑葚各15g，蜂蜜30g。将锁阳切片与桑椹水煎取汁，入蜂蜜搅匀，分2次服。

5．血液亏虚

1）菠菜粥：菠菜200g，粳米30g。先煮粳米粥，再入菠菜，沸即熟，随意食之。

2）松仁粥：松仁15g，粳米30g。先煮粥，后将松仁和水作糊状，入粥内，待2～3沸，空腹服用。

3）首乌粥：制首乌30～60g，先煎取浓汁，去药渣，再用首乌汁同大米50g、红枣5枚入砂锅加水熬粥，食用时加少许冰糖调味。

4）桃仁枳实饮：黑芝麻30g，桃仁15g（去皮），枳实3g，水煎服，每天1剂。

6．阴津不足

1）香蕉1～2个，冰糖适量。将香蕉去皮，加冰糖适量，隔水炖服，每天1～2次。

2）沙参老鸭汤：沙参、玉竹各50g，老雄鸭1只，调料适量。将鸭去毛及内脏，洗净，与沙参、玉竹同入砂锅内，加葱、姜、水、烧沸，文火焖煮1h，至鸭肉烂熟，加盐、味精随意食。

3）郁李仁粥：郁李仁15g，白米50g。将郁李仁捣烂，置水中搅匀，滤去渣取其汁，亦可将郁李仁加500mL水煎煮取汁，以药汁同淘洗净的白米煮粥，每天早晚温热服食。

4）芋头粥：芋头250g，大米50g，盐适量。将芋头去皮切块与大米加水煮粥，用油、盐调味服食。

（五）用药护理

1．微生态制剂

微生态制剂可调节肠道菌群，同时可产生有机酸促进肠蠕动，抑制腐败菌生长，防治肠麻痹。常用药物有双歧杆菌嗜酸乳杆菌肠球菌三联活菌（培菲康）、地衣芽孢杆菌活菌（整肠生）等。

2．促胃肠动力药

促胃肠动力药包括甲氧氯普胺（胃复安）、多潘立酮（吗丁啉）、西沙必利、莫沙必利等。其中西沙必利为非选择性5-HT$_4$受体激动剂，通过兴奋胃肠道胆碱能中间神经元及肌间神经丛的5-HT$_4$受体，促进Ach的释放，发挥促胃肠动力作用。目前最新的胃肠动力药为替加色罗和伊托必利，分别为5-HT$_4$受体部分激动剂和多巴胺受体阻滞剂。

3．泻药

（1）润肠性泻药

润肠性泻药包括蜂蜜、食用油、多库酯类药物，以及液状石蜡、开塞露、甘油灌肠剂等外用肛门栓剂。这类泻药能润滑肠壁、软化大便，使粪便易于排出。

（2）容积性泻药

这类泻药主要通过吸水后增加大便容积并提高肠内渗透压来导泻，包括欧车前、硫酸镁、硫酸钠（芒硝）、甲基纤维素和麦麸等。

（3）刺激性泻药

这类泻药直接刺激肠壁，使肠蠕动加强，从而促进粪便排出。其中，蒽醌类包括大黄、番泻叶、芦荟等，双苯甲烷类则有酚酞、果导、蓖麻油等。长期应用此类泻药可导致水样腹泻、腹痛、水电解质紊乱、变态反应和肝毒性反应、结肠黑变病，临床上大多限用或禁用。

（4）渗透性泻药

这类泻药利用大分子物质在肠道内形成高渗环境，吸收大量水分使大便容积增加，从而促进排便，包括聚乙二醇（PEG）、乳果糖、山梨醇、甘露醇等。

4．灌肠

可用温肥皂水灌肠，促进粪便排出。

（六）中医特色疗法

遵医嘱选择适宜的中医特色疗法，可以缓解及治疗肿瘤患者的便秘，这类疗法包括腹部按摩疗法、穴位按摩疗法、耳穴贴压疗法、中药穴位贴敷疗法、中药灌肠疗法和针刺疗法。

1．腹部按摩疗法

（1）作用机制

腹部按摩是通过按摩刺激，反射性地调节胃肠自主神经功能，使胃肠道副交感神经兴奋性增强、胃肠蠕动加快、腺体分泌增多并使肠道润滑，促进粪便由结肠向直肠运动，并刺激直肠产生排空冲动而达到通便目的。

（2）操作方法

从顺时针方向进行按摩，按摩到患者下腹部的时候可以加大按摩的力度，直到患者的腹部感到温热，即可刺激患者的胃肠进行蠕动，促进排便。

（3）注意事项

1）按摩者双手的温度，不能过低，以免患者的腹部受凉。

2）在进行按摩前，告知患者排空膀胱。

3）指导患者取仰卧位，进行按摩。

4）按摩的最佳时间在晚上睡觉之前或者是早上起床的时候，一天按摩2次为宜，持续按摩2个星期。

2．穴位按摩疗法

（1）作用机制

中医认为便秘的患者多为气秘和虚秘。气秘患者多见于初次治疗，由于恐惧忧虑、情志不舒或久卧不动，每致气机郁滞，不能宣达，肠腑通降失常，传导失职，糟粕内停不得下行，故而大便秘结，辨证属情志失和，脾胃气机郁滞，肠腑传导失司，虚秘常见于素体亏虚，病程较长，且反复化疗者，病势较缠绵，病机为气血两亏，气虚则大肠传导无力，血虚则津枯不能润肠。中脘、关元为任脉经穴，任脉循行于腹部正中，贯穿上、中、下三焦，联系胸、腹诸脏腑，按摩能使经络疏通，气血疏畅，调理胃肠功能。天枢为足阳明胃经穴，按摩可祛湿健脾、理气调肠。上巨虚是大肠经的下合穴，中医认为"合治内腑"，长于清热利湿、通腑化滞、调理胃肠。

（2）操作方法

1）操作者两手叠放在一起，按顺时针方向按摩，顺序为右侧天枢—中脘—左侧天枢—关元，以患者产生胀感为宜，反复按摩36次。

2）用一指禅法在中脘穴、天枢穴、关元穴治疗每穴36次。

3）重复第一步骤按摩，实秘者采用泻法，按顺时针方向按摩。虚秘者采用平补平泻法，先顺时针按摩5min，再逆时针按摩5min。

4）最后指压双脚上巨虚穴各36次。

（3）注意事项

1）手法要求：按摩手法得当，点揉结合，节奏由慢到快，力度由弱到强，取穴位置准确。

2）加强心理护理，即按摩时通过运用正确的心理语言与患者交谈并解释病情，调动其积极因素。

3）按摩时帮助患者在床上放松全身，引导患者的意念集中在护理人员所按的穴位上，同时护理人员还要注意患者腹部的保暖，按摩时要先搓热自己的掌心后再为患者按摩。

4）在按摩治疗疗程中要及时观察按摩后患者的排便情况并认真做好记录，记录主要包括大便的颜色、形状、量、排便的次数及患者肠蠕动情况，同时每次排便后做好患者会阴护理。

3. 耳穴贴压疗法

（1）作用机制

人体的任何一个部位，在耳郭上都有相应的点。通过针刺或其他手段刺激耳郭相应穴位，可以达到防治疾病的目的。便秘病位在大肠，其病机特点为大肠传导失常、气机不畅、糟粕内停，与脾胃、肝、肺等脏腑功能失调息息相关。脾失健运，胃失和降，肝失疏泄，肺气不降均可造成肠道传导功能失常、气机不畅而成便秘之由。耳部取穴：便秘点、三焦、腹、脾、胃、肝、肺、大肠、皮质下。取脾、三焦两穴可化气输精，促进运化之功能；取胃穴可降逆和胃；取肝穴可疏泄调畅气机；肺与大肠相表里，取肺穴可增加大肠疏导糟粕功能；取大肠、腹两穴，可增加肠蠕动，疏脏腑、顺气导滞；取便秘点、皮质下两穴可促进大肠蠕动。刺激以上耳穴即可调整相关脏腑功能，顺气导滞从而预防便秘。耳朵又是迷走神经在体表唯一的分支。实验表明刺激迷走神经可增加消化道平滑肌内环—磷酸鸟苷浓度，并促进细胞内微粒体释放出钙离子，从而增强消化道平滑肌的收缩。

（2）操作方法

1）取穴：便秘点、三焦、腹、脾、胃、肝、肺、大肠、皮质下。

2）操作方法：首先取一侧耳郭，用压痛棒寻找阳性反应点，然后用75%酒精棉球消毒耳郭，左手固定耳郭，右手持钳将粘有王不留行籽的小胶布贴在耳穴上，以示指、拇指将贴压在穴位上的穴丸垂直相压至患者耳郭发热、发胀、具触电感和放射感为度。

3）持续按压20s，间隔数秒后重复1次，每个穴位1次按压5回，每天按压5次，每天只贴压一侧耳郭，隔天贴压另一侧并热敷前1天所贴压过的耳郭，以舒缓因贴压所致的胀痛、麻木等不适。

（3）注意事项

1）贴压耳穴应注意防水，以免脱落。

2）夏天易出汗，贴压耳穴不宜过多，时间不宜过长，以防胶布潮湿致皮肤感染。

3）如对胶布过敏者，可用粘合纸代之。

4）耳郭皮肤有炎症或冻伤者不宜采用。

5）对过度饥饿、疲劳、精神高度紧张、年老体弱的患者按压宜轻，急性疼痛性病症则宜重手法、强刺激。

4．中药穴位贴敷疗法

（1）作用机制

中药穴位贴敷则属中医内病外治法，贴敷时药物经皮肤孔窍吸收，通过经络达脏腑而起作用。中药穴位贴敷药膏为生大黄、厚朴、枳实、芒硝、党参、冰片按照1∶2∶1∶1∶1∶1制成，其方义在大承气通腑导滞，同时加党参补气、冰片促透。脐为任脉要穴神阙之所在，为冲、任、督三脉汇集之所，故为经络之总枢，通理人体诸经百脉，联系五脏六腑，具有培元固本、和胃理肠的功效。诸药通过神阙穴疏通三焦气机，使药直入阳明大肠，荡涤导下秘结粪便以通便、除满。

（2）操作方法

穴位贴敷制备方法：生大黄、厚朴、枳实、芒硝、党参、冰片按照1∶2∶1∶1∶1∶1配伍，生大黄、厚朴、枳实、党参共同煎煮提取浸膏加入芒硝、冰片、赋形剂制成外用穴贴（由中国中医科学院中药研究所统一配制，2g/贴）。贴敷方法：取1贴制备好的穴位贴根据外用贴敷操作规范（SOP）为患者贴于肚脐（神阙穴）上，每天8h，连敷21天。

（3）注意事项

1）在治疗过程中，应注意观察患者皮肤状况，如出现皮肤过敏，须立即停止治疗，并对症处理。

2）暴露贴敷部位时，注意避免受凉。

3）敷贴过程中应保持治疗部位的皮肤清洁、干燥，并避开有皮肤损伤、破溃和炎症的部位，同时避开骨突部位。

4）贴敷时间：根据患者的皮肤情况、耐受能力和药物刺激性大小调整每次贴敷时间，夏季4~6h，冬季6~8h。

5. 中药灌肠疗法

（1）作用机制

大承气汤来自《伤寒论》，为阳明腑实重症而设。此方剂中大黄为君药，有通便泄热、洗肠涤胃、推陈出新之功效；芒硝为臣药，可助大黄通便泄热、软坚润燥；厚朴、枳实有消痞除满、苦辛通降、散结行气之功效，可增强大黄、芒硝之功效。现代药理学研究已经证实大承气汤具有如下药理作用：①减轻因毛细血管渗出而引起的肠道水肿，显著增强胃肠蠕动功能，增加肠容积，减少肠内容物堆积，避免肠套叠；②增加胃肠局部血流量，改善动脉血氧分压，减轻应激反应，促进胃动素、肠肽、P物质的释放，兴奋肠道平滑肌细胞，促进胃肠功能恢复；③改善肠道通透性，有效防治肠道菌群异位，促进淋巴细胞增生，抑制炎症因子的释放，抗炎抑菌，减轻全身炎症反应综合征。

（2）操作方法

用量如下：大黄10g，厚朴24g，枳实12g，芒硝9g。水煎，取药液400mL，使300mL于温度30~37℃时高位灌肠，余100mL保留灌肠。灌肠时患者保持左侧卧位，垫高臀部，润滑肛门，插入肛滴管约20cm后取胶带将肛滴管固定于肛门周围，调节滴速使药液于20min内滴完，灌肠完毕后患者平卧位休息1h左右，每天灌肠2次，持续1周。

（3）注意事项

1）注意灌肠的体位以及肛管插入的深度，灌肠前让患者排空大便。

2）药液温度应保持在30~37℃，过低可使肠蠕动加强，腹痛加剧，过高则会引起肠黏膜烫伤或肠管扩张，使患者产生强烈便意，致使药液在肠道内停留时间短、吸收少、效果差。

6. 针刺疗法

（1）作用机制

针刺疗法可疏通经络、调养脏腑、补益气血、纠正失衡，起到润肠通便的作用，改善排便困难。中医认为便秘的病位在大肠，若大肠气机失调，津液不足，则传导失常，腑气不通，而形成便秘。故取足阳明胃经的天枢和足太阳膀胱经的大肠俞，再加下合穴上巨虚，"合治内腑"三穴共用，更能通调大肠腑气。配穴为支沟和照海，支沟通三焦气机，三焦气顺则腑气通，照海养阴以增液行舟。腑气通则传导功能自可复常，结肠蠕动障碍得到改善，则便秘能够得到有效治疗。

（2）操作方法

选穴为天枢、大肠俞、上巨虚、支沟、照海，每天1次，10次为1个疗程。

（3）注意事项

1）正确掌握的针刺角度、方向和深度，可增强针感，提高疗效。

2）患者选择适当的针刺体位，有利于正确取穴和施术，还可防止晕针、滞针和弯针。

3）年老体弱、精神紧张的患者宜采取卧位，不宜采用坐位。

4）选择适合的针具，根据患者的体型胖瘦、病情轻重、体质强弱和所取穴位所在的具体部位选择长短、粗细适宜的针具。

5）局部皮肤有感染、溃疡、瘢痕、肿瘤及有出血倾向者、高度水肿者，不宜进行针刺。

第十一节 手足综合征

手足综合征（hand-foot syndrome，HFS）又称掌跖红斑综合征（palmer-planter erythrodysesthesia syndrome，PPES），是一种出现在手掌和足底的红斑性皮肤损害，主要由细胞毒性化疗药物引起。研究显示，由卡培他滨引起的手足综合征的发生率为50%~60%，多柔比星脂质体引起手足综合征的概率则为40%~50%。随着靶向药物的广泛使用，手足综合征的发病率开始上升，其中索拉菲尼、瑞格菲尼、舒尼替尼、西地替尼是最常见的引起手足综合征的药物。手足综合征多发生在用药后的3天至10个月，主要临床表现为手足麻木，感觉迟钝、异常（如针刺感和烧灼感），无痛性或疼痛性的红斑肿胀，干燥，脱屑。严重者可出现溃疡、水疱、脱皮、出血和剧烈疼痛，并伴有行走及抓物困难，影响日常工作生活。

在中医术语中，没有手足综合征的概念，但是结合其症状表现，该病与中医的痹证较为相似。《黄帝内经》中对痹证的病因病机的演变有记载。《素问·痹论》曰："风寒湿三气杂至，合而为痹。"可见痹症的病机与风、寒、湿等外邪入侵机体有关。《金匮要略·中风历节脉证并治》提出用桂枝芍药知母汤合乌头治痹证。《丹溪心法》将痹证称为"痛风"，提出上下肢分开用药。

手足综合征对患者生活质量的影响与其发生的严重程度有关，严重者可导致患者丧失生活自理能力。手足综合征虽不会危及患者生命，但严重影响患者生活质量，甚则影响抗肿瘤治疗的继续进行。

一、发生机制

（一）西医学发生机制

手足综合征的发病机制至今尚未完全阐明，某些学者认为是化疗药物泄漏到血管外损害组织所致，而患者因为日常活动增加了手足的摩擦导致症状更易在手足发生。

有观点认为角质层细胞能够刺激胸苷磷酸化酶产生，而这种酶能够增加化疗药物代谢物，因而使手足综合征的发生率提高。另一种观点认为化疗药物是通过外分泌腺进行排泄的，而手和足拥有丰富的外分泌腺，故导致手足综合征的发生。此外，还有学者认为，手部和足部的血管相对较为丰富，局部的温度相对较高使此种症状加重。

从组织病理学、危险因素和临床表现来看，有两个主要的理论可解释此类症状：药物的直接毒性作用，以及药物引起和改变的机体反应。从其他的解剖和生理因素来看，手足综合征主要发生在肢端的皮肤，其特点为表皮快速分裂、毛囊或皮脂腺缺失和真皮乳头状突起，日常生活中高度的压力作用于手掌和足底，还会造成毛细血管破裂，这些机制使细胞毒性物质更容易从血管渗透到肢端的皮肤。手足综合征的病理表现为非特异性的，包括皮肤水肿、基底细胞层空泡变性、角质细胞凋亡及皮肤血管周围淋巴细胞浸润。

临床上，肿瘤患者使用抗肿瘤药物治疗可引起手足综合征的发生，常见的药物有卡培他滨、5-氟尿嘧啶、阿糖胞苷、多柔比星脂质体和激酶抑制剂（如阿帕替尼）等。

（二）中医学发生机制

结合手足综合征的症状表现，该病与中医的痹证较为相似，痹证多由风、寒、湿等外邪入侵机体，导致气血亏虚，经络痹阻，形成痹证。

1. 风寒湿邪侵袭

居处潮湿、涉水、冒雨、气候剧变、冷热交替等原因导致风、寒、湿等外邪侵袭人体，注于经络，使气血痹阻而导致痹证。

2．感受热邪、郁久化热

风热之邪与湿邪相并合而为患，或素体阳盛者内有蕴热，或阴虚阳亢者感受外邪易从热化，或风湿寒痹日久不愈，邪滞留于经络关节处，郁久化热，均可致皮肤关节红肿热痛而导致痹证。

3．药物所致

治疗不当或久服祛风燥湿、散寒清热之剂，伤津耗血，致痰瘀相结、痹阻经络、筋骨失荣而导致痹证。

二、分级与评估

（一）手足综合征的分级

国际上对手足综合征有多种分级方法，但较常用的为美国国立癌症研究所（NCI）分级标准（表2-14）、世界卫生组织（WHO）分级标准（表2-15）和加拿大国立癌症研究院（CTG）的常见毒性反应分级标准（表2-16）。

表2-14　NCI手足综合征分级标准

分级	症状
一级	轻微皮肤改变或皮炎（红斑、脱屑）伴感觉异常（麻木感、针刺感、烧灼感），但不影响日常生活
二级	如前皮肤改变有疼痛，轻度影响日常活动，皮肤表面完整
三级	溃疡性皮炎或皮肤改变，伴剧烈疼痛，严重影响日常生活，明显组织破坏（脱屑、水疱、水肿、出血）

表2-15　WHO手足综合征分级标准

分级	症状
一级	手和足感觉迟钝、感觉异常或刺痛感
二级	持物和走路时的不舒适、无痛肿胀或红斑
三级	疼痛的红斑、水肿的手掌和足底，甲周的红斑和肿胀
四级	脱皮、溃烂、起疱及剧烈的疼痛

表2-16　CTG手足综合征分级标准

分级	症状
一级	不痛，红斑或肿胀、麻木、感觉迟钝、感觉异常和麻刺感，不影响日常生活
二级	疼痛，红斑伴肿胀，水疱或溃疡直径＜2cm，影响日常生活
三级	严重疼痛，皮肤潮湿、脱屑、水疱、溃疡，严重影响日常生活
四级	病变弥散或局部进展引起感染并发症，卧床或住院

（二）手足综合征的评估

1. 询问患者病史

应询问患者使用抗肿瘤药物的种类、剂量、时间、疗程等。及时评估患者皮肤受损程度及范围。

2. 体格查体

检查患者手、足部位的皮肤，评估患者手足皮肤的临床表现所处阶段。手足皮肤反应临床上会经历以下三个阶段。

1）炎症阶段：表现为对称性感觉异常、脱屑、皮肤色素沉着、水肿和不典型的手足皮肤分布，伴有疼痛。

2）角化阶段：特点就是局部皮肤过度角化，尤其发生在经常受压的地方，如足底、足跟及第一跖趾关节处。经常摩擦处也会有过度角化，如指端、指间潮湿处、足的外侧。

3）恢复阶段：药物中断或减量后1～2周，皮损处会逐渐恢复。

3. 评估工具

全面、准确地评估患者手足皮肤情况及其所造成的影响是进行治疗及个体化护理的基础，对医护人员的评估患者病情及制定针对性护理措施有重大意义。

（1）皮肤病生活质量量表（DLQI）

DLQI是一个专门用于皮肤疾病的生活治疗量表，该量表由Finlay和Khan于1994年制定，DLQI包括10个问题，包括患者皮肤病症状、感觉、日常生活活动、工作、休闲、学习及人际关系，每一个问题有四个程度，包括一点都不、一些、很多及非常，计分从0分到3分，总分30分。中国学者王晓玲等于2004年对量表进行信效分析，结果显示其具有较高的信度及效度。此外，这个量表还有一个青少年版本，青少年皮肤病生活质量量表（CDLQI）适用于16岁以下皮肤疾病患者的评价，量表的条目没有变，只是在形式与结构上进行了调整，加入了彩色卡通等元素，使少年和儿童更容易理解，使用更方便。

（2）Skindex量表

Skindex量表是一种评价皮肤疾病患者生活质量的量表，于1996年由Chren MM等在DLQI及一些生活质量量表的基础上开发。最初Skindex量表有61个条目，为了在临床中的使用更加便捷、敏感，发展成为Skindex-29量表。Skindex-29量表共有29个条目，包含皮肤症状、情绪、功能影响这三大部分。后来又在Skindex-29量表的基础上开发出

Skindex-16量表，条目更加精简，更便于长时间随访。这两个版本在世界范围内被广泛使用，目前这两个版本均有汉化版。

（3）HFS-14量表

HFS-14量表是一个专门针对传统化疗引起的手足综合征的评价量表，它使评价化疗性皮肤毒性反应更加准确、方便。该量表的研究团队包括肿瘤科医生、皮肤病科医生、全科医生及健康专家，这些人都对手足综合征有所认识并在临床中诊治过手足综合征。研究者结合文献检索整理形成本量表初步的条目，再将这些条目分成三大部分，包括足部症状、手部症状及社会影响。该量表共包括14个条目，1～8条目描述足部症状，3、5～11条目描述手部症状，其中重叠的3、5～8条目同时描述手足症状，12～14条目则描述了手足综合征带来的社会影响。该量表具有较好的内部一致性，Cronbach's α系数＞0.9，其分值与NCI分级显著相关，表明其可以较好地评估严重程度。目前这个版本有日文版，但还没有中文汉化版。

（4）HF-QoL量表

HF-QoL量表是用于评估多激酶抑制剂引起手足皮肤不良反应的量表，具有针对性。该量表共包括38个条目，分两大部分。一部分是症状量表，有20个条目，分手和足，各10个条目，这10个条目内容基本相同，只是评估的部位不同。另一部分是日常生活质量量表，共包括18个条目。该量表是在回顾既往相关量表包括skindex、DLQI等量表的基础上，经过规范的量表制作流程形成。HF-QoL量表研究对象是使用索拉菲尼或联合卡培他滨的患者，量表遵循国际量表研制流程，参与量表研制的包括对疾病有很深了解的患者及各领域专家，故该量表具有较好的可靠性及可信度证据。该量表的症状量表和生活质量量表都与NCI分级一致，保证了量表的临床有效性。

（5）手足皮肤反应和口腔黏膜评估量表（HAMSIQ）

HAMSIQ是继HF-QoL之后出现的又一手足皮肤反应相关量表，用于评估多激酶抑制剂引起手足皮肤反应。量表共包括14个问题，除了评价手足反应外，还评价了口腔及咽喉黏膜的症状，包括吞咽、喝水、吃东西及说话。

三、护理

（一）起居调护

1．环境

应保持室内空气清新流通，温湿度适宜，便后应及时开窗通风。患者应注意四时气候变化，适当增减衣物，御寒保暖，避免外邪侵袭。

2．皮肤

在日常生活中，患者应避免局部受压与摩擦、避免接触高温物品及凉水并避免在阳光下暴晒。坐下或躺下时应将手足放在较高的位置，以促进肢体静脉回流。严重手足综合征的患者，应卧床休息，将手足垫起，选择舒适体位，以减轻疼痛。长期卧床者，应注意更换体位，加强皮肤护理，预防压疮，并使关节保持在功能位。

3．运动

疼痛缓解后，可协助患者进行功能锻炼，如练太极拳、八段锦、气功等。

（二）局部护理

1）使用已知有皮肤过敏反应的化疗药物前，应先遵医嘱预防性使用抗过敏药物。

2）加强病情观察，发现皮肤毒性时应及时报告医生，必要时可停止化疗。可遵医嘱使用维生素A和维生素B_6预防皮肤感觉异常或皮肤角化。

3）若皮肤瘙痒，可遵医嘱使用炉甘石洗剂等刺激性较小的药物，减轻瘙痒症状，不可随意使用止痒药物。必要时可使用糖皮质激素或其他抗过敏药物治疗，若发生继发感染可使用抗生素治疗。

4）应指导患者保持局部皮肤的清洁和完整性。手部和足部应保持清洁，避免发生感染，勿搔抓、自行挤破水疱或撕去皮肤脱屑。手足应避开过冷或过热的温度、压力和摩擦，如果温度适合，应尽可能地将皮肤暴露在空气中，忌阳光直射，防止局部皮肤温度过高。患者在做菜、洗碗时要戴橡胶手套，皮肤有水时应用手拍而不能用毛巾用力地擦。

5）指导患者减少局部皮肤摩擦及受压，保持局部皮肤湿润。可用温水或1%～3%硫酸镁溶液浸泡患处，浸泡后涂尿素软膏或润肤乳液，应特别注意皮肤皱褶处，在夜间可穿棉袜或戴手套来尽量减少摩擦及受压。容易手足出汗的患者手套、鞋袜不宜过紧，避免手掌和足底皮肤的受压和摩擦，降低对皮肤的机械性损伤。可垫上柔软舒适的鞋垫，以保护足底皮肤。平时应避免剧烈运动及用力动作。

（三）病情观察

1．全身评估

全身评估包括：①患者年龄、生命体征和营养状况。②患者使用化疗药物或靶向药物的种类和剂量，化疗药物的使用可能导致骨髓抑制，使炎症细胞和血小板数量降低、相关生长因子不足，导致皮损部位愈合不良。③患者是否患有代谢性基础疾病，有无糖尿病或肾衰竭。④免疫状态情况，白细胞与蛋白质是否低下。⑤需要清创的患者应特别注意其白细胞及凝血功能。⑥患者的心理状态及社会支持系统。

2．局部评估

局部评估包括：①局部是否存在感觉异常、麻木、感觉迟钝等情况。②皮损的部位，分级，大小，有无水疱、溃疡，有无渗液及渗液颜色、量、气味，皮损边缘及周围皮肤有无红肿，局部温度，疼痛程度等。应连续动态评估手足及全身皮肤情况。

（四）情志护理

1）护理人员及时与患者沟通，了解患者的心理需求。患者往往会反复询问病情、治疗方案及预后等问题，护理人员应耐心解答，听取患者对治疗的反馈和要求，病情解释要恰当，消除患者的顾虑。

2）手足综合征病程较长，缠绵反复，不易治愈，患者往往会产生忧虑、悲观等情绪，护理人员应做好开导工作。注意调节情志，稳定患者情绪，平复其急躁的心情。使患者保持乐观的情绪，鼓励其树立战胜疾病的信心。

（五）膳食调理

饮食应以高热量、高蛋白、高维生素、易消化的食物为主，痹证急性期若伴有发热，饮食则应以清淡为主，久病偏虚时可适当滋补。忌辛辣刺激、生冷、肥甘厚味等食物，指导患者多喝水，每天饮水量应大于2 500mL。若仅以局部症状为主，不伴发热，无脾胃症状者，饮食无须多加限制。

1．风寒湿痹

宜进食温性食物，忌生冷。宜多吃羊肉、猪肉、排骨、蛋类、西红柿、豆豉、蚕蛹等，可多使用姜、椒等温热性调料，以助散寒。可酌量饮用药酒，如五加皮酒、桂心酒、木瓜酒等，以通筋活络。宜进食除湿通络、祛风散寒之品，如薏苡仁、鲫鱼、扁豆、蚕豆、赤小豆。中药汤剂宜饭前饮用，并注意观察服药后反应。

2．风湿热痹

宜进食清热疏利之品，多食新鲜水果，多饮用清凉饮料，忌辛辣刺激的食物，宜多食冬瓜、莲藕、丝瓜、苋菜、绿豆、西瓜、香蕉等。中药汤剂宜饭前偏凉服用，服用后宜卧床休息，减少活动，并注意观察服药后反应。

（六）用药护理

患者服用祛风利湿药或抗风湿药（如水杨酸制剂）时，应注意观察是否有药物不良反应如恶心、呕吐、胃痛、胃出血、厌食等症状。指导患者饭后服用药物，或与牛奶同服，以缓解胃部症状。中药汤剂宜饭前温服、热服，并注意观察服药后的反应。应用川乌、附子、草乌等有毒性中药时，应告知患者和家属正确的煎药方法，服药后应加强巡视，严密观察是否出现药物的毒性反应如呼吸困难、血压下降、头晕心悸、唇舌发麻等症状，如果发生毒性反应，应立即停药，并配合医生进行抢救。

（七）中医特色疗法

1．中药涂擦法

（1）作用机制

复方蛇脂软膏的成分包括：蛇脂、冰片、人参、珍珠、维生素A、维生素D、硼酸等，具有养阴润燥、愈裂敛疮之功效。消炎止痒霜的成分包括：丹皮酚、甘草次酸等，具有消炎止痒、抗过敏的功效。将外用中药膏直接涂于患处皮肤，具有抗炎、止痒、润肤的作用。

（2）操作方法

患者取舒适的体位，暴露手足患处部位，铺橡胶中单于床上，注意保暖，必要时用屏风遮挡，保护患者隐私。用35~37℃的温水浸泡患肢10min，用软毛巾沾干手足皮肤水分，动作轻柔，将药物用棉签均匀地涂抹在患处，患处面积较大时，可用镊子夹取棉球蘸取药物涂搽，涂药厚薄均匀，每天2次。

（3）注意事项

注意观察涂药后的反应；观察患者有无发生皮肤过敏。

2．中药湿敷疗法

（1）作用机制

痰热清的成分包括黄芩、熊胆粉、连翘、山羊角、金银花等，具有清热、解毒、化痰之功效。皮肤经中药湿敷后，由于液体蒸发，体表温度降低，血管收缩，渗出减少，减轻水肿情况。湿敷中药有清热、消炎、收敛及止痒的功用。

（2）操作方法

取痰热清注射液10mL加入生理盐水250mL，将无菌纱块浸入药液中，充分浸湿，取出纱块挤至不滴水，敷在患处皮肤上，轻压使之与患处密切接触，定时用无菌镊子夹取纱块浸药液后淋于患处纱块上，使之保持湿润，湿敷20~30min，每天1次。

（3）注意事项

注意观察湿敷局部皮肤的情况；注意湿敷时间及温度。

3. 酒调乳黄散外敷

（1）作用机制

黄柏、大黄、苍术、姜黄、赤芍、丹参等中药合用具有清热解毒、祛瘀通络、理气通腑的功效。

（2）操作方法

取黄柏、大黄、苍术、姜黄等中药研磨成粉末，用酒调至米糊状，均匀涂抹在纱布上，敷于患者四肢末端，面积稍大于红肿边缘，外层以保鲜膜包裹，每天外敷4~6h，每天1次。

（3）注意事项

注意观察皮肤情况；观察患者有无发生皮肤过敏。

4. 中药熏蒸法

（1）作用机制

通过药液对双手足的熏蒸、浸泡，使药物离子在水的温热作用和机械作用下，通过皮肤渗透和黏膜吸收进入人体血液循环，到达全身脏腑。使用加味桂枝汤（桂枝12g，白芍18g，威灵仙30g，蒺藜30g，连翘30g，杜红花6g，生姜10g，生甘草10g）熏蒸、浸泡手足，可有行气活血、通络解毒的功用。

（2）操作方法

将中药加水煎1 500~2 000mL，滤过药渣，取1 000mL药液，指导患者将手或足放至熏蒸器中熏蒸10min，待药液温度降至35~37℃时，将手足浸泡至药液中20min，每天1次。

（3）注意事项

熏洗后注意局部保暖，避免受凉；手足部位有局部感染、皮肤破损、烧烫伤者禁用；避开各种肿瘤、骨关节结核的局部；有出血性疾病的患者不宜采取此方法；熏蒸时防止烫伤。

5. 中药浸泡法

（1）作用机制

中药浸泡法通过药液对手足部的浸泡，利用中药的热力和蒸汽将药物作用于皮肤，具有调节腠理、清热解毒、活血化瘀、温通经络、协调脏腑功能等作用。以芪归通络汤（黄芪60g，紫草30g，木瓜30g，桂枝20g，姜黄20g，当归20g，细辛10g，红花10g，附子片10g）浸泡手足，有行气活血、通络解毒、调节腠理的功用。

（2）操作方法

将中药加水煎后滤过药渣，取1 000mL药液，分别浸泡手足各20min，每天1剂，早晚各用药1次。

（3）注意事项

注意浸泡的时间、温度，防止烫伤；浸泡后观察局部皮肤情况；浸泡后注意局部保暖，避免受凉。

第十二节　急性放射性皮炎

放射性皮炎（radiodermatitis，RD）是放疗时，皮肤受到放射线照射导致损伤产生的皮肤反应，包含早期反应和晚期反应。早期反应为放疗开始到第90天内的反应，晚期反应为放疗第90天以后发生的皮肤反应，发生机制与早期反应不同，本节主要概述早期反应。早期皮肤反应又称急性放射性皮炎（acute radiodermatitis，ARD），主要表现为局部皮肤红斑、水肿、色素改变、疼痛、毛发脱落、干性或湿性脱皮，严重者可导致局部皮肤坏死，继发形成溃疡。皮肤反应出现时间和受辐射剂量有关。当受辐射剂量达2Gy时，数小时内皮肤即开始出现局部血管扩张、水肿、渗出，并出现早期红斑；当剂量为6～10Gy时，7～10天开始出现轻度红斑和脱毛；当剂量为12～20Gy时，2～3周可出现明显红斑和色素沉着；当剂量为20～25Gy时可出现干性脱皮；当剂量为30～40Gy时可出现湿性脱皮。

中医学以前没有放射线损伤之说，结合现代医学和患者表现，临床上多认为放射性皮炎属于燥热邪气、火热毒邪伤于皮肤，热毒瘀结，侵犯腠理，灼伤肌肤，耗伤津液阴液从而导致瘙痒、红斑、脱屑、脱皮、溃疡甚至坏死。医者多认为放射性皮炎属于中医"疮疡""丹""烧烫伤"范畴。

放射性皮炎是恶性肿瘤放疗时最常见的不良反应之一，约95%接受放疗的患者都会发生放射性皮炎，尤其是头颈部肿瘤、乳腺癌、肉瘤患者，85%的患者可能出现中度到重度皮肤反应。放射性皮炎的发生会引起局部不适和疼痛，影响患者的生活质量，严重时患者不得不中断治疗，导致疾病治疗不充分，影响治疗效果。因此，规范做好放疗患者皮肤护理，积极预防和治疗放射性皮炎非常重要。

一、发生机制

（一）西医学发生机制

皮肤由表皮和真皮组成，表皮里含有基底细胞，真皮含有血管和毛囊，毛囊内有干细胞可协助表皮再生。基底细胞、毛囊干细胞和黑色素细胞对放射高度敏感。放疗时，皮肤细胞受到放射线照射，产生可逆或不可逆的DNA和细胞损伤，导致部分细胞发生间期死亡，基底细胞、毛囊干细胞等损伤后增殖能力受到影响，经过一次或几次有丝分裂后发生增殖死亡。干细胞无法不断分裂增殖补充各层细胞，从而导致表皮的自我更新能力减弱，最终表现出各种皮肤症状。除直接导致细胞损伤外，放射线还可作用于体液中的水分子，引起水分子的电离和激发，形成自由基，自由基作用于各类生物大分子如核酸、各类蛋白质和酶类，引起炎症反应，并损伤血管内皮细胞，导致细胞膜和血管壁通透性改变、神经体液失调，进一步加重放射性损伤。

（二）中医学发生机制

《医宗金鉴》云："痈疽原是火毒生，经络阻隔气血凝。"《原病式》曰："微热则痒，热甚则痛，腐近则灼而为疮。"中医学认为放疗为燥热邪气、火热毒邪，燥热邪气、火热毒邪致热毒过盛，耗伤阴液。热毒郁结于肌肤，热盛肉腐，则见脱屑、溃疡；热邪伤阴，热毒内郁而见脱屑、热痒；热入营血，血热互结，外发于肤则见红斑；血失濡润，血行不畅而瘀阻致灼痛；毒入营血，心火气盛，皮肤见水肿、潮红；湿毒未净，热伤营血，阴津被耗，则肤失濡养。肿瘤本身多有气滞、瘀阻、痰湿，与之相合，外热与内毒、内湿相合，聚集于肌肤成病，故放射性皮炎的病因是燥、火、毒、湿、瘀，医家多数认为属中医学"疮疡""丹""烧烫伤"等范畴。

二、发病原因

（一）内在因素

内在因素指患者自身因素，年龄大、女性、肥胖、长期日晒、吸烟，合并糖尿病、甲状腺亢进等其他疾病均为内在危险因素。此外，不同部位皮肤对辐射敏感性不同，最敏感的是颈部、四肢、胸部、腹部和面部，头皮和乳腺的毛囊对辐射也较敏感，并且局部皮肤如潮湿、有皱褶如颈前、腋窝、乳房下、腹股沟等也会增加损伤的风险，皮肤局部其他疾病和感染也是高危因素。

（二）外在因素

外在因素指治疗相关因素。放疗因素包括放射线种类及质量、放射总剂量、分割剂量及受照体积和表面积、放疗技术等，与皮肤损伤严重程度直接相关。放射源和放疗技术可通过影响射线质量和剂量而影响皮炎情况。放疗同期化疗或辅助化疗使用的化疗药物如铂类、甲氨蝶呤、氟尿嘧啶、羟基脲、博来霉素、紫杉醇类药物以及部分靶向药物等会增加放射性皮炎的风险。在皮肤表面使用等效组织填充物也会因增加皮肤受照剂量而提升放射性皮炎的发生风险。此外，皮肤表面用药不当、摩擦过多等不良刺激都可影响皮炎的情况。

三、分类

放射性皮肤反应分为早期反应和晚期反应，又称为急性放射性皮炎和慢性放射性皮炎，以放疗时间为界限。

1. 急性放射性皮炎

急性放射性皮炎是从放疗开始到第90天内的放射性皮肤反应。

2. 慢性放射性皮炎

慢性放射性皮炎为放疗第90天以后的放射性皮肤反应，主要是真皮发生不可逆的延迟反应，其发生机制为实质细胞耗竭后无力再生导致的纤维化。

四、分级与评估

急性放射性皮炎在国际上暂时没有统一的分级标准，但有部分评价标准在研究及报道中使用较多，介绍如下（表17至表19）。同时需注意，慢性放射性皮炎和急性放射性皮炎发生机制不一样，评价分级标准不能通用，慢性放射性皮炎多使用美国放疗肿瘤协作组/欧洲癌症研究与治疗组织（Radiation Therapy Oncology Grou-p/European Organization for Research and Treatment of Cancer，RTOG/EORTC）的放疗晚期正常组织效应评分系统（Late Effects Normal Tissue Task Force-Subjective，Objective，Management and Analytic，LENT/SOMA）。

表2-17　RTOG分级标准

症状	评级				
	0	1	2	3	4
放射性皮炎	皮肤无变化	滤泡样暗红色红斑，脱发，干性脱皮，出汗减少，滤泡	触痛性或鲜色红斑，片状湿性脱皮、中度水肿	皮肤皱褶以外部位的融合的湿性脱皮，凹陷性水肿	溃疡，出血，坏死

表2-18　CTCAE V3.0分级标准

不良反应	评级				
	1	2	3	4	5
放射性皮炎	轻度红斑或干燥性脱屑	中度或明显红斑，或主要局限于皮肤皱褶、反折处的小片状湿性脱皮	皮肤皱褶或反折之外的湿性脱皮，轻微外伤或摩擦引起的出血	皮肤全层坏死或溃疡；受损部位自发性出血	死亡

表2-19　WHO急性放射性皮肤损伤的分级标准

症状	评级			
	I	II	III	IV
放射性皮炎	皮肤色素沉着，继之出现红斑	皮肤干性脱皮	湿性脱皮，渗液，水疱形成，继之糜烂表皮脱落	溃疡

五、护理

（一）起居调护

1. 环境适宜

环境应安静、舒适，室内应清洁并保持空气流通，温湿度应适宜，避免因过热导致局部皮肤潮湿、汗液浸渍。

2. 起居规律

患者应顺应四时，维持生活规律，按时起床，适当午休，夜间按时入睡，避免昼夜颠倒，保证充足的睡眠。

3. 锻炼

适当进行温和的运动，如太极拳、八段锦等，可调畅气机、流通血脉，使精神平和，但是应避免增加放射野皮肤摩擦的运动。避免剧烈运动，以免汗出导致汗液浸渍放射野皮肤。

4. 皮肤保护

在日常生活中应注意细节，减少对放射野皮肤的各种刺激。

1）选择柔软、吸汗且宽松的纯棉衣物，避免衣物摩擦局部皮肤。头颈部放疗患者宜选择低领或无领宽口衣衫，可选择前襟开扣式样，避免衣领摩擦颈部皮肤；胸部放疗者应避免穿紧身衣物，女性应避免穿内衣；腋下放疗者，可常做叉腰或者手臂外展的动作，保持腋窝干燥，并避免跑步这类需要双臂夹紧并前后高频率摆动的运动；下腹部、盆腔放疗患者应避免穿紧身裤，内裤应选择宽松纯棉质地，避免过紧，必要时可不穿，坐卧时避免夹紧双腿，保持会阴和腹股沟干燥清洁，避免跑步运动。

2）放射野皮肤禁止随意搔抓，皮肤脱屑者忌用手撕剥，宜勤剪指甲，避免睡眠时无意识抓挠。颈部放疗的男性患者剃须禁止使用刀片剃须刀，可选用电动剃须刀。

3）头颈部放疗患者颈部应避免留置深静脉管道，盆腔放疗患者应避免留置股静脉管，放射野皮肤应避免胶布粘贴及撕拉。

4）放射野皮肤应避免过冷或过热刺激，禁止游泳，局部避阳光、紫外线照射，头颈放疗患者外出时可使用遮阳伞或穿戴有保护作用的衣帽。

5）放射野皮肤应使用温水或温和无刺激的肥皂水清洗，水温应避免过高或过低，避免使用刺激性香皂、沐浴露、香水等，避免用毛巾、纸巾等用力搓洗，可轻轻按压毛巾吸水，必须保持局部皮肤清洁干燥，应特别注意保护褶皱、薄弱处皮肤，避免过多摩擦和刺激。

6）日常禁止使用爽身粉，禁止使用刺激性和含金属化合物的制品，如氧化锌、炉甘石及含乙醇护肤品等，使用药物需经过专业医护人员同意。

7）放疗前应避免局部皮肤治疗，可适当清洁，应保持放疗时局部皮肤清洁干燥、无药物残留、无遮挡，以免影响放疗效果。

（二）病情观察

1. 一般情况

一般情况包括放疗史、既往史、用药情况。

2. 皮炎局部情况

皮炎局部情况包括：①皮炎的部位、大小、基底情况、分级。②皮炎部位有无渗液及渗液颜色、量、气味，有无潮红、瘙痒、色素沉着、疼痛等。应连续动态评估至转归。

3. 伴随症状

1）感染征象：局部渗液情况，有无红肿热痛，体温变化等。

2）其他：患者的心理、精神状态，皮炎对日常生活、娱乐、人际交往等的影响。

（三）情志护理

肿瘤患者普遍存在着焦虑、抑郁，对放疗的恐惧，放射性皮炎引起的瘙痒、疼痛、外观改变，会加剧患者的负性情绪，负性情绪又会影响生理功能。在治疗期间，要根据患者的文化素养、经济情况、社会支持等情况，密切关注患者心理动态，做好情志护理，使患者保持积极乐观的心态，更好地配合治疗。

1．疾病宣教

应详细向患者解释疾病及放疗的相关知识，让患者和家属了解放疗前、中、后各个阶段的皮肤不良反应的过程、预防与治疗措施等。要特别注意颈部皮炎严重的患者及胸部及盆腔放疗的患者，理解患者对外观改变及特殊部位变化的焦虑，强调对皮炎的治疗效果，做好解释与安抚，解除患者思想顾虑，督促患者积极配合局部皮肤保护措施。同时应加强对家属陪护的解释与宣教，为患者提供充分的家庭支持和社会支持。

2．心理评估

心理评估包括：①了解患者心理状态，解释情绪、心理状态对于治疗及健康的影响，鼓励患者保持积极心态，积极配合治疗和护理；②必要时使用焦虑自评量表（SAS）及抑郁自评量表（SDS），评估患者的焦虑、抑郁情况，视评估结果请心理专科医师会诊。

3．放松疗法

根据患者喜好，使用放松疗法，以转移注意力、缓解焦虑情绪。

1）转移注意力：结合患者喜好、职业等展开话题，鼓励患者坚持适合现在状态的爱好和兴趣，使其转移关注点，排遣郁思，调动、调理精气神。

2）五行音乐疗法：以五行、五音及情志相生理论为指导，根据患者的五行辨证，选取对应的五行音乐播放，每次20～30min，每天2～4次，从而影响患者情感认知，调节情志、缓解疼痛。

（四）膳食调理

1．准备

就餐环境宜安静、整洁、舒适，无异味、噪音，可以播放柔和舒畅的轻音乐，使患者就餐时保持心情愉快。

2．食物

宜进食高蛋白质、高维生素、高热量的食品，并按照患者喜好制定个性化饮食方案，确保口味适宜，并注意色香味搭配；教导患者多饮水，日饮水量应在2 000mL以上。餐后适当活动，有利于食物消化。必要时可给予要素饮食或静脉高营养治疗。忌烟、酒，避免辛辣、油腻、腌制、生冷食物。

3. 经典膳食方

1）绿豆海带汤：清热解毒。

【做法】绿豆30g，海带30g，入锅中加水煮至熟烂，调味后即可。

2）芦笋玉米须粥：清热利湿、健脾胃。

【做法】玉米须切小段放入汤袋入锅，加入薏苡仁、粳米、水，大火煮沸改小火煮30min，取出玉米须，倒入鲜芦笋，小火煮至薏苡仁熟烂即可。

3）沙参鸡蛋汤：养阴润燥。

【做法】沙参30g加水，大火煮沸改小火煎煮30min，去渣后打入鸡蛋，鸡蛋熟后以白糖或冰糖调味即可。

4）沙参茅根绿豆汤：清热生津润燥。

【做法】沙参30g、茅根250g、绿豆200g加适量猪肉入锅，加适量水，大火煮沸后改小火慢炖，煮至绿豆开花后调味即可。

5）五汁饮：生津润燥。

【做法】梨汁、荸荠汁、鲜芦根汁、麦冬汁、藕汁，将5种汁放入锅内，加水适量，置大火上烧沸，改小火煮30min即可凉服或热服。

（五）用药护理

1. 预防性用药

1）外用类固醇皮质激素：低效和中效的外用类固醇皮质激素如1%氢化可的松乳膏、0.1%糠酸莫米松，可用于预防放射性皮炎。

2）射线防护剂：内含超氧化物歧化酶（SOD），可以清除自由基，兼具轻度抗感染、止痒、止痛等功能，提高皮肤的耐受能力，减少放射性皮炎的发生。

2. 治疗性用药

常用的外用药物主要有生物制剂、抗菌药物、维生素B_{12}、超氧化物歧化酶、润肤剂、烧伤膏以及中药单方或组方。

1）生物制剂：生物制剂主要包括重组表皮生长因子和重组人粒细胞集落刺激因子，可以促进皮炎的愈合和恢复。

2）亲水性润肤剂：可用于治疗干性皮肤脱屑，减轻瘙痒，如出现皮肤破损则不宜使用。

3）抗菌药物：常用的抗菌药物有乳酸依沙吖啶、金霉素、庆大霉素等，常用于外敷，避免局部创面感染。

4）维生素B$_{12}$混合液：通常用来湿敷或外喷局部皮肤，可促进皮肤修复再生，同时可直接作用于游离神经末梢，抑制痛觉传导来发挥止痛作用。

5）超氧化物歧化酶：透过皮肤黏膜，切断自由基链式反应，对抗并修复自由基对正常细胞造成的损害，从而保护细胞免受损伤。

3．新型敷料

敷料使伤口处于一个微湿的环境，可直接或间接促进肉芽组织生长及再上皮化，同时有促进伤口无创、无痛自溶性清创的作用。新型敷料种类繁多，但迄今为止，尚无一种敷料能适用于各种类型的伤口，需要根据伤口实际情况选取合适敷料。临床上常用于治疗放射性皮炎的新型敷料包括吸收性硅树脂泡沫绷带、水凝胶敷料、水胶体敷料、干性非粘贴性敷料、银离子敷料等。

4．物理治疗方法

1）氧疗：创面局部高流量吹氧，可以改善局部氧供，改善创面局部微环境，减少渗出，降低感染，加速愈合。

2）毫米波治疗：可调节细胞的代谢与功能，加快血液循环，促进创面修复。

3）激光治疗：可扩张局部毛细血管，加速血液循环，促进肉芽生长并消炎。

5．抗生素应用

如果皮炎创面存在感染，需要第一时间行伤口分泌物培养，选择外用或全身性抗生素治疗。

（六）中医特色疗法

遵医嘱予选择适宜的中医特色疗法，以减轻皮炎不适与疼痛，促进皮炎恢复。

1．金盏菊乳膏外涂法

（1）作用机制

金盏菊味苦，性寒，能清热解毒、活血散瘀。现代药理学研究证明金盏菊含有多种物质，包括黄酮类物质、酚酸类物质、类胡萝卜素等，具有广泛的生物活性，可抗氧化、抗真菌、抗肿瘤，并可止血、抗炎、加速创面愈合作用。

（2）操作方法

使用无菌棉签蘸取适量乳膏，放疗后涂于放射野皮肤，每天2次。

（3）注意事项

放疗前1h内不可用，放疗时应保持局部皮肤干燥，放疗后可使用。

2．湿润烧伤膏外涂法

（1）作用机制

湿润烧伤膏可清解热毒、活血通络止痛、燥湿收疮生肌。方中含黄连、黄芩、黄柏、地龙、罂粟壳等，黄芩可清热解毒、善清肺胃之热，黄柏清热疗疮，黄连解毒生肌、清热止痛，并有抗菌消炎、促进伤口愈合之效，地龙可清血热、活血通络，适用于各级放射性皮炎。

（2）操作方法

使用无菌棉签蘸取适量乳膏，放疗后涂于放射野皮肤，每天2次。

（3）注意事项

放疗前1h内不可用，放疗时应保持局部皮肤干燥，放疗后可使用。

3．紫草油外涂法

（1）作用机制

紫草性苦寒，具有凉血活血，清热解毒的功效。《神农本草经疏》称紫草为"凉血之圣药"，它对于治疗温病发热斑疹、烧伤、湿疹、痈疡之具有湿热症候均有疗效。现代医学认为紫草具有抗炎、抗菌、抗肿瘤、止血、促进创面愈合等作用。

（2）操作方法

以棉签或纱布蘸取紫草油，外涂于放射野局部皮肤。

（3）注意事项

放疗前1h内不可用，放疗时应保持局部皮肤干燥，放疗后可使用。

4．腕踝针止痛

（1）作用机制

腕踝针是在人体的腕部和踝部各6个针刺点行无痛性皮下针刺的疗法，由第二军医大学张心曙教授创立，已在临床广泛使用，止痛快速明显。腕踝针不需要辨证、不需"得气"，其作用机制尚不甚明了，有关研究认为其功效与激发卫气有关，并可能和针灸有类似机制，具有对皮肤、肌肉、神经的刺激作用，其机制可能与神经效应、电生理现象等有关。

（2）操作方法

根据患者的疼痛点的位置，找准施针区域及进针方向。局部皮肤消毒后，取30号或32号1.5寸毫针，与皮肤成30°角快速进针至皮下，后针体放平贴着皮肤浅层直行置入至针体的2/3，胶布固定针柄留针30min，留针时长不超过24h。

（3）注意事项

如针刺处有血管或显著疼痛时宜调整进针方向，以针刺后患者无任何特殊感觉为宜，不要求酸、麻、胀等"得气"感觉，留针时一般不做提插、捻转等行针手法。

第十三节 + 放射性直肠炎

放射性直肠炎（radiation proctitis，RP）是进行直肠、肛门、宫颈、子宫、前列腺、膀胱和睾丸等部位的恶性肿瘤放疗时，由于放射线导致的直肠上皮损伤，可伴有轻度炎症或无炎症，是放疗盆腔恶性肿瘤最常见的不良反应。按照发生的时间，可分为急性放射性直肠炎和慢性放射性直肠炎，本节仅概述急性放射性直肠炎（acute radiation proctitis，ARP）。急性放射性直肠炎主要表现为大便次数增多、排黏液便、排便紧迫感、里急后重感、肛门疼痛，严重者甚至可有出血，导致放疗暂停，但通常在停止放疗后症状会缓解，呈一过性和自愈性，部分患者症状可迁延、反复。急性放射性直肠炎可能会增加罹患慢性放射性直肠炎的风险。

放射性直肠炎在古代中医文献中并无记载，根据其临床症状结合现代医学，医家将放射性直肠炎归属于中医学"肠澼""痢疾""泄泻""肠风""脏毒""便血""内痈"等范畴，2017年中华中医药学会肿瘤分会将放射性直肠炎的中医病名定为"肠澼"。

放射性直肠炎的发病率视治疗情况的不同而不相同。国外报道宫颈癌放疗患者2级以上的直肠炎发生率在8%～16.3%，在前列腺癌放疗患者中这一概率为6%～43.5%，另一项对盆腔肿瘤放疗的研究显示安慰剂组中65.2%的患者出现了一定程度的直肠炎。放射性直肠炎的发生给患者带来明显的不舒适和疼痛，改变了患者日常生活规律，严重影响了患者的日常功能和生活质量。

一、发生机制

（一）西医学发生机制

放射线在杀灭肿瘤细胞的同时对正常组织也会产生一定的损伤。肿瘤细胞杀灭剂量与正常组织的最大耐受剂量之间的差距很小，消化道上皮的增殖率很高，因此易受放疗的伤害。放射线可直接和间接损伤黏膜干细胞和其他肠道组织，导致黏膜破损，破坏黏膜的机械屏障、化学屏障、免疫屏障，增加细菌感染机会，并且影响水分吸收，导致水样腹泻。同时，辐射可干扰肠道菌群的繁殖，导致肠道菌群失调，破坏生物屏障，加重放射性直肠炎的症状，造成肠源性感染、内毒素血症等。

（二）中医学发生机制

中医学认为放疗属于热毒邪气，火为阳邪，易致肿疡，《素问·至真要大论》提道："诸病腐肿，痛酸惊骇，皆属于火""诸呕吐酸，暴注下迫，皆属于热"。肿瘤患者多癌毒结聚，正气亏虚。放疗时，热毒邪气侵犯肠道，火热毒邪郁积，伤及血脉，阻滞经络，肠道气机升降失司，脾胃运化失职，湿从中来，湿热毒邪侵袭，蕴积于下焦，湿热下注而见腹泻、里急后重等，热与血相搏故症见便血，故主要病位在肠腑，本虚标实、虚实夹杂为基本病机，癌瘤内伏、正气不足是发病的内在因素，感受热毒放射线为外在因素。急性期以热毒伤络型较多见。

二、发病因素

（一）外在因素

放射性直肠炎发生的直接原因是放射性损伤。放疗的分次剂量、放疗间隔时间、暴露体积、照射技术与方式、体位等都会影响肠道暴露在照射野中的体积、影响肠道受到照射的剂量，放射部位越靠近胃肠道、分割剂量越大、放射范围越大、放疗间隔时间越短，肠道受到照射越多，放射性直肠炎发生率就越高，反之则发生率越低。当肠道受到的放疗剂量小于45Gy时，极少出现长期的放疗不良反应。剂量大于60Gy是2级及以上级别直肠炎、直肠出血症状的高危风险因素，而剂量大于70Gy时则会导致显著和长期的局部损伤。在放疗技术方面，调强放疗、粒子放疗等可以降低直肠炎的发生率。降低肠道对辐射的相对敏感性和减少对邻近组织的辐射剂量，这两种基本策略可减少肠道的损伤，这两者可通过物理障碍来实现。在一个对前列腺癌患者的研究中，经会阴注射胶原间隔剂可提高前列腺和直肠壁之间的距离，减少50%的直肠壁受辐射剂量，从而保护直肠。此外，同期化疗也有一定影响。

（二）内在因素

除放化疗因素外，患者个人因素也有影响，高危因素包括年龄大、女性、体重过轻等生理因素，以及存在腹部及盆腔手术史和长期吸烟史，合并HIV、炎症性肠病、高血压、糖尿病、动脉粥样硬化等病理因素，这些都可能增加黏膜对放疗不良反应的敏感性。在前列腺癌放疗患者中，合并糖尿病患者患严重放射性直肠炎的概率更高。

三、分类

临床上关于放射性直肠炎的分类有多种描述，主要按时间进行界断。

（一）美国放射治疗肿瘤协作组（Radiation Therapy Oncology Group，RTOG）分类

1）急性放射性直肠炎：在直肠受照射起至3个月内出现放射性直肠炎。

2）慢性放射性直肠炎：在直肠受照射起至3个月后出现放射性直肠炎。首发症状一般出现在放疗后9～14个月，也可发生于放疗后30年内的任何时间。

（二）中华人民共和国国家职业卫生标准放射性直肠炎诊断标准

1. 急性放射性直肠炎：直肠（主要是黏膜）受到超过该器官耐受剂量的电离辐射在半年内引起的急性直肠炎症。在直肠受照射后数日、数周甚至6个月内出现。

2. 慢性放射性直肠炎：由于急性期的症状迁延而来或直接照射6个月后引起的间质纤维化、闭塞性血管内膜炎而引起的局部组织缺血所致直肠慢性炎症、肠道狭窄、溃疡和瘘管形成。

四、分级

急性放射性直肠炎在国际上暂时没有统一的分级标准，但有部分评价标准在研究及报道中使用较多，现介绍如下（表2-20和表2-21）。同时需注意，慢性放射性直肠炎和急性放射性直肠炎发生机制不一样，评价分级标准不能通用，慢性放射性直肠炎多使用美国放射治疗肿瘤协作组、欧洲癌症研究与治疗组织（Radiation Therapy Oncology Group/European Organization for Research and Treatment of Cancer，RTOG/E-ORTC）的放射治疗晚期正常组织效应评分系统（Late Effects Normal Tissue Task Force-Subjective，Objective，Management and Analytic，LENT/SOMA）。

表2-20　RTOG/EORTC急性放射性直肠炎分级标准

症状	评级				
	0	I	II	III	IV
急性放射性直肠炎	无变化	轻微腹泻、轻微痉挛、每天排粪5次、轻微直肠渗液或出血	中度腹泻、中度痉挛、每天排粪＞5次、过多直肠渗液或间歇出血	需外科处理的阻塞或出血	坏死、穿孔、窦道形成

表2-21　中华人民共和国国家职业卫生标准放射性直肠炎诊断标准

症状	评级		
	I	II	III
急性放射性直肠炎	腹痛、肛门刺痛、稀便、偶尔便血；黏膜充血、出血点、黏膜浅表糜烂	里急后重、便急、排便频繁、稀便、大便时坠痛、经常有便血；黏膜糜烂脱屑、溃疡形成	里急后重、便秘、稀便交替、大便时肛门刺痛、全血便；肠壁深度溃疡坏死

　　除症状分级外，急性放射性直肠炎还可以根据内镜下病变的严重程度及范围来进行分级，目前较广泛使用的是维也纳直肠镜评分（Vienna Rectoscopy Score，VRS）标准，此外还有针对出血性放射性直肠炎和直肠毛细血管扩张的分级标准。这些内镜评分系统与临床症状的严重程度有较好的一致性，是疾病评估的重要参考指标，能够指导治疗。

五、护理

（一）起居调护

1. 病房环境

应为患者提供安静、整洁、舒适的病房环境，温湿度应适宜，光线应柔和充足，平时应勤开窗通风，保持空气清新。还应保持病房通道通畅无杂物，保持卫生间环境整齐、干洁。

2. 生活起居

嘱患者穿宽松、柔软的棉质裤子，必要时可不穿内裤，不可穿紧身裤，以避免裤子摩擦肛周皮肤；患者应多卧床休息，避免过度活动，避免腿部过多摩擦，充足的睡眠有利于减少肠蠕动刺激。同时嘱咐患者保证腹部保暖，以避免冷刺激对肠蠕动功能造成影响，诱发腹泻的发生。

3. 安全管理

腹泻会致使患者产生乏力、头晕、肛门疼痛等不适，日常生活中应当注意安全，病房、卫生间环境应整齐、干净，地面应无水渍、杂物、障碍物，常用物品应放置于床旁随手可及之处，床旁应加装护栏，衣裤应适合，鞋子应防滑，如厕、洗漱时应注意安全，动作变化时谨防体位性低血压，必要时应留家属陪护。

4．肛门护理

发生放射性直肠炎时，排便次数增多及肛门潮湿、黏液渗出等常导致肛周湿疹、肛周皮肤红肿皲裂。每次排便后，应让患者用温水清洗肛周，并使用柔软的卫生纸轻轻拭干，不可用力擦洗，保持局部皮肤清洁、干燥。周围皮肤可用液体敷料保护。

5．功能锻炼

肛门疼痛较轻、无便血时，可进行提肛运动及会阴部肌肉收缩，锻炼会阴部及肛门处肌肉，以确保功能。

（二）病情观察

1．一般情况

一般情况包括治疗史、服药情况、进食情况、既往史。

2．直肠炎症状评估

直肠炎症状评估包括腹痛、腹泻发生的时间、频率、诱因等，腹痛、腹泻的持续时间、程度，大便的量、色、质、内容物性质等。

3．伴随症状及体征

1）生命体征：心率、血压、呼吸、神志等。

2）伴随症状：眩晕、乏力、腹痛、里急后重感、便血、便秘等。

3）体征：肠鸣音异常、腹胀、腹部按压痛等。

4）其他：患者的营养状态、心理、精神状态，以及直肠炎对社会功能的影响。

4．放射性直肠炎并发症

1）水电解质失衡：低钠、低氯、低钾、脱水及代谢性酸中毒等。

2）肠穿孔、肠梗阻、下消化道出血等。

3）直肠尿道瘘、直肠阴道瘘等。

（三）情志护理

急性放射性直肠炎患者普遍存在便急、大便稀烂、便血、肛门疼痛及里急后重等症状，易使其出现焦虑、抑郁、苦闷等负性情绪，导致迷走神经的兴奋性提高，促进肠道蠕动，加重腹泻症状。因此，需加强对患者进行情志护理，以改善其负性情绪。

1．疾病宣教

应详细向患者普及疾病及放疗的相关知识，让患者和家属了解放疗前、中、后各个阶段的肠道不良反应的过程、预防与治疗措施等，强调直肠炎的自愈性和治疗效果，做好解释与安抚，解除患者思想顾虑，帮助患者树立信心，督促患者积极配合调理措施。同时加强对家属陪护的解释与宣教，为患者提供充分的家庭社会支持。

2．心理评估

心理评估包括：①了解患者的心理状态，解释情绪、心理状态对于治疗及健康的影响，鼓励患者保持积极心态，积极配合治疗和护理；②必要时可使用焦虑自评量表（SAS）及抑郁自评量表（SDS），评估患者的焦虑、抑郁情况，视评估结果请心理专科医师会诊。

3．放松疗法

1）静思：指导患者通过静坐、静卧、静立并配合深呼吸法（吸气时紧握双拳，呼气时缓慢松开双拳）达到静志安神的目的。每次训练的时间为20～30min，每天训练3次。

2）音乐疗法：可帮助患者舒缓情志。指导其在每天午睡前及晚上入睡前听20min轻柔音乐，可选择《江河水》《琵琶曲》《高山流水》等乐曲，音乐的声音应控制在50～60dB之间。

（四）膳食调理

1．准备

就餐环境宜安静、整洁、舒适，无异味、噪声，可以播放柔和舒畅的轻音乐；使患者就餐时保持心情愉快。

2．食物

戒烟戒酒，饮食宜高蛋白、高热量、低脂肪、低纤维、无刺激，多饮水，适量进食蔬果。进食高蛋白、高热量食物可确保营养摄入，降低营养不良风险；低纤维素、低脂饮食可避免加重肠道刺激，有助于减轻症状；多饮水、适量进食蔬果可保持大便软烂、通畅，避免干结粪便摩擦损伤黏膜。此外还可适当补充益生菌，益生菌可维持胃肠道菌群平衡，恢复肠道pH，有助于减轻腹部症状。患者可能存在维生素B_{12}吸收不良，注意通过饮食补充，可多食动物内脏、肉类和蛋类等。应及时进行营养支持，充足的营养摄入可改善患者营养状态及免疫功能，首选肠内营养途径，可口服营养补充剂，宜选择低渣配方，可在放疗期间全程使用。

3．细节

①宜少量多餐；②注意饮食卫生，避免进食生冷、油腻、变质食物；③不食高纤维及产气的食物，如五谷杂粮、各类坚果、薯类、洋葱、茶、咖啡、碳酸饮料及大量蔬果等；④避免摄入煎炸、辛辣的刺激性较大的食物；⑤避开坚硬、粗糙、难消化的食物；⑥乳糖不耐受者需限制乳糖摄入，以避免增加大便次数。

4．症状严重时

宜进食无渣食物，少量多餐，必要时遵医嘱给予静脉营养。

5．经典膳食方

1）茯苓大枣粥：健脾助运，涩肠止泻。

【做法】将茯苓30g、大枣10枚、栗子肉50g、粳米100g放入锅中，加水后大火煮开，小火煲成粥，调味后食用。

2）山药河鱼汤：健脾益气止泻。

【做法】山药200g、河鱼1条，加水煮汤，加入少许姜丝，调味后食用。

3）参枣茯苓粥：健脾益气止泻。

【做法】党参30g、茯苓30g、大枣5枚，粳米适量，加水后大火煮开，小火煲成粥，调味后食用。

4）猪肉莲子芡实汤：健脾祛湿，补脾止泻。

【做法】猪瘦肉250g切小块焯水，加入莲子50g、芡实50g、陈皮1瓣、生姜10g，加入适量水，大火烧开，小火煲1.5h，调味后食用。

5）芡实鱼滑粥：健脾止泻，益肾养胃。

【做法】芡实100g、大米100g清洗后加水浸泡30min，大火煮开、小火焖煮30min，放入鱼滑100g煮5min，加入姜丝10g，加入适量生菜丝及葱，调味后食用。

6）山药莲芡薏仁粥。

【做法】芡实、莲子、薏苡仁各15g，加水浸泡30min，加入山药15g、大枣5枚、粳米适量，大火烧开，小火煲成粥，调味后食用。

（五）用药护理

1．规范给药

应根据病情及治疗原则，遵医嘱按时、准确、规范地给予药物。

2．药物灌肠

灌肠可以让药物直接、充分地接触损伤处黏膜，减少了口服药物时肝脏对药物的首过效应，确保了直肠处药物浓度和停留时间，并能减轻药物对消化道的不良反应，在临床中被广泛应用。常用灌肠药物有硫糖铝、蒙脱石散、铝镁加等黏膜保护剂，以及短链脂肪酸灌肠剂、类固醇激素、表皮生长因子和中药汤剂等。灌肠时应合理选择灌肠时间、体位、药液温度等，并确保操作动作轻柔，防止机械刺激加重直肠黏膜损伤，甚至导致出血、穿孔。

3. 口服给药

抗炎药、抗生素、益生菌、抗氧化剂、止泻药物等主要通过口服给药，给药后应注意观察各类药物的不良反应并及时处理。

4. 常用药物

1）抗辐射保护剂：氨磷汀对正常细胞具有选择性保护作用，可用于预防放射性直肠炎的发生。其常见不良反应为头晕、恶心、呕吐、乏力、一过性低血压等。

2）抗炎药：主要是非甾体抗炎药和类固醇，可口服或保留灌肠。给药后应注意观察有无恶心呕吐、腹痛甚至消化道出血等情况，还应注意肝功能及神经系统情况等。

3）止泻药物：常见洛哌丁胺，它能降低肠道蠕动频率，减缓肠道运输速度。洛哌丁胺的不良反应轻，给药后应注意有无过敏和口干、恶心、呕吐等不适，注意口服最大限量。

4）益生菌类：可减轻放疗导致的肠道菌群失调，维持菌群平衡，恢复肠道pH，缓解腹泻。常见药物包括乳酸菌、双歧杆菌、乳杆菌等，不良反应少见。

5）肠黏膜保护剂：常见药物有硫糖铝、蒙脱石散及复方角菜酸酯栓等。不良反应较少，可见便秘、口干、恶心等。

6）抗生素：放疗损伤肠道黏膜屏障可导致菌群异常，确诊细菌过度增殖后适当使用抗生素如甲硝唑和环丙沙星等，可缓解腹泻症状，抗生素的不良反应以胃肠道不适为主，常见恶心、呕吐、食欲不振、腹部不适等。

7）营养治疗：口服无法补充满足需要时应按医嘱行肠外营养。谷氨酰胺是肠黏膜细胞特异性营养物质，对肠黏膜再生和维护肠屏障有重要作用，静脉补充谷氨酰胺有助于缓解肠炎症状。

8）中药汤剂：治疗上以清热解毒、凉血止血、健脾益气、化湿燥痰、升阳止泻、益气养阴、敛疮生肌、温肾暖脾等汤剂较多，不良反应少见。

（六）中医特色疗法

选择适宜的中医特色疗法，可以预防及治疗直肠炎，此类疗法包括艾灸、中药灌肠等。

1．中药灌肠疗法

（1）作用机制

灌肠法可使药液直达病灶，与直肠黏膜直接、充分接触，易于使药物在病变部位达到高浓度而无相应的血浆水平，有利于发挥最大疗效，减少药物不良反应，从而起到保护局部黏膜及促进局部黏膜修复的作用。具体灌肠药物视辨证不同使用不同方剂，以清热解毒、止血凉血者多。

（2）操作方法

嘱患者先排空大小便，取左侧卧位，将肛管充分润滑，缓慢、旋转插入约15cm，速度宜慢、力道宜轻，随时关注患者感受，如有阻力，适当调整方向，不可力道过大；缓慢、匀速滴入药液，速度不宜过快；灌肠后臀部垫高约10cm，5min后再平卧、右侧卧各5min，卧床休息1h。

（3）注意事项

药温宜37～39℃，药量为30～100mL，应避免超过100mL，以免量过大加重里急后重感；操作时动作轻柔，防止增加机械刺激加重黏膜损伤；灌肠后应多转移体位，促进药物充分接触黏膜；尽量保留灌肠液1h以上，以利于药液的吸收，达到最佳的治疗效果；灌肠后注意观察有无出血及腹痛等情况。

2．腹部穴位艾灸法

（1）作用机制

取穴神阙、气海、关元行艾灸。艾草有驱寒邪、补阳气、通经络、调正气之效；神阙定位于肚脐，是人体神气通行的门户，可培补元阳，气海可疏导任脉、调一身之气，关元为人体元气关藏之处、三焦之气之所出。艾灸于这几个穴位上，有益气扶正、强身健体的功用，可缓解肠道症状。

（2）操作方法

协助患者取合理体位，暴露局部皮肤；将点燃的艾条于腹部施灸20～30min，每天1次。

（3）注意事项

施灸时注意保暖，防烫伤，注意保护患者隐私；过敏者、腹部皮肤破损者禁用。

3．穴位埋针

（1）作用机制

取穴足三里、天枢、下巨虚。足三里是胃经合穴和胃经下合穴，为全身保健强壮要穴，可调补气血；天枢为足阳明胃经上的穴位，为大肠募穴，具有清热利湿、活血通络、理气止痛之效；下巨虚为小肠下合穴，可治肠胃病泄泻、痢疾等病症。埋针法是皮内针的一种，是以揿针固定于腧穴的皮内或皮下，进行较长时间埋藏，给皮部以弱而长时间的刺激，从达到调整经络脏腑、防治疾病的目的。局部穴位埋针，有清热毒、畅肠络、止泻痢之效用。

（2）操作方法

按同身寸法取穴足三里、天枢、下巨虚，皮肤消毒后，用镊子夹住带有胶布的针圈，将针尖对准穴位刺入，使针圈平整地贴在皮肤上，针身埋入皮内约0.2mm，每天按压穴位2～3次，每次2min，留置48h后更换。

（3）注意事项

注意观察患者情况，有轻微疼痛属于正常现象，若疼痛明显则需更换位置，如出现红肿等过敏现象应立即停止埋针；取针时用镊子夹住胶布向外拉出即可。

第十四节 放射性口腔黏膜炎

放射性口腔黏膜炎（radiation-induced oral mucositis，RIOM）是电离辐射导致的口腔黏膜的炎症和损伤，主要表现为口腔、舌体、咽部黏膜的充血、水肿、糜烂、假膜形成。患者出现口腔疼痛、吞咽困难、进食减少甚至继发感染，是限制头颈部肿瘤放疗剂量的主要因素之一。放射性口腔黏膜炎根据发生时间，分为急性放射性口腔黏膜炎和慢性放射性口腔黏膜炎，本节主要概述急性放射性口腔黏膜炎。急性口腔黏膜炎一般发生于放疗开始后2周左右，在停止放疗后2～4周恢复，是一种自限性的损伤。

放射性口腔黏膜炎在古代文献中并无涉及，根据其临床症状结合现代医学，医学家将之归属于中医学口疮、喉痹、嗌肿等范畴，为火热毒邪伤阴耗气，灼津灼血致病。

放射性口腔黏膜炎是头颈肿瘤放疗的常见并发症之一。在接受放疗剂量为60～70Gy的头颈肿瘤患者中，所有患者均有一定程度的口腔黏膜炎反应，其中3级或4级的放射性口腔黏膜炎发生率将近85%。在发生放射性口腔炎时，69%的患者存在口腔疼痛，56%的患者存在吞咽困难，53%的患者需要使用阿片类药物控制疼痛，患者平均体重下降3～7kg，疼痛、吞咽困难、体重下降导致抵抗力低，又增加了口腔感染的概率。放射性口腔黏膜炎在影响患者心理及生理功能的同时增加了患者的经济负担，严重时可导致放疗中断或影响放疗的剂量，导致局部肿瘤控制受限，影响治疗的效果和患者的生活质量。

一、发生机制

（一）西医学发生机制

放射性口腔黏膜炎是由放射线导致的黏膜损伤。口腔黏膜基底细胞分化增殖快，对放射性敏感。在放疗初期，放射线引起黏膜组织损伤，导致炎症细胞因子释放，血管通透性增加，导致更多的免疫细胞浸润、聚集，加重炎症反应。1周以后，口腔上皮细胞损伤破裂，基底膜破坏，溃疡形成，局部炎症渗出，由于覆盖神经末梢的保护屏障消失，患者可感觉有明显的痛苦。同时，由于放射线导致口腔环境改变，pH下降，口腔自洁能力变差，易诱发细菌、真菌等定植生长，产生继发感染，感染又加重炎症反应。到了放疗后期，由于放疗结束或在治疗的干预下，炎症循环被打破，基底细胞持续再生分化，修复受损黏膜，并在黏膜层重新建立菌群平衡。

（二）中医学发生机制

在中医学上认为放射线为火热毒邪，因而病机多从热、虚、瘀论述。火热毒邪蕴结，伤阴耗气，津亏气虚，灼伤口舌，而致口干疼痛，热重肉腐而成溃疡，并热邪郁阻气机而血瘀，机体阳盛阴虚则生内热，内外热交炽，邪热搏血为瘀，血行不畅，损阴更盛；久病正气耗伤，伤阴耗气后运血无力更易导致血瘀，热、虚、瘀同时存在，互为因果。主要治法为清热泻火、凉血解毒，通利脏腑、消瘀行气，益气养阴、增液润燥。

二、发病原因

直接原因是放射性损伤，放疗的剂量、分割模式、放疗部位、治疗时间、照射技术等都与放射性口腔黏膜炎严重程度相关。除放疗因素外，同期化疗患者的放射性口腔炎发生率更高，部分靶向治疗药物也对口腔黏膜有影响。

导致RIOM风险增加的患者相关因素还有口腔健康和卫生状况差、唾液分泌少、BMI低、肾功能差且血清肌酐水平高、吸烟、RIOM病史、年龄太小、女性。此外，有研究报道较高的肿瘤淋巴结分期、较高的单剂量照射和较低的照射前血小板计数可能也为危险因素。

三、分类

临床上主要按时间进行分类，分为急性和慢性。

1. 急性放射性口腔黏膜炎：是在口腔受照射起至3个月内出现放射性口腔黏膜炎症。通常累计放疗剂量在10～20 Gy时就会出现相应的临床症状，持续到放疗结束后2～4周。采取有效治疗措施则会在1～2周好转。同期化疗会导致炎症持续时间延长。

2. 慢性放射性口腔黏膜炎：是在口腔受照射起3个月后出现放射性口腔黏膜炎症。

四、分级和评估

常用的放射性口腔黏膜炎分级包括以下几个（表2-22、表2-23、表2-24和表2-25）。

（一）分级

表2-22　WHO分级

症状	评级				
	0	1	2	3	4
放射性口腔黏膜炎	无变化	疼痛、红斑	红斑、溃疡，患者可吞咽固体食物	溃疡伴广泛红斑，患者不能吞咽固体食物	黏膜炎到不能口服营养的程度

表2-23　RTOG分级

症状	评级				
	0	1	2	3	4
急性放射性口腔黏膜炎	无变化	黏膜红斑	斑片状反应＜1.5 cm，不相邻	融合溃疡＞1.5 cm，连续	坏死或深度溃疡，或出血

表2-24　NCI-CTC 2.0分级

症状	评级				
	0	1	2	3	4
口腔黏膜炎	无变化	黏膜红斑	斑片状假膜反应（斑块一般直径≤1.5cm，不相邻）	融合假膜反应（一般为直径＞1.5cm的相邻片状损伤）	坏死或深层溃疡；可能包括非由轻微创伤或擦伤引起的出血

表2-25 NCI-CTC 5.0分级

症状	评级				
	1	2	3	4	5
口腔黏膜炎	无症状或轻症；不需要治疗	中度疼痛或者溃疡；不影响经口进食；需要调整饮食	重度疼痛；影响经口进食	危及生命；需要紧急治疗	死亡

（二）评估量表

华盛顿大学生存质量量表（UW-QOL）、欧洲癌症研究和治疗组织生活质量问卷（EORTC-QLQ- H&N35）、癌症治疗头颈模块的功能评估（FACT-H&N）是较常用的头颈癌放疗患者生活质量评估量表，其中以华盛顿大学生活质量量表最常见。

1．华盛顿大学生存质量表（University Of Washington Quality Of Life Questionnaire，UW-QOL）

UW-QOL由华盛顿大学的Hassan等学者研发，是针对头颈肿瘤的特异性量表，广泛用于头颈部肿瘤尤其是口腔肿瘤的生活质量调查。研究者已于2009年开发出UW-QOL第4版，同年该版本被汉化为中文版。第4版UW-QOL包含12个特异性问题和3个综合问题，特异性问题包括疼痛、外貌、娱乐、活力、吞咽、咀嚼、语言、肩功能、味觉、唾液、情绪和焦虑，用于评估患者过去7天的情况，同时量表允许患者自行添加补充条目。RTOG对UW-QOL进行了改进以更准确地反映接受放疗的头颈癌患者特有症状。UW-QOL改进后即为UW-QOL-RTOG，它修改了关于疼痛、黏液和肩膀残疾的内容：该量表增加了区分一般疼痛和口腔或喉咙疼痛的问题，此外还增加了两项关于黏液的内容并移除了不太相关的肩关节残疾的问题。UW-QOL-RTOG包含15个条目，经进一步修订，变为具有11个条目的UW-QOL-RTOG修订版，这一版本追求在带给患者最小的填写负担的同时获得最大的测量准确性。

五、护理

（一）起居调护

1．环境适宜

环境应安静、整洁、舒适、无过多杂物，光线应柔和充足，温湿度应适宜，应保持室内空气清新，无烟尘、异味刺激。

2．起居规律

患者应顺应四时，维持生活规律，按时起床，适当午休，夜间按时入睡，避免昼夜颠倒，保证充足睡眠。

3．口腔卫生

龋齿、牙周病变、牙髓疾病和口腔干燥症等均会导致口腔微生物失衡、炎症加重，保持良好的口腔卫生可降低RIOM的发生风险，延缓RIOM的进程。肿瘤患者在开始放疗前应进行早期口腔检查。良好的口腔管理措施有以下几点。

1）放疗前应进行口腔检查，清除创伤源。

2）保持嘴唇、口腔湿润，多饮水，可适当使用无刺激润唇膏。

3）刷牙：使用软毛牙刷、含氟牙膏每天饭后和睡前刷牙2～3次，使用巴氏刷牙法。如使用电动牙刷，按牙刷使用说明使用即可。刷牙后应清洗杯子和牙刷，保持牙刷和杯子清洁。每月更换牙刷。

4）牙线：放疗前应提前练习使用牙线或齿间刷，放疗时每天使用牙线和齿间刷清洁牙齿之间位置。不习惯牙线和齿间刷者不应勉强，以免因使用不当导致牙龈损伤。如血小板计数低，则应停止使用牙线。

5）漱口：可用凉白开水漱口，每天至少4次，口含15mL漱口1min后吐出。不可使用含酒精的漱口水。

6）假牙：放疗期间不应使用假牙，妥善保管清洁假牙。放疗结束后必须等口腔黏膜愈合方可使用假牙，再次使用假牙前需用抗菌溶液浸泡10min消毒。

7）口腔运动：坚持口腔运动可促进局部血液循环、锻炼口腔咀嚼肌群、防止张口困难、减少厌氧菌定植。

4．锻炼

衣物宜宽松，避免紧身衣束缚腹部增加不适感。可适当进行温和的运动，如太极拳、八段锦等，适度运动可调畅气机，使精神平和，疏解紧张及焦虑情绪。如症状严重，宜多卧床休息，不可自行下床活动。

5．安全防护

在日常生活中应注意安全，常用物品应放置于床旁随手可及之处，床旁应加装护栏，衣裤应适合，鞋子应防滑，如厕、洗漱时要注意安全，动作变化时须谨防体位性低血压。

（二）病情观察

1．一般情况

一般情况包括治疗史、放疗情况、进食情况、既往史。

2．口腔黏膜情况

口腔黏膜情况包括口腔黏膜炎发生的时间、症状、疼痛等。

3．其他口腔症状

其他口腔症状包括口干、味觉变化、张口情况、局部和全身感染征象等。

4．其他问题

1）进食与营养：应观察患者的进食量变化，要注意查看患者有无因进食不足导致的低血糖、低血压、头晕乏力、疲倦虚弱、便秘等症状，长期进食不足者要关注其整体营养状况。

2）水电解质失衡：如低钠、低氯、低钾、脱水、代谢性酸中毒等。

3）安全：应防止患者误吸导致呛咳、吸入性肺炎甚至窒息以及跌倒、坠床的风险。

（三）情志护理

人有七情，喜、怒、忧、思、惊、恐、悲过度都会影响人体气机，影响健康状态。

1．疾病宣教

应详细向患者解释疾病相关信息、治疗方案及药物不良反应，强调放射性口腔黏膜炎的自限性，帮助患者建立正确认知；护士可鼓励患者说出顾虑，耐心倾听并理解患者的想法与感受，尽量解决其关注的问题，解除其思想顾虑。

2．心理评估

了解患者心理状态，详细解释情绪、心理状态对于治疗及健康的影响，鼓励患者保持积极心态，积极配合治疗和护理；使用焦虑自评量表（SAS）及抑郁自评量表（SDS），评估其焦虑、抑郁情况，必要时请心理科会诊；做好家属解释与沟通，为患者提供充分的家庭社会支持。

3．放松疗法

根据患者喜好、特点进行放松疗法，如音乐疗法、肌肉放松疗法等，通过肌肉、精神的放松，有意识地调节自身的心理、生理活动，松弛紧张、焦虑情绪，使交感神经兴奋性降低，减轻不适。

（四）膳食调理

1．准备

就餐环境宜清洁无异味，做好患者的心理疏导及解释工作，避免产生因疼痛不适感拒绝进食心理，向患者讲明营养的重要性，鼓励患者多进食，要求家属在烹调的时候注意食物的营养均衡搭配。疼痛者，可在进食前含漱含有利多卡因注射液漱口水，将含漱液含在口中，紧闭嘴唇，将头稍后仰，并鼓起面颊及唇部，使液体能够充分地接触口腔黏膜表面，牙齿和牙龈，每次含漱时间5min以上，同时用鼓颊和吸吮交替动作漱口，疼痛严重时可少量吞服，以减轻进食时引起的疼痛。同时在餐前准备一杯温水，饭后及时漱口。

2．食物

饮食宜高热量、高蛋白、富含维生素，且食物宜温凉、柔软、易咀嚼吞咽，口腔疼痛时选择软食或半流质饮食，必要时配汤进食，疼痛严重时进食流质。常见柔软食物如嫩豆腐、豆花、巴沙鱼、果泥、土豆泥、五谷糊、藕粉、鸡蛋布丁、水蛋等，常见流质匀浆有牛奶、米汤、奶粉、酸奶等，或可将日常食物处理成糊状加适量汤稀释后进食。宜少量多次的饮水。

3．细节

多饮水以保持口腔黏膜湿润性；饭后勤漱口，漱口可清洁食物残渣、润滑口腔，减少感染机会。护理人员应每周评估复核患者的血红蛋白含量、体重、BMI、脂肪指数、蛋白质指数等数值，必要时邀请营养科医师会诊。

4．宜忌

宜戒烟戒酒，不吃煎炸、烧烤、腌制、霉变的食物，不吃对口腔产生刺激的食物，如辛辣、酸涩、多刺、坚硬、粗糙的食物。饮食不可过热及过冷。还应避免食用热性食物如狗肉、羊肉、辣椒、八角、胡椒、桂皮、荔枝、榴莲等。

5．其他途径

可用肠内营养乳剂口服，疼痛剧烈无法口服者，可行鼻饲。若患者出现较重的口腔黏膜反应，严重影响进食，则应遵医嘱通过静脉补充营养。

6．经典膳食方

1）臭草绿豆粥：清热解毒，泻火凉血。

【做法】绿豆50g，小火炖熟，加入臭草、粳米及适量水煮粥，粥成后加入适量糖或盐调味后食用。

2）清热利咽方：清热生津。

【做法】取木蝴蝶15g、胖大海15g、麦冬15g、白茅根15g放入大容器中，热水冲饮，泡茶饮用。

3）椰子饮：清热生津。

【做法】取新鲜椰子开盖饮用。

4）蒲公英花茶：清热泻火。

【做法】蒲公英开花前或刚开花时连根挖取，连根洗净晒干，加入少量冰晶糖茶饮。

5）二花粥：清热解毒，泻火养胃。

【做法】取金银花15g、菊花15g煎煮取水，加入粳米50g、红萝卜50g煮粥食用。

（五）用药护理

1．漱口水

可使用无酒精漱口水如凉开水、生理盐水、氯己定、碳酸氢钠等漱口。

2．黏膜保护剂（阿米福汀）

阿米福汀是一种自由基清除剂、抗氧化剂和细胞保护剂，其作用已有较多的研究和报道，主要不良反应为头晕、恶心呕吐、乏力、一过性低血压等。

3．物理疗法

低能量激光治疗可通过调节活性氧和促炎性细胞因子的产生来治疗放射性口腔黏膜炎。

4．止痛

可使用利多卡因漱口水、吗啡漱口水等进行漱口，疼痛严重时可使用芬太尼透皮贴剂。

5．中药

可服用清热解毒、益气养阴、滋阴生津的药物，如康复新液、口炎清颗粒、芦荟、蜂蜜等。

（六）中医特色疗法

1．蜂蜜含服法

（1）作用机制

蜂蜜具有解毒、抗菌消炎、促进组织再生的作用，《本草纲目》中载蜂蜜"入药之功有五：清热也，补中也，解毒也，润燥也，止痛也"。国内外多项研究认为蜂蜜含服法具有减少和延缓放射性口腔黏膜炎发生、改善患者口腔黏膜的疼痛程度、减少治疗中断、减轻体重的作用。

（2）操作方法

于放疗前、放疗后含服蜂蜜，每次15~20mL，含2~5min，并配合口腔舌体运动，让蜂蜜与口腔黏膜充分接触，2~5min后缓慢吞咽。

（3）注意事项

糖尿病患者禁用。

2．紫草油外涂法

（1）作用机制

紫草性苦寒，具有凉血活血，清热解毒的功效。《神农本草经疏》称紫草为"凉血之圣药"，它对于治疗温病发热斑疹、烧伤、湿疹、痈疡之症候均有疗效。现代医学认为紫草具有抗炎、抗菌、抗肿瘤、止血、促进创面愈合等作用。

（2）操作方法

以棉签或纱布蘸取紫草油，外涂于口腔炎局部。

（3）注意事项

平时应保持局部皮肤干燥，放疗前不可用药，应在每日放疗后使用。

3．中药汤剂含漱法

（1）作用机制

含漱法可让药液直接接触口腔黏膜表面并充分接触黏膜，能最大程度促进局部黏膜修复。具体漱口药物视辨证不同使用不同方剂，以清热解毒凉血类较多。

（2）操作方法

药液温度应适宜，口含药液15~20mL，配合口腔舌体运动，让药液与口腔黏膜充分接触，5min后吐出，每天3次。

（3）注意事项

含漱后30min内避免漱口及进食。

第十五节
骨髓抑制

随着医学发展，医学手段逐渐丰富和多样化，但化疗仍是治疗恶性肿瘤不可替代的主要方法。绝大部分化疗药物在抑制、杀灭肿瘤细胞的同时，对机体正常组织细胞也会造成损伤。化疗药物可使骨髓中造血干细胞加速衰老，甚至死亡，并使部分细胞因子表达异常，从而形成骨髓抑制。现代研究发现引发骨髓抑制的高危因素包括高毒性化疗、高剂量放疗、恶性肿瘤骨转移、患者身体机能差等。骨髓抑制具体表现为白细胞、血小板及血红蛋白减少，由于三系细胞生存时间不同，因而在临床中以白细胞下降最为明显，其次是血小板，红细胞下降通常不明显。临床根据血象将骨髓抑制分为5度。骨髓抑制多出现在化疗后的7~21天，持续14~28天后逐渐自行恢复，但根据化疗药物的不同，骨髓抑制的时间及程度均有所区别。骨髓抑制临床症状一般表现为乏力、出血、发热，严重骨髓抑制的患者可出现感染性休克甚至可能因大出血引发出血性休克和重度贫血，病情危及生命。

传统中医病名中无骨髓抑制，根据骨髓抑制出现的临床症状，可将其归为"虚劳""内伤发热""血证"等中医病名范畴。肿瘤患者机体功能较差，化疗药物之性峻烈，邪属药毒，进入机体后，在攻伐肿瘤的同时，亦损耗人体正气，中伤脾胃。人体之精禀受于先天父母之精，赖于后天水谷之充养，并互滋互养。胃受纳与脾运化功能失调，水谷之精失充，则气血无以化生，导致气血亏虚，不足以充养先天，则肾精亏损。肾主骨、生髓，肾精不足，亦无以化生气血，导致气血阴阳俱虚。综上，正气亏虚、外感药毒为骨髓抑制的基本病因；五脏虚衰、气血阴阳俱虚、间杂血瘀为其基本病机。气虚以肺、脾为主；血虚以脾、肝为主，重则影响至心；阴虚以肾、肝为主，涉及心；阳虚以脾、肾为主，重者涉及心。故骨髓抑制的病位在骨髓，可涉及五脏。以培元补虚，扶正祛邪为法治疗。

一、发生机制

（一）西医学发生机制

1. 造血干细胞（hematoPoietic stem cells，HSCs）凋亡

细胞凋亡是通过遗传控制的有序的调节细胞死亡的形式。凋亡通过调节造血系统的大小，协同细胞增殖和分化，进而维持造血稳态。细胞凋亡的控制因子大致可分两类，一类具有抗细胞凋亡的活性，如Bcl-2、Bcl-XL等，另一类因子具有促进细胞死亡的活性，如Bax等，它们共同调控着细胞的凋亡过程。

2. HSCs衰老

目前认为，化放疗导致HSCs的衰老是潜在骨髓损伤发生最为关键的机制。细胞衰老的机制十分复杂，其中氧化应激损伤是细胞衰老的主要机制之一。活性氧水平和抗氧化酶活性失衡可以导致氧化应激发生。已经有研究证实，高浓度的活性氧可损伤DNA结构或者通过调控衰老相关的信号通路诱导细胞发生衰老。

3. 骨髓细胞增殖周期的异常

细胞周期也称细胞增殖周期是指细胞从一次有丝分裂完成到下一次有丝分裂结束所经历的全过程，分为间期（包括G1期、S期和G2期）和分裂期（M期）两个阶段。G1-S期、G2-M期时相的细胞分布是细胞周期调控的最重要的两个检查点，分别是进入DNA合成期与有丝分裂期。细胞周期能否顺利启动进行细胞增殖，关键取决于G1期能否进入S期。大量资料表明，60Co-γ射线可以引起细胞损伤，各器官细胞出现G0/G1及G2/M期阻滞及S期缩短。

（二）中医学发生机制

1. 化疗药毒，邪犯骨髓

《黄帝内经》认为"肾主骨，骨生髓""髓生血"。化疗药毒、放疗辐射直接侵袭骨髓，导致造血无能，引起白细胞减少、血小板减少及贫血等症状。

2. 脏腑虚弱，生化乏源

癌病患者正气已伤，多数患者经历过手术等治疗，气血俱伤。多次化疗、放疗，如同雪上加霜，不但损伤骨髓功能，还会损伤心、脾、肾、肝等脏腑功能。以致心虚不能主血，脾虚不能生血，肝虚不能藏血，肾虚不能化生，导致气血俱虚。

3. 正不胜邪

骨髓抑制严重者，可形成正不胜邪的病变格局，如此时再有外邪侵袭，则有发

热、出血之变，严重者危及生命。

二、发病原因

1. 化疗药物

化疗药物可损害骨髓中特定干细胞，并抑制祖细胞生长，导致周围血液中成熟的、有功能的血细胞数量减少。其减少程度与外周血液中血细胞成分的代谢周期有关，红细胞的代谢周期为120天，血小板为5～7天，中性粒细胞为6～8h。所以化疗通常最先出现白细胞减少，然后是血小板减少，最后才是红细胞减少。临床上最常见的是白细胞减少和粒细胞缺乏症。部分药物不影响成熟期的细胞和干细胞，只抑制增生活跃的细胞，暂时损害骨髓造血功能，另外一些药物可出现延期毒性，增殖活跃细胞和干细胞均受到抑制，往往引起全血细胞减少，重度损害骨髓造血功能；蒽环类药物具有氧化剂效应，能使红细胞产生反应性氧化物和正铁血红蛋白引起氧化性贫血；少数药物可引起溶血性贫血，如使用MMC-5-Fu、MMC-PDD方案时，尤需警惕溶血性贫血发生。

2. 放疗

骨髓干细胞对射线极为敏感，机体照射射线后造血干细胞、祖细胞以及幼稚造血细胞数量急剧减少，增殖功能降低或丧失，从而导致外周血中成熟血细胞数量下降。射线损伤造血细胞重要途径是诱导细胞凋亡，射线对成熟血细胞直接杀伤作用不甚显著，但对处于细胞周期内造血细胞的杀伤作用却很显著。射线可直接破坏骨髓微环境，使基质细胞受损，同时导致与造血实质细胞在微环境中回输、定位、成熟、释放密切相关的黏附因子表达降低，从而影响造血功能。骨髓抑制的程度与放射剂量、照射时间及照射范围密切相关，多数患者在较长时间内难以缓解，严重者有诱发白血病、白细胞减少、再生障碍性贫血等病变可能。

3. 生物制剂和分子靶向治疗

部分生物制剂如IL-2、IFN、LAK细胞、TIL细胞可导致短暂的白细胞减少，严重时也可出现贫血或血小板减少。西妥昔单抗、利妥昔单抗及曲妥珠单抗等也可引起白细胞减少和轻度贫血。

三、分类

骨髓抑制主要表现为贫血、白细胞减少症、中性粒细胞减少症、血小板减少症，以下分别对四种病症进行简述。

1. 贫血

血红蛋白90~120g/L，红细胞（3.0~4.0）×10^9/L，为轻度贫血；血红蛋白60~90g/L，红细胞（2.0~3.0）×10^9/L，为中度贫血；血红蛋白30~60g/L，红细胞（1.0~2.0）×10^9/L，为重度贫血。贫血的症状有疲倦乏力、头昏头晕、食欲不振、持续心动过速、胸痛、外周水肿及低热等，其中以疲倦乏力是最常见的症状。

2. 白细胞减少症

根据白细胞减少的程度可分为4度。Ⅰ度：（3.0~3.9）×10^9/L。Ⅱ度：（2.0~2.9）×10^9/L。Ⅲ度：（1.0~1.9）×10^9/L。Ⅳ度：<1.0×10^9/L。一般认为，轻度白细胞减少，患者不会出现特殊症状，多以原发病症状为主；中度白细胞减少，患者会有疲乏、无力、头晕、食欲减退等非特异性症状；重度白细胞减少，由于机体防御能力下降，患者极易发生不同部位的感染，常见感染部位是呼吸道、消化道及泌尿生殖道，可出现高热、黏膜坏死性溃疡及严重的败血症、脓毒血症，甚至可能发生感染性休克。

3. 中性粒细胞减少症

中性粒细胞减少症指外周血中性粒细胞绝对值（ANC）<2.0×10^9/L，根据中性粒细胞减少的程度可分为轻度（ANC>1.0×10^9/L）、中度（ANC为0.5×10^9/L~1.0×10^9/L）和重度（ANC<0.5×10^9/L）。

4. 血小板减少症

正常的血小板计数（PLT）在100×10^9/L至300×10^9/L之间，当PLT<100×10^9/L即可诊断为血小板减少症。PLT≤50×10^9/L时有出血倾向；PLT≤20×10^9/L则出血危险很大；PLT≤10×10^9/L时易发生危及生命的中枢神经系统出血、胃肠道出血和呼吸道出血。

四、分级

目前骨髓抑制的分度采用的是世界卫生组织抗癌药物急性及亚急性毒性反应分度标准（表2-26）。

表2-26　骨髓抑制的分度

血液指标	正常值	I	II	III	IV
血红蛋白（g/L）	≥ 110	95 ~ 109	80 ~ 94	65 ~ 79	< 65
白细胞（×10⁹/L）	≥ 4.0	3.0 ~ 3.9	2.0 ~ 2.9	1.0 ~ 1.9	< 1.0
中性粒细胞（×10⁹/L）	≥ 2.0	1.5 ~ 1.9	1.0 ~ 1.4	0.5 ~ 0.9	< 0.5
血小板（×10⁹/L）	≥ 100	75 ~ 99	50 ~ 74	25 ~ 49	< 25

　　一般认为，中性粒细胞的减少通常开始于化疗停药后1周，至停药10~14天后达到最低点，在低水平维持2~3天后缓慢回升，至停药后21~28天恢复正常。血小板降低比中性粒细胞降低出现稍晚，也在2周左右下降到最低值，其下降迅速，在谷底停留时间较短即迅速回升，数值曲线呈V型。红细胞下降出现的时间更晚。

五、护理

（一）起居调护

1．环境适宜

　　骨髓抑制患者自身防御功能极其低下，易发生感染，故应为患者安排单人病房，每天用紫外线灯照射房间消毒1h，患者所用物品需消毒，体温计、血压计、听诊器应为专用。医务人员出入病房须戴口罩、戴帽子、穿鞋套，进行查体治疗护理时，要用消毒液和流动水反复洗手，严格执行无菌操作规程和无菌技术，防止交叉感染。

2．起居规律

　　应提前告知患者治疗中可能出现的不良反应，促使患者配合治疗；平时应注意个人卫生，应定期修剪指甲、勤洗澡、勤漱口，若患者身体虚弱易出汗，应及时擦干并更衣，皮肤褶皱处应保持干燥卫生；若出现骨髓抑制，则需积极治疗，并对患者进行保护性隔离，限制他人探视。

3．并发症护理

　　1）肛周感染：因肛门括约肌处多褶皱，细菌易在此生长、繁殖，若骨髓抑制患者肛周出现微小伤口或护理不当，都极易感染，故护理人员应嘱咐或协助患者在早晚便后以温水清洗肛门，可每晚使用高锰酸钾溶液（1 : 5 000）坐浴30min。

　　2）血小板减少：患者应卧床休息，减少活动量，以防磕碰或擦伤，应密切关注患者的皮肤、黏膜，看是否出现出血点及瘀斑；应注意患者是否有意识障碍、头晕及呕吐等颅内出血的表现；严禁用牙签剔牙或用手抠鼻腔，防止口、鼻出血。

3）发热：当患者出现重度骨髓抑制时，需密切观测患者生命体征，注意其是否有感染迹象。对高热的患者应进行体温变化监测，嘱其卧床休息，做好降温；退烧常伴有大量出汗，应嘱咐患者多饮水，及时补充水分，防止虚脱。

4）中心静脉导管导致的感染：中心静脉导管是造成患者感染的主要因素。对骨髓抑制期的患者，应高度关注患者输液情况，严格遵守无菌操作，密切观察穿刺位置是否有渗血、红肿等感染迹象。若患者突发不明原因的寒战、高热，排除其他感染途径后，应考虑感染是否由中心静脉导管引起，及时拔管，采外周血，与导管前端2cm一并送检，做细菌培养。

（二）病情观察

1．一般情况

由于白细胞减少，患者机体的抵抗力明显下降。开始化疗第7天至化疗结束后第7天为白细胞数量最低的时段，此时应密切观察白细胞变化情况，如白细胞低于$3.0 \times 10^9 / L$，则应立即停药并监测患者的生命体征，观察患者有无发热、咳嗽、咳痰、口腔黏膜溃烂、尿频、尿急、尿痛等感染症状。

2．体征及伴随症状

1）生命体征：体温、呼吸频率、神志、瞳孔、血压、尿量等。

2）伴随症状：意识变化、出血、感染、休克、头痛、视力模糊、喷射性呕吐等。

3）体征：腹胀、腹痛等。

4）其他：心理、精神状态、娱乐、工作、人际交往等。

3．骨髓抑制并发症

1）感染：患者在出现骨髓抑制时免疫力低下，容易发生感染。应观察有无感染征兆，严密监测体温变化，区分药物热和感染性发热，以便对因处理；观察患者有无呼吸道感染，如咳嗽咳痰等；观察患者大便的次数、量及性质；观察患者有无口腔糜烂和溃疡。

2）出血：应严密监测骨髓抑制患者的血象变化，如血小板异常者，则应注意其大便状况，必要时送检大便以检查是否有隐血。

（三）情志护理

情志护理是中医重要的护理措施。情志护理通过情志相胜、移情易性、解疑释惑、发泄解郁、调和喜怒忧思等法来疏导患者心理，可消除或缓解其焦虑、抑郁等不良情绪，显著改善患者的心理状态。

1. 疾病宣教

护士应主动关心安慰患者，向其介绍病室环境、主管医生和主管护士，消除患者的陌生感和紧张感，减轻患者对住院的恐惧。可帮助患者结识病友，并建议家属在精神上和生活上给予支持，增强患者战胜疾病的勇气和信心，还应向患者讲明骨髓抑制可能出现的并发症以及采取的治疗、护理措施，争取患者的理解与配合。

2. 心理评估

在骨髓抑制期，由于全身不适、食欲不振，患者易出现恐惧及悲观情绪，护理人员应积极与患者沟通交流，缓解患者的紧张和恐惧，鼓励患者并帮助其树立战胜疾病的信心，从而提高治疗依从性，使其顺利度过骨髓抑制期。

3. 移情易性法

可指导患者掌握自我排解不良情绪的方法，如音乐疗法、谈心释放法、转移法，转移患者对躯体症状的注意力。

（四）膳食调理

1. 准备

进行营养知识宣教，制订合理的饮食计划。

2. 食物

应为患者提供高蛋白、高维生素及高热量且易消化的饮食，禁食生冷、油腻、辛辣等刺激性食物。可多食用新鲜的水果、蔬菜，以保持大便通畅，防止便秘，减少肛周感染。

3. 细节

在放疗、化疗过程中易出现腹泻，故患者应选择低纤维饮食，少食豆类、牛奶等易产气食物；若患者腹泻严重，应暂停治疗，并给予胃肠外营养。

4. 经典膳食方

（1）桂圆红枣粥

【做法】将大米洗净，在清水中浸泡30min，桂圆放入清水中浸泡5min，红枣6颗对半切开；锅中放入适量清水，大火烧开，放入大米煮开后，放入桂圆转小火熬煮20min，期间不定时搅拌，防止煳锅；放入红枣、红糖拌匀后继续煮10min即可。

（2）黄芪杞子煲水鱼

【做法】黄芪30g，枸杞子20g，甲鱼1只，油、盐各少许。将甲鱼宰杀后去内脏，洗净，切块；黄芪用纱布包好，与枸杞子、甲鱼块一起加适量水炖至熟烂，去黄芪渣，以油盐调味，服食。

（3）金针菇炖鳗鱼

【做法】鳗鱼600g，金针菇200g，鸡蛋3枚，料酒、精盐、麻油各适量。将金针菇洗净，鳗鱼去内脏洗净，放入沸水中焯一下，捞出洗净切段；将鸡蛋磕入蒸钵，用筷子搅匀，加入金针菇，最上面放鳗鱼，加入精盐、料酒，倒入适量清水，上笼蒸至鱼熟，出锅前浇上麻油即可。

（4）鸡蓉豆腐

【做法】豆腐400g，鸡胸脯肉100g，荸荠5个，鸡蛋清1份，青蒜1根，黄酒、食盐、味精、淀粉各适量。将鸡胸脯肉洗净剁蓉，青蒜切成蒜末，荸荠去皮与豆腐捣成泥，拌入鸡蓉、鸡蛋清、黄酒、水淀粉、食盐、味精，撒上蒜末，上屉蒸15~20min，佐餐食。

（五）用药护理

1．白细胞减少的治疗

常用升白药物有重组人粒细胞集落刺激因子（rhG-CSF）、重组人粒-巨噬细胞集落刺激因子（rhGM-CSF）、鲨肝醇、维生素B$_4$、升白安、氨肽素、茜草双酯等。中药制剂有益生血胶囊、地榆升白片、八珍颗粒、升白胺、人参皂苷、鹿血精、苦参素等，可以两药或三药合用。

1）当WBC<3.0×10^9/L时应立即停药，并使用rhG-CSF或rhGM-CSF治疗。

①重组人粒细胞集落刺激因子（rhG-CSF）：注射本品后短期内中性粒细胞可迅速上升。rhG-CSF的不良反应较轻，包括皮疹、肌痛、骨痛、头痛、倦怠、发热，有时可见恶心、呕吐，少数患者出现肝损害。

②重组人粒-巨噬细胞集落刺激因子（rhGM-CSF）：rhG-CSF的不良反应较rhG-CSF明显，多为轻度、中度，常见不良反应为发热，其次为皮疹，再次为肌痛、骨痛、头痛、恶心呕吐、厌食、腹痛腹泻、低血压、浮肿、肾功能损害等。

2）当WBC<2.0×10^9/L应对患者进行保护性隔离。

3）当WBC<1.0×10^9/L时，尤其是0.5×10^9/L时应当配合输注粒细胞。

2．血小板减少的治疗

治疗轻度血小板减少常用复方阿胶浆、血康口服液、益血生胶囊、八珍颗粒、人参皂苷等中药制剂。

1）短期PLT显著减少，可使用低剂量的皮质激素（如Pred 5～10mg，2次/天）。

2）严重PLT减少伴有出血时或低于15×10^9/L时通常需输注PLT，每次5～10U（每单位含6×10^9/L存活的PLT）。

3）临床上还经常使用促进血小板生成的细胞因子，如白介素–11（rhIL–11）、PLT生成素（TPO）等制剂。

①白介素–11：rhIL–11可直接促进造血干细胞、多能祖细胞和巨核细胞增生、分化并能促进巨核细胞成熟，从而使血小板数目增加。

②血小板生成素（rhTPO）：rhTPO能刺激血小板形成，增加血小板计数，耐受性好、安全性高。

3. 贫血的治疗

（1）抗贫血制剂

治疗轻度贫血，临床常用口服制剂如速力菲、复方皂矾丸、益血生、生血宝等。缺铁性贫血的患者应补充铁剂。口服铁剂包括硫酸亚铁、富马酸亚铁、葡萄糖酸亚铁、琥珀酸亚铁、乳酸亚铁等，其中硫酸亚铁和富马酸亚铁较常用。肠道外铁剂包括右旋糖酐铁、葡萄糖酸铁、蔗糖铁等。

（2）输血治疗

当血红蛋白减少至80g/L时患者往往需要输血或成分输血，一般认为在血红蛋白减少至80g/L之前，原则上不应考虑输血治疗。输血的治疗主要优点是可以迅速升高血红蛋白水平。

（3）EPO治疗

促红细胞生成素（EPO）可促进红细胞生成，可以明显减少输血。

（六）中医特色疗法

可遵医嘱选择适宜的中医特色疗法，以缓解患者的骨髓抑制症状，可选用热敏灸疗法、针刺疗法、穴位注射疗法、中药穴位贴敷等。

1. 热敏灸疗法

（1）作用机制

热敏灸是中医疗法，它通过灸条的热效用实现循经感传，进而调节经气运行，激活机体的调节功能。可提高经络感传性，促进机体内的经气直达病所，提高疗效。热敏灸是新型艾灸疗法，不仅具备灸法的治疗优势，更能发挥热疗作用。化疗后辅以热敏灸能够通过艾灸足三里等穴位起到温和经络的作用。

（2）操作方法

取双侧足三里、气海穴、关元穴和双侧三阴交穴，行热敏探测，以出现传热、透热、局部不热（微热）但远部热、扩热、表面不热（微热）但深部热为宜。确定敏感穴后应详细标记穴位。将艾条点燃，对热敏穴实施回旋灸治疗，时间为2min，以温热气血。再用循经往返灸进行治疗，时间为1min，以激发经气。再用雀啄灸治疗1min，以增强热敏化。而后用温和灸治疗，艾灸条与皮肤距离为3cm，直至灸感完全消失。连续治疗10天。

（3）注意事项

1）如因施灸不慎灼伤皮肤，局部出现小水疱，可嘱患者保护好水疱，勿使破溃，任其吸收，一般2～5天即可愈合。如水疱较大，可用消毒毫针刺破水疱，放出水液，再适当外涂烫伤油等，保持疮面洁净。

2）注意晕灸的发生。如发生晕灸现象，按晕针处理。

3）患者在精神紧张、大汗后、劳累后或饥饿时不宜灸。

4）注意防止用艾灰脱落或艾炷倾倒而烫伤皮肤或烧坏衣被。艾条灸毕后，应将剩下的艾条置入灭火管内或将燃头浸入水中，以彻底熄灭，防止再燃。如有绒灰落到床上，应清扫干净，以免复燃。

2. 针刺疗法

（1）作用机制

针刺可延长中性粒细胞的寿命，减少外周血中淋巴细胞、单核细胞的损失，并且可使受损害的造血干细胞尽快进入增殖周期。

（2）操作方法

取合谷、气海、关元、足三里、三阴交、阴陵泉、悬钟、太溪，常规消毒后，用30号2寸毫针进针，针用补法，得气后留针30min，关元、足三里、三阴交三个主穴加用温针灸，每天1次，15天为1个疗程。

（3）注意事项

正确掌握的针刺角度、方向和深度，可增强针感，提高疗效。

3. 地塞米松穴位注射疗法

（1）作用机制

地塞米松为糖皮质激素类药物，可提高机体对有害刺激的应激能力，刺激骨髓造血，可用于血液系统疾病的治疗。足三里穴是"足阳明胃经"的主要穴位之一，它有调理脾胃、补中益气、通经活络、疏风化湿、扶正祛邪之功，具有强壮机体的作用。据临床观察，穴位注射将注射药物和针刺穴位相结合，可提高药物疗效。有研究发现刺激足三里穴位通过神经–体液综合调节及免疫影响，能有效提高外周白细胞总数，增强机体的非特异性和特异性免疫功能，调节机体免疫力，且足三里穴位注射地塞米松无降低白细胞吞噬功能的不良反应。

（2）操作方法

患者取坐位屈膝90°，在犊鼻下三寸为足三里穴，以安尔碘、碘酒或酒精消毒皮肤，消毒范围应大于5cm×5cm，以5mL一次性注射器抽吸地塞米松5mg垂直进针，进入皮下后针尖缓慢推进并提插，待患者有较明显的酸、麻、胀感（针感）后，抽吸无回血，则可缓慢推注药物，推注完毕将针退至皮下快速拔针，以无菌棉签按压局部约3min防出血。两侧足三里穴交替注射，连续3~5天。

（3）注意事项

1）确保准确定位及注射。

2）注射中及注射后注意观察患者的反应，询问患者的不适。

3）注射后让患者休息15~20min再活动。

4）治疗时应对患者说明治疗的特点和注射后的正常反应。

3. 中药穴位贴敷

（1）作用机制

中医穴位贴敷疗法是中医外治的传统治疗方法，是将配制的中药方剂加工成药饼固定于腧穴上，通过对穴位的刺激作用及药物作用来治疗病症的。中药方剂由肉桂、附子、当归、干姜、冰片组成。肉桂能补气益血，温脾补肾；附子能补火助阳，散寒祛温，回阳救逆；当归能补血活血，痛经活络；干姜能回阳通脉，温中散寒；冰片能清热解毒，开窍醒神。贴敷足三里能健脾益气，活血化瘀，扶正培元；神阙能健脾和胃，温运脏腑，为生命之根蒂，扶正固本；贴敷三阴交能健脾和胃，舒经活络，调肝补肾。

（2）操作方法

干姜、附子、肉桂各10g，冰片2g，当归5g将饮片磨成粉，以醋调和，制成药饼。取神阙、足三里、三阴交，于每天9时进行贴敷，每天1次，贴敷4h后撕去。

（3）注意事项

1）对胶布过敏者，可改用肤疾宁膏或用绷带固定贴敷药物。

2）若使用刺激性强、毒性大的药物，则贴敷穴位不宜过多、贴敷面积不宜过大、贴敷时间不宜过长，以免发泡过大或发生药物中毒。

3）对久病体弱消瘦以及有严重心脏病、肝脏病等的患者，使用药量不宜过大，贴敷时间不宜过久，并应在贴敷期间注意病情变化和有无不良反应。

第十六节　凝血功能障碍

肿瘤患者是因凝血功能障碍而发生出血的高危人群。据报道约有50%的肿瘤患者在其患病过程中会发生凝血功能异常，包括弥散性血管内凝血、血栓、出血等问题。凝血功能障碍是导致肿瘤患者死亡的原因之一。

一、发生机制

（一）西医学发生机制

1）本身或放疗、化疗导致骨髓抑制，血小板生成减少。

2）免疫性血小板减少症（immune thrombocytopenia，ITP）即对自身抗原的免疫失耐受，导致血小板破坏增多，使得血小板相对不足。ITP可导致凝血功能异常。

3）营养不良或肝脏病变造成凝血因子产生减少，或由药物引起纤维蛋白分解、变为高凝状态，或合并感染，可导致血液系统的恒定性受到破坏，凝血功能发生异常。

4）部分骨髓增殖性疾病也可导致凝血异常，如由于骨髓巨核细胞过度增生，外周血中血小板数量明显增多且伴有功能异常。

5）由于遗传性或获得性的抗凝蛋白、凝血因子、纤溶蛋白等缺乏，或者存在获得性危险因素，易栓症也可导致高血栓倾向。

上述发病机制均可导致出血或血栓形成。

（二）中医学发生机制

1）紫癜发病与外感、饮食、劳倦、七情有关，病机以热、瘀为标，气虚、阴虚为本。

2）易栓症的病机主要是禀赋不足、疾病转化、有诱发因素。

3）弥散性血管内凝血的主要病机是感受外邪、疾病转化、有诱发因素。

二、发病原因

（一）血小板数目异常

1．血小板减少

某些肿瘤如血液肿瘤、乳腺癌、前列腺癌可通过骨转移等方式，侵犯骨髓，破坏造血系统。接受放疗、化疗时，放射线及药物也会引起骨髓抑制，使骨髓内多核巨细胞缺乏，引起血小板减少。另外，某些脾脏肿大的原发性肿瘤患者、肿瘤合并DIC的患者，均可因血小板的破坏增加而导致血小板减少。当血小板数量$<50\times10^9$/L时，可出现自发性出血。

2．血小板增多

部分肿瘤患者会出现继发性血小板增多，致使血液呈高凝状态，易发生血栓，严重者发生弥散性血管内凝血而危及生命。造血干细胞功能异常也可发生原发性血小板增多症。

（二）血小板功能异常

部分肿瘤患者血小板计数正常，但功能异常，表现为血小板促凝血活性下降及凝血功能异常。

（三）凝血因子相关

凝血因子缺乏及凝血因子消耗增多都可引起凝血功能异常导致出血。

（四）其他

肿瘤细胞可表达纤溶酶原激活物及纤溶酶原激活物受体，由此打破纤溶系统的平衡。

三、分类

（一）高凝固性血栓

15%的肿瘤患者发生过栓塞，在某些特定的肿瘤患者中这一比例更高，如胰腺癌导致栓塞发生的可能性在50%以上。肿瘤患者的高凝固性血栓倾向可能与血小板异常有关。血小板数目异常增加、血小板形态发生改变、血小板易溶解、血小板附着力增加都是引起肿瘤患者高凝固性与栓塞的因素。常见的血液性栓塞的恶性肿瘤有胰腺癌、肺癌、胃肠道癌、卵巢癌、乳腺癌及骨髓增生异常综合征等。栓塞形成常见的原因有异常的血液流动、血管壁的异常、化疗、中心静脉留置导管的并发症等。

肿瘤相关静脉血栓栓塞症（tumor-associated venous thromboembolism，TAVTE）指恶性肿瘤合并静脉血栓栓塞症（venous thromboembolism，VTE），发病率为4%～20%。流行病学研究分析发现，在所有首次发生VTE的病例中，20%～30%和肿瘤相关；而肿瘤患者VTE的发生率比非肿瘤患者高4～7倍，且呈逐年上升趋势。肿瘤患者发生VTE的累积发生率为1%～8%。VTE为肿瘤的重要并发症之一，也是导致肿瘤患者死亡的原因之一。肿瘤患者为发生VTE的高危人群。

（二）出血

白血病患者常见出血，瘀点、瘀斑是诊断前最常见的征象。肿瘤肝转移或肝癌患者由于凝血因子缺乏，也易发生出血。

（三）弥散性血管内凝血

1. 定义

弥散性血管内凝血（disseminated intravascular coagulation，DIC）是一种在严重原发病基础之上，以血管内凝血为特征，微血栓广泛形成，大量凝血因子及血小板被消耗，伴随继发性纤维蛋白溶解亢进的获得性全身性血栓-出血综合征。这是一类获得性疾病，发生在许多疾病的病理过程中。初期，患者血清学检验指标会出现异常，凝血系统被激活并渐渐不受约束，随着疾病的发展，血管内逐渐出现一些纤维蛋白凝块，使得人体器官不能发挥作用，同时血小板和凝血因子被大量的消耗，导致机体大量出血。因此，DIC在临床上也被称为消耗性血栓-出血性疾病。

2. 病因

DIC的病因主要为感染、恶性肿瘤、产科意外，其次为肝病如暴发性肝衰竭、肝硬化及其他有严重肝功能损害的疾病。严重的头部损伤也可导致DIC。

3. 分期

可分为高凝期、消耗性低凝期、继发性纤溶亢进期。

4. 临床表现

DIC主要表现为出血、溶血、微血管栓塞症状低血压及休克。

急性出血较常见，而动脉、静脉栓塞之慢性出血较少见。多发性出血是DIC最常见的症状，如皮下出血、瘀斑、紫斑、牙龈出血、血便、血尿、鼻衄及咯血等，也可能出现肢端发绀、瘀斑扩展至脚趾和手指指端而造成坏疽。常见的出血部位有皮肤、黏膜、消化道、泌尿道、视网膜、肺部及中枢神经系统，此外，出血亦可发生在注射部位如静脉穿刺处、手术伤口等。出血程度可自轻微到致命。

四、分级与评估

对于高凝因性血栓者可使用血栓评估工具，具体工具见下。

1. Caprini血栓风险评估量表

2005版Caprini量表根据对每个危险因素赋值的不同将其分为A（A1、A2）、B、C、D共4个版块，并分别赋值，除年龄、手术时间、体重指数3个危险因素的评分呈层级递进关系外，其他危险因素的权重取决于引起血栓事件发生的可能性，如2分项只增加了既往恶性肿瘤1个条目；分项包括血栓史及家族史、现患恶性肿瘤、与凝血相关的特殊实验室检查等条目。量表根据得分将患者发生静脉血栓栓塞症（venous thromboembolism，VTE）的风险分为低危（0~1分），中危（2分），高危（3~4分）和极高危（≥5分）4个层级，各个层级均推荐了相应的预防措施。

2. Padua血栓风险评估量表

该量表以Kucher量表为基础，包括活动性恶性肿瘤、VTE史、活动减少、已知的易栓症、1个月内创伤或手术、高龄（≥70岁）、心衰和（或）呼吸衰竭、急性心肌梗死或缺血性脑卒中、急性感染和（或）风湿性疾病、肥胖（BMI≥30kg/m²）、正在接受雌激素治疗11个条目。危险分层为2层，总分<4分为低度风险，总分≥4分为高度风险。本量表具有条目少、客观性强、赋值及分层简单、评估费时少等特点，能有效预测患者发生VTE的风险。

3. Khorana风险评估量表

该量表最初由美国罗切斯特大学Khorana等根据肿瘤化疗患者的特点于2008年发展而来，采用3级评分法。低危：0分；中危：1~2分；高危：≥3分。

五、护理

（一）起居调护

1. 环境适宜

病房内应保持安静，应定期开窗通风，保持空气清新，定期进行病房空气消毒。

2. 顺应四时、起居规律

顺应四时可调阴阳、避外邪。《素问·四气调神大论》曰："夫四时阴阳者，万物之根本也。所以圣人春夏养阳，秋冬养阴，以从其根，故与万物沉浮于生长之门。逆其要，则伐其本，坏其真矣。故阴阳四时者，万物之终始也，死生之本也，逆之则灾害生，从之则苛疾不起，是谓得道。"说的是人顺应自然的重要性。应规律生活，早睡早起，保证充足睡眠。

3. 锻炼

病情允许的情况下，患者可适当进行锻炼，如八段锦、太极拳等，时间不宜过长，而应循序渐进。出血严重或血小板少于20×10^9/L时应绝对卧床休息。

4. 保证环境安全

清除室内一切可能使患者身体损伤的危险因素，应将桌椅等设施的尖角包裹起来。夜间起床时照明要清楚，活动及在床上移动时动作要轻柔，床边应有护栏，走路时最好穿防滑鞋，防止跌倒和受伤。

（二）预防

1. 预防出血

1）饮食指导：不可进食坚硬、带刺的食物，如坚果类、鱼刺较多的鱼类食物，避免因食物引起口腔及消化道的出血。应多进食富含维生素C的水果，以降低血管脆性，改善血管内皮功能，有利于减少出血。菠菜、猪肝等食物中维生素K含量较多，也有利于止血。合并有贫血的患者应给予含铁量高的食物，如菠菜、猪瘦肉、猪肝、黑木耳等，有助于纠正贫血。

2）做好患者自我观察宣教，如出现以下情况，则应及时告知医护人员进行处理。①皮肤如出现瘀斑瘀点；②尿液颜色为浓茶色或肉眼红色；③大便带血丝或有黑便；④女性月经量过多或经期延长。

3）去除可能引起出血的因素。对此类患者尽量避免进行侵入性检查和治疗，如血管穿刺、灌肠等操作，若必须进行，应先检查血小板及凝血时间，有血小板缺乏或凝血时间延长，则应先补充血小板，缩短凝血时间。进行各种穿刺后，应按压10～15min并观察出血情况。尽可能选用小号针头，避免使用止血带，如必须使用止血带，则止血带不宜扎得过紧。如必须进行动脉穿刺，应尽量选用桡动脉穿刺或足背动脉穿刺，避免穿刺股动脉，以免血管难以愈合而引起出血，且穿刺口按压时间应20min以上。

4）留置导管的注意事项：留置各种导管时，应充分润滑导管，选择小号导管。对留置中心静脉导管的患者，进行置管前应检查其凝血相关结果，如凝血功能异常，应根据患者具体情况，先输注新鲜冰冻血浆或人纤维蛋白原改善凝血，血小板异常低下患者应先输注血小板后再进行置管。

5）病室应整洁并有防止磕碰或摔倒的安全措施。如桌角应用软布包裹，地板应防滑，病床设护栏等。

6）避免使用可能引起出血的药物如阿司匹林、潘生丁等。

7）做好防寒保暖措施，避免感冒。避免用力打喷嚏或咳嗽引起血小板低下患者发生颅内出血。

8）对血压高的患者，应指导其按时按量使用降压药物，定期监测血压，避免因血压过高引起颅内出血。

9）患者饮食宜清淡，尽量保持大便通畅。血小板低下患者不可用力排便，因用力排便可引起自发出血，如颅内出血或内脏出血。

10）指导患者保持鼻腔清洁，勿用手挖鼻，避免引起鼻腔出血。将病房湿度维持在55%左右，避免因病室干燥诱发鼻出血。

11）不可用牙签剔牙，应用软毛刷刷牙，血小板低于20×10^9/L应绝对卧床休息，禁洗头，避免引起颅内出血。

2．预防血栓

1）对于VTE高风险的门诊化疗肿瘤患者可以考虑进行VTE预防。最新CASSINI研究显示，血栓高风险的门诊肿瘤患者（Khorana评分≥2分）服用利伐沙班10mg，每天1次，较安慰剂组显著减少VTE和VTE相关死亡的发生。基于CASSINI的研究，最新的ASCO肿瘤血栓指南和ISTH指南均推荐对起始化疗、Khorana评分≥2分、无药物间相互作用且无出血高风险（如胃肠道肿瘤）的门诊肿瘤患者，建议采用利伐沙班作为血栓一级预防方案。

2）在诊断为VTE后，如患者无抗凝禁忌证，应立即进行抗凝治疗。可用药物包括肠外抗凝剂［普通肝素（UFH）、低分子肝素（LMWH）、磺达肝癸钠（fondaparinux）］、华法林以及口服直接Xa因子抑制剂（如利伐沙班）。DVT患者应接受3～6个月的抗凝治疗，而合并PE的患者应接受6～12个月的抗凝治疗。对于患有活动性肿瘤或持续危险因素的患者，应考虑无限期抗凝。

（三）出血时护理

1）吸氧。

2）绝对卧床休息，保持病房安静。患者出现消化道或呼吸道大出血时，应使头偏向一侧，避免窒息。

3）当患者出现大出血时，应马上建立两条以上静脉通道，快速补液扩容，配合医生抢救，按医嘱行床边监测，做好记录。

4）正确采取各项标本送检。对大出血患者应根据医嘱及时留取血常规及交叉配血等标本。

（四）病情观察

预防胜于治疗，若能尽早发现患者有出血倾向而提早采取相应措施，则可使严重并发症发生率降到最低。当出血无法避免时，应按出血的护理常规护理，立即在出血部位加压及冰敷，以促进血凝块的形成，按医嘱给予凝血因子、抗凝剂、成分输血或抗纤溶药物治疗。血液高凝固的患者应警惕其出现脏器栓塞的相关症状。

1．体征

定时测量生命体征，观察意识状态，重视患者主诉，观察原发性疾病的病情。

2．出血

1）出血的形式：瘀点、瘀斑、血肿、黏膜出血、关节内出血、全身性出血或继发性出血。瘀点瘀斑可为散在性点状或斑块性出血。

2）出血的性质：如血液颜色。

3）出血的方式：依出血的次数和时间可分为持续性出血、间断性出血、渐进性出血及突发性出血等。

4）出血的量：若有呕血、便血、咯血等情况，应准备记录出血量。

3．伴随症状

1）生命体征：心率、血压、血氧饱和度变化，尿量变化、神志有无异常。

2）伴随症状：有无头晕、头痛、腹痛、呕吐等。

3）其他：心理、精神状态等。

4．高凝及栓塞

观察患者有无高凝和栓塞症状，如静脉采血时血液迅速凝固应警惕高凝状态。应注意患者有无单侧肢体肿胀、肢体沉重感、肢体疼痛、原因不明的持续性小腿抽筋等症状，并留意其面部、颈部或锁骨上区是否肿胀、留置中心静脉导管部位有无出现红肿胀痛感。

5．其他症状

观察患者是否有内脏栓塞引起的相关症状，如肺栓塞相关症状：气促、胸痛、心动过速、情绪不安、呼吸急促、昏厥、动脉氧饱和度下降等。

6．微循环

观察患者有无微循环障碍，如皮肤黏膜缺氧发绀、血压下降、尿少尿闭等。

7．紧急状况

持续急速大量出血时，可造成患者休克、昏迷甚至死亡。

8．实验室检查

观察实验室检查结果如血常规结果、凝血酶原时间、D-Ⅱ聚体、血浆纤维蛋白含量等。

（五）一般护理

1）按原发疾病护理常规护理，嘱患者卧床休息，保持病室环境安静清洁，保证患者有足够的睡眠。

2）做好皮肤护理，帮助患者定期翻身，避免局部皮肤长期受压；保持床单清洁，如出现咯血、呕血、便血，应随时清理污物。

3）应根据原发病调整饮食。

4）正确采集标本，协助实验室检查以判断病情变化及治疗效果。

（六）心理护理

及时与患者沟通及交流，了解患者心理活动及其内心的真实想法，并向患者普及其疾病的相关知识，提高患者的依从性，同时，还可向患者讲解相关治疗成功的案例，以增强患者自信心，并在护理过程中，给予患者充分关怀及照顾，提高患者舒适感，缓解患者担忧及焦虑心理。

第十七节
皮肤护理：癌性伤口、压疮

一、癌性伤口

癌性伤口是由于原发癌、局部或远处肿瘤转移到皮肤后导致的开放性和（或）有渗出的恶性皮肤溃烂，表现为腔洞、皮肤表面开放性伤口、皮肤结节或从皮肤表面生长扩散出的结节。癌性伤口多呈蕈状或菜花状，或呈溃疡型，进一步可发展为瘘或瘘管。本病发病率为6%～19%，平均为6.6%，可发生于身体的任何部位，多发于乳房（49%）及头颈部（34%）区域。由于肿瘤本身、恶病质等因素，晚期癌症患者的癌性伤口通常很难愈合。癌性伤口一般出现在晚期癌症患者身上，患者在面临疾病威胁的同时还要忍受伤口带来的恶臭、渗液、出血、疼痛等种种不适。这种伤口由于医疗条件的限制无法愈合，不仅会伴随着患者直到死亡，同时对于患者生活质量的提升也是极大的阻碍，严重影响患者的身心健康。因此以提高患者生存质量为目的的症状管理是癌性伤口护理的首要目标。护理人员应掌握专业的癌性伤口护理知识，以一种尊重和积极的态度面对患者，提高患者及其家属对癌性伤口处理的信心。

（一）发病原因

癌性伤口的病因有很多，主要原因包括：①癌细胞通过淋巴和血液进行的皮肤转移；②原发伤口迁延不愈；③肿瘤复发；④诊断或手术过程中发生的机械性种植；⑤与某些肿瘤的治疗措施有关，如化疗渗出或放疗造成的急性或迁延性反应等；⑥某些慢性伤口也有发生癌变的可能，但伤口恶变的确切机制尚不清楚。

（二）癌性伤口的特点

癌性伤口与恶性肿瘤的转移有着密切关系，容易出现伤口局部出血、渗液、恶臭。此外，癌性伤口亦有疼痛及周围皮肤受损的问题，其临床表现具体如下。

1．出血

癌性伤口出血的主要原因是癌细胞侵蚀血管壁，也可由癌症本身或治疗造成。此外，癌细胞不断延伸、癌细胞新血管床增加，造成组织受压，增加了组织的易脆性，因而容易出血。

2．渗液

渗液产生的原因主要包括：①癌性伤口内微血管与淋巴管受侵犯，血管通透性增加；②肿瘤细胞分泌血管通透性因子，使血管内血浆胶质通过血管；③伤口感染发生炎症反应，机体分泌组胺导致血管扩张，血管通透性增加；④细菌蛋白酶分解坏死组织。这些因素都可导致伤口渗液。

3．恶臭

癌性伤口的臭味与坏死组织、细菌定植、感染以及浸满渗液的敷料有关。①组织中血管阻塞伴随着血管变异，使血流供给与细胞灌注起伏不定，导致组织氧气的灌流量降低，因而造成组织缺氧坏死；②坏死组织为厌氧菌最理想的培养皿，厌氧菌会分泌脂肪酸的代谢产物，也是形成恶臭的来源；③若伤口有瘘管形成，会加重恶臭的产生。

4．疼痛

癌性伤口的疼痛不适主要与肿瘤本身压迫或肿瘤侵犯神经、血管有关。若是真皮层组织破坏，则可能有针刺痛。有时疼痛是因为皮肤受损，致神经、血管裸露于表皮外，也可能是因为不恰当的处理所致，如选择不适合的伤口敷料、不恰当的移除敷料方式、伤口冲洗液选择不适当以及伤口清洁技巧不当等都会造成疼痛。

（三）分级与评估

伤口评估是伤口护理环节中最关键的一步，全面的伤口评估也是以患者为中心的服务理念的体现。癌性伤口的评估应考虑整体性，而不仅限于对伤口局部的评估，还要从患者的身体、心理、社会功能、经济状况、抗肿瘤治疗情况、家属支持情况等方面进行评估。

1．伤口局部评估

局部评估主要评估伤口的部位、外观、渗液、气味、疼痛、出血、伤口周围皮肤情况和其他相关的症状。

（1）部位

癌性伤口可发生于身体的任何部位，包括头面部、颈部、胸腹部、会阴部、四肢等。不同部位需要选择不同形状或材质的敷料，评估伤口部位可以指导伤口护理人员选择合适的敷料，进行有针对性的护理。

（2）外观

外观包括伤口的大小、深度、伤口床组织的颜色等。目前临床一般采用一次性直尺测量伤口的大小并统一记录。伤口深度一般先用棉签或镊子进行探测，再用直尺测量棉签或镊子探入部分的长度，但必须注意的是，癌性伤口容易出血，因此在测量深度时须特别小心；在伤口深处，须仔细观察是否有瘘管形成。伤口床组织的颜色通常用四分法来表示，如伤口有50%的黄色腐肉、25%的红色组织、25%的黑色坏死。

（3）渗液

渗液评估主要评估渗液的量、颜色、性质。临床上一般用Mulder渗液量分级法，分为无渗出、少量渗出、中等渗出、大量渗出。

1）无渗出指24h更换的纱布不潮湿，看上去是干燥的。

2）少量渗出指24h渗出量少于5mL，每天更换纱布不超过1块。

3）中等渗出指24h渗出量在5～10mL，每天至少需要1块纱布，但更换纱布不超过3块。

4）大量渗出指24h渗出量超过10mL，每天需要3块或更多纱布。

进行伤口渗液量评估时要注意伤口本身使用敷料的吸收性。

（4）气味

根据Grocott伤口气味评估法，对癌性伤口气味的描述分为6个等级（表2-27）。

表2-27　Grocott伤口气味评估法

级别	气味状况
0级	一入房间 / 病房 / 诊间即可闻到
1级	与患者一个手臂距离即可闻到
2级	与患者少于一个手臂距离才能闻到
3级	接近患者手臂可闻到
4级	只有患者自己可闻到
5级	没有气味

（5）疼痛

临床一般常用的疼痛强度评估工具有数字疼痛强度评估量表（NRS），是由0～10数字等份标出的线性标尺，"0"表示无痛，"10"表示最痛。另外，还常用视觉模拟分级法（VAS）评估疼痛强度。除了对疼痛强度的评估外，还需要评估疼痛的部位、疼痛的性质、疼痛的原因以及使疼痛加剧或缓解的因素。

（6）出血

评估伤口出血情况时，首先需要对出血量进行客观描述，还需要了解容易引起伤口出血的原因、如何减少敷料在更换中易引起出血、何种清洗方式易造成伤口出血等。

（7）周围皮肤情况

评估伤口渗液的管理情况、肿瘤对伤口周围皮肤的侵袭情况、敷料对周围皮肤的影响。

2．全身性评估

癌性伤口的全身性评估应从患者的身体、心理、社会功能、经济状况、肿瘤治疗情况、家属支持情况等方面进行。癌性伤口改变了患者身体外在形象，加上伤口渗液、恶臭的影响，患者常常认为自己很脏，自尊心受损，变得自卑、不愿意与人交流及参加社交活动，进而有与社会隔离的倾向。在情绪上，患者变得忧郁、恐惧、产生无助或害怕的情绪反应。由于癌性伤口受肿瘤的影响较大，伤口愈合有一定的困难，且伤口换药时间较长，有的伤口换药长达1年以上，伤口换药次数多，敷料成本高，有的伤口还需要家属配合换药，长期而言，会给家庭造成重大负担，也对家属造成很大的压力。这些都需要医护人员详细评估，为采取有针对性的干预措施提供依据。

（四）伤口的管理

癌性伤口的处理目标是有效控制伤口相关症状并给患者心理精神支持。其中症状管理包括管理渗液、控制恶臭、减少出血、降低疼痛、保护周围皮肤等，可提高患者的舒适度，维持患者自尊，最大限度地提高患者的生活质量。

1. 伤口相关症状的管理

（1）管理渗液

伤口渗液过多，会造成伤口周围皮肤的浸渍、刺激。伤口产生渗漏，需频繁更换伤口敷料或就诊，导致患者生活无法自理，经济负担加重。伤口渗液过少，则敷料粘连伤口，结成硬壳，使患者感觉不适，换药时伤口疼痛，并会因粘连造成再次损伤，使患者无法自行更换，并因为担心疼痛而害怕换药。因此，应当选用合适的吸湿性敷料，动态调整伤口湿度，维持伤口渗液平衡以提高患者的舒适度及增加自信心。

当渗液量大时，临床上可采用负压吸引技术，即负压伤口治疗技术（NPWT），负压吸引是近年提出的一种伤口渗液管理方法，通过负压原理及时、高效地吸出伤口残留或产生的渗液，同时配合使用高吸水性的敷料，如藻酸盐敷料、泡沫敷料、亲水纤维敷料等来吸收渗液从而减轻臭味，减少更换敷料的频率。

当渗液量少时，可选用水胶体敷料、超薄泡沫敷料等，以防止创面过干。对于高渗出性的瘘管可用造口袋或伤口引流袋进行渗液收集。敷料可根据伤口渗液量和臭味情况进行更换，一般每3天更换1次。在选用敷料时，需要考虑患者的换药成本，对于渗液量大、换药频繁的伤口，可以适当地选用成本较低的传统敷料如棉垫、纱布等结合新型敷料使用。

（2）控制恶臭

臭味的产生除了造成患者的困扰外，也不断提醒患者疾病存在的事实。可通过清洗、清创、控制感染、选择合适的敷料来减轻或去除伤口臭味。有研究表明含银敷料（银离子藻酸盐敷料、含银泡沫敷料、纳米银绷带结合蜂蜜绷带）可在一定程度上减少臭味产生。硅胶猫砂、负压吸引装置可以作为相互替代的产品。共同用于癌性伤口气味的控制。硅胶猫砂不溶于水和任何溶剂，化学性质稳定，吸附性能强。能快速吸收癌性伤口的渗液进而防止气味的扩散，也达到除臭的效果。此外使用活性炭可以明显减少癌性伤口恶臭，减轻伤口感染，减少抗菌药物作用。

1）清洗：清洗伤口最重要的是彻底移除伤口床中的渗液和伤口组织中的废物，这是移除臭味的首要步骤。据文献报道，生理盐水是目前最适合的伤口清洗液，对于整个创面被肿瘤坏死组织覆盖且坏死组织较厚的癌性伤口，临床上先用生理盐水清洗伤口，再用3%过氧化氢溶液冲洗3~5min，最后用生理盐水再次进行创面清洗，比单独用生理盐水冲洗除臭效果更好。但过氧化氢溶液会损伤新生的肉芽组织,必须根据创面坏死组织情况谨慎选用。

2)清创:清创即除去伤口床的坏死组织,坏死组织是恶臭的来源之一,移除癌性伤口上的坏死组织和细菌是治疗恶臭的主要方法。由于癌性伤口处的肿瘤细胞侵袭血管易引发出血,因而清创时需要慎重处理,不建议单独使用外科清创法进行清创。可先用湿性敷料水凝胶溶解清除坏死组织或痂皮,进行安全有效的自溶清创,当伤口有愈合可能时,可以根据患者病情及伤口情况,适当采用外科清创与自溶清创联合法来加快坏死组织的清除。

3)控制感染:目前临床上常使用含银敷料来抑制伤口床细菌,达到伤口局部抗感染的目的。含银敷料可以改变细菌DNA双链结构,阻断细菌细胞呼吸链,破坏细菌内蛋白及酶,从而达到快速杀灭多种病原微生物的效果。合理使用含银敷料可以提高性价比和安全性,同时可以有效降低伤口的生物负荷,促进伤口愈合。不同医用含银敷料的抗菌性能与吸湿性能也不同,需根据伤口特点选用合适的含银敷料进行感染控制。当伤口恶臭渗液较少时,可选用金属银敷料或纳米晶体银敷料快速消除口臭味;当伤口恶臭而渗液多时,则可选用藻酸盐银敷料、亲水纤维银敷料或泡沫银敷料吸收渗液,控制臭味。值得注意的是,含银敷料会使伤口床产生典型的蓝黑色着色,有时会给判断伤口床组织带来干扰,注意不要将着色处与感染或坏死组织混淆。当伤口面积范围大、换药成本过高时,可以将干茶包放在伤口外层敷料中,这样既可以帮助除臭,又可以降低换药成本。可根据伤口的范围大小来估计茶包的量,一般为3～4包。应在创面做细菌培养及做药敏试验,根据检验结果选择敏感抗生素,必要时可选用抗生素进行全身抗感染治疗以控制伤口细菌的血行感染。

4)清新环境:保持开窗通风,及时清除伤口敷料和渗液,保持患者衣服和床单等清洁,也有利于减少伤口产生的臭味。也可以在室内放置煮咖啡后残留的咖啡渣作为除臭剂。

(3)减少出血

保持溃疡面适宜的湿度,防止敷料与创面粘连,可使移除敷料时出血减少甚至无出血。对于易出血创面,可选择冲洗的方式清洁创面。当伤口有少量出血时,可采用干棉球压迫止血,也可采用藻酸盐敷料进行局部止血,藻酸盐可刺激血小板黏着、凝集和释放钙离子以诱导血小板活化,参与伤口止血过程,可达到有效的止血效果。对于较严重的出血,建议在医生监督下局部使用肾上腺素(稀释至1∶1 000),但肾上腺素是一种血管活性剂，可能加重组织坏死，应谨慎使用。癌性伤口的大血管破裂将会在几分钟之内导致失血性休克，威胁患者生命，因此伤口护理小组应建立癌性伤口出血预防及处理的相关流程及预案以规避出血给患者带来的伤害。

（4）减轻疼痛

用温盐水冲洗在一定程度下可以减轻疼痛。在更换敷料过程中，选用防粘连敷料与创面接触，以减轻敷料粘连伤口引发的疼痛。让伤口处在一个湿性的环境中也可以减少敷料的粘连并保护裸露的神经末梢，从而减少疼痛的产生。

疼痛管理措施可归纳为药物干预措施和非药物干预措施。药物干预包括：①全身用阿片类或非阿片类止痛药；②局部用阿片类药物或局部麻醉剂（例如2%利多卡因）。非药物干预措施包括：①温和地清洗伤口，清创多采用自溶清创，以减轻疼痛且避免出血；②使用保湿敷料并减少更换次数；③使用非黏性敷料如泡沫、凡士林、硅胶，或在去除敷料前用生理盐水湿润敷料以减少撕拉疼痛；④局部应用抗生素或使用抗菌敷料减轻感染症状；⑤穿宽松棉质衣物，减少摩擦；⑥乳腺癌伤口患者可穿特制内衣维持身体形象；⑦多学科团队合作，伤口专家、心理专家、社会工作者共同参与，给予患者心理疏导及精神关怀。

由于癌性伤口的癌肿难以彻底清除，因此只能采取保守性、姑息性疼痛缓解方法。根据疼痛的多维性质，关注不同因素造成的不适感受，给予患者个体化的整体疼痛护理是减轻癌性伤口患者疼痛、改善其生命末期生活质量的重要措施。

（5）保护周围皮肤

癌性伤口周围皮肤由于受到渗液或血液的浸润，或受到肿瘤细胞的侵袭，通常特别脆弱，极有可能发生表皮剥落，甚至感染。因此，选择低敏及不易造成创伤的敷料粘贴就极为重要。

2. 心理护理

在照顾癌症伤口之余，同时须注意患者的情绪心理或社会适应的相关议题，完整的心理社会评估，是协助患者适应的第一步。因此健康照护专业人员亦须对患者心理社会层面做评估，其相关内容如下。

1）个人医疗史、心理治疗史、人格特质、社会支持网络和资源。

2）患者对疾病相关知识适当了解可缓解疾病的冲击感和失落感。

3）患者及其家人对伤口的态度及感觉。

4）伤口对患者造成的冲击程度如何，是情绪上的问题还是影响到了日常生活的功能。

5）患者是否会因伤口而影响到其人际互动，有无产生社交隔离的问题。

6）患者是否会因为伤口而影响到与重要他人的互动，包括与伴侣的亲密关系和沟通形态等。

7）患者对上述的问题的回应是否需要其他专业人员如心理咨询师等协助处理。

完成评估后，则应根据评估结果提供正确适当的护理措施：

1）鼓励患者表达自我看法与感受。

2）专注而有耐心地聆听患者的感受与看法。

3）采用关心及尊重的态度协助患者进行伤口护理。

4）鼓励患者与家属沟通彼此的想法。

5）视情况寻找与患者性格相合的志愿者来陪伴患者。

6）与其他医疗团队成员如心理咨询师共同讨论与患者相处之道。

7）许多研究显示艺术治疗可协助患者表达内心感受，因此可视医院资源邀请艺术治疗师协助。

3. 舒适护理

癌性伤口与其他伤口不同，伤口愈合不是护理的终极目标，伤口管理是为了提高患者的舒适度，控制患者伤口疼痛的症状，从而帮助患者树立信心，改善患者的生活质量。护理人员在患者入院后应详细讲解癌性伤口的相关知识，提高患者对疾病的认知度，帮助其树立积极、正向思维，增强自信心及价值感，从而改善患者的负面心理状态。在更换敷料过程中，应认真倾听患者的主诉，针对患者的心理状态，及时给予适当的心理护理，尊重患者、安慰患者，及时给予心理支持；包扎时除了根据伤口情况选择合适敷料外，外观也应尽量美观，以增加患者心理的舒适度。

4. 心理辅导

首先应评估癌性伤口对患者的身体、心理、社会功能造成的影响，评估经济状况、肿瘤治疗情况、家属支持情况等对患者造成的影响。护理人员需要就以上的评估结果与患者及家属进行有效沟通，建立他们对护理人员的信任，并针对伤口带来的心理精神压力给予相应的辅导。应鼓励家属在伤口管理中积极参与，并提供有效的社会支持，从而提高患者的治疗依从性，有效缓解伤口痛苦并促进伤口的愈合，提高患者的生活质量。

（五）中医治疗

在中医方面，癌性溃疡的治疗当以中药外治法为主，并应注重患者整体调理。外治用药早期当以祛邪为主，古今医家治疗专方甚多，如五虎丹、五烟丹、三品一条枪、白砒条等，不少方药多含有毒物质信石（砒石），信石的主要成分为三氧化二砷。其具有细胞原浆毒，可抑制癌细胞的氧化过程，干扰癌细胞正常代谢，导致其脱落坏死，符合中医"以毒攻毒"的原则。治疗后期，以生肌敛疮类药物为主，如大黄、红花、黄芪、当归、紫草、炉甘石等，这些药物有增强局部免疫和抗感染能力、扩张血管、改善微循环的作用，并能增加局部组织血供和营养，有利于肉芽生长和创伤愈合。

1．按剂型分类

关于外用中药在使用上按剂型大致分为膏药、药膏、粉剂和擦洗类。

1）膏药：其制备是将药物碾成粉末状，再加入各种基剂如油、水、酒、其他草药汁、蜜或醋，现今以凡士林代替，搅拌调匀成糊状，使用时取适量，涂抹在织布或厚纸上，敷盖在患处表面，具体敷药时间依药性而定，如金创膏。

2）药膏：药膏是将药物碾成粉末配以油、铅丹等基剂炼制而成，使用时须加热软化敷贴患处，如万灵膏。

3）粉剂：粉剂是将药物碾成细末而成，直接撒于患处表面使用，如五烟丹。

4）擦洗类：是药物浸泡于乙醇或醋中，使用时直接涂擦患处，如紫草油、炉甘石洗剂。

2．按功用分类

关于药剂功用分类，按药剂功用分类有消肿止痛类、温经通络类、去腐生肌类等，依使用药物的药效有不同的组成变化。

1）消肿止痛类：局部损伤初起会有肿痛瘀血情形，可使用外敷药物以减缓肿痛瘀血症状，如如意金黄散。

2）温经通络类：这类药物通过在局部患处外敷药物的直接作用，使患处内部经脉通畅，气血运行加速，达到温经通络的效果，如万灵膏。通常外敷药物会夹杂祛风除湿的药物，所以，它们除了温经通络外还有祛风除湿的效果。

3）去腐生肌类：去腐生肌类算是较特殊的一类，可细分为祛腐拔毒及生肌长肉两类。

①祛腐拔毒类：此类药适用于创面腐肉未去，腐脓未净时。如《医宗金鉴》中的九一丹，由熟石膏及升丹（即铅丹）组成，有提脓去腐功用，用于溃烂、脓流未尽；另外，红升丹及白降丹亦是含有多种金属类药物，亦有相同主治功能，古时此方剂有"疡医必备"的说法，但也说此类药物为"夺命之灵丹"，使用时须多加注意，现今

重金属类药物属于禁用范围，故此类药物目前已不用。

②生肌长肉类：此类药含有活血化瘀通络的药物，主治功能如同方药分类名，能生肌长肉，如《医宗金鉴》的生肌玉红膏、腐尽生肌散等，使用时机上古有明训："凡大毒溃烂，内毒未尽，若骤用生肌，则外实内溃。重者遇毒内攻，轻者反增溃烂。虽即收口，其于旁处，复生大疽，是知毒未尽，不可骤用生肌药也。只以贝叶膏贴之、频换，俟生肉珠时，方用生肌药……"伤口应在祛毒邪后，再用生肌药方，类似现今经过清创术后，伤口的生长才会较好。

中医治疗疾病的应用手段，除了内服、外用药之外，在古医籍中尚有其他治疗方法，如清代程国彭的《外科十法》由除内服药的内消法和服药法外，尚有艾灸法、神火照法、刀针砭石法、围药法、开口除脓法、收口法、五善七恶救援法、将息法。

（六）中医调护

1. 生活调护

对于癌性伤口患者，要做好身体与心理护理。患者可适当运动，不可过劳，应避免日光照射。少去人群聚集的场所，以避免患感冒或传染性疾病。应保持局部皮肤清洁，不要随便抓搔患处，避免引起感染。

2. 饮食调护

癌性伤口患者应戒烟酒，忌食生姜、生葱、大蒜等刺激性食物。适合食用富含维生素C、维生素A、维生素E的食物。维生素C大量见于橘子、鲜枣、鸭梨等水果和其他许多新鲜蔬菜中；维生素A在鱼肝油、动物肝脏、蛋、奶、鱼中含量较多；黄豆、玉米、小米及瓜类蔬菜中含有进入人体后可转变为维生素A的胡萝卜素；维生素E在植物油、麦芽、花生、猪肉等含量较高。

癌性伤口患者手术后易耗气伤血，宜多食用补气养血之品，如粳米、扁豆、大枣、龙眼、荔枝、香菇、鹌鹑蛋、胡萝卜、山药、藕粉粥、黄芪粥、豆类等。经典膳食方具体如下。

（1）白果发菜鲜汤

【组成】白果20个，发菜20g，鸡丝20g，鸭丝20g，肉丝20g。

【用法】白果煮烂去壳，用各式鲜汤煮发菜，加上鸡丝、鸭丝、肉丝、白果，制成白果发菜鲜汤，常服。

【功能】健脾益气。适用于皮肤癌手术、放疗、化疗后患者；症见胃纳不佳、神疲乏力、头晕腰酸等。

（2）枸杞甲鱼猪肉汤

【组成】枸杞子40g，猪瘦肉150g，甲鱼560g。

【用法】将枸杞子洗净，猪瘦肉切细，甲鱼去内脏切块，将上述原料放入锅内，加适量冷水炖熟。撒入盐调味，即可食用。

【功能】滋阴降火。适用于癌性伤口后期或放疗、化疗后患者，症见腰酸肢软、头晕口干，舌质红，脉细数。

（3）三七枸杞圆肉蒸鸡

【组成】嫩母鸡1只，三七2g，枸杞子10g，大枣10枚，桂圆肉10g。

【用法】鸡去内脏、爪、头后，将上述药和适量生姜、盐、酱油、料酒拌匀，填入鸡腹内，再把鸡放入搪瓷或陶瓷盆中，使其腹部朝上，加盖后置笼中或铁锅内蒸熟，2～3h后出笼，食鸡吃药。功能：益气养血，活血通络。适用于晚期气阴亏虚合并血瘀者，症见乏力、面色苍白、舌淡苔白、边有瘀斑，脉细涩。

（4）蘑菇炒鸡蛋

【组成】蘑菇100g，鸡蛋200g，植物油、香葱、精盐各适量。

【用法】蘑菇洗净，切片，香葱洗净去须根，切成葱花，取鸡蛋放入碗内，投入蘑菇、油、盐，用筷子打搅均匀，放入烧热油锅中，不停地煸炒，待结成块时，即盛入碗内食用，每天1次，或隔天1次。

【功能】益气健脾，化痰理气。适用于手术、放疗后患者，症见脾胃虚弱、纳食欠佳，舌淡有齿印，脉细滑。

3．精神调理

人的情绪过度变化可影响五脏六腑的功能，会导致气滞血瘀、湿痰凝聚而引起癌肿或加重病情，因此要善于调节情绪，使情绪稳定，精神乐观，机体阴阳平衡，从而更好地配合治疗，以利康复。

二、压疮

压疮（pressure ulcer）是指局部组织长时间受压，血液循环障碍，局部持续缺血、缺氧、营养不良而致的软组织溃烂和坏死。2007年美国国家压疮专家咨询组（National Pressure Advisory Panel，NPUAP）将压疮的定义更新为：由于压力、剪切力和（或）摩擦力而导致皮肤、皮下组织和肌肉及骨骼的局限性损伤，常发生于骨突处。2009年，NPUAP-EPUAP将压疮定义为：皮肤和（或）皮下组织的局部损伤，通常位于骨突部位。这种损伤一般是由压力或者压力联合剪切力引起的。压疮最常见的部位是骶尾部和足跟部。虽然压疮并不是终末期患者出现的唯一伤口，但它是最常见的伤口类型，占伤口总数的40%～50%，主要为Ⅰ期和Ⅱ期压疮。在接受姑息治疗的患者中，压疮伤口可以通过正确的伤口处理及风险因素的预防措施落实而得以愈合，有报道显示，接受姑息治疗的肿瘤患者压疮愈合率可达到44%。

（一）发生机制

1. 西医学发生机制

压疮是皮肤和皮下组织机械性损伤的结果。过去，压力、剪切力和摩擦力被认为是导致压疮形成的外在影响因素。近年来，皮肤组织因张力作用变形、发热、再灌注损伤、淋巴功能损害等被认为是压疮发生的另外一些早期影响因素。营养状况不良导致可缓解压力的软组织减少、骨突明显，当外力作用时软组织对外力的耐受性降低，毛细血管网的压力梯度发生改变，间质内液体压力增加，静脉回流加速，导致动脉循环受阻。毛细血管受压明显，导致微血栓形成，微循环障碍，淋巴循环受阻，组织水肿，最终引发组织缺血、缺氧，废物清除异常，导致组织坏死。皮肤作为一个器官，也像所有的器官一样会在患病或临终时出现衰竭，它的功能障碍程度随合成代谢损伤的水平不同而不同。功能障碍可能出现在组织、细胞、分子水平以及所有与皮肤灌注障碍导致局部缺氧相关的部分，最终机体由于供血、供氧不足而无法维持皮肤的正常功能，导致压疮出现。

2. 中医学发生机制

中医病因病机研究压疮属中医学"翻花疮""赘瘤""石疗""石疽""恶疮""癌疮"等范畴。关于压疮的中医病机论述存在各家之言。李氏认为，压疮多由风毒相搏，或肝火血燥生风，或疮疡溃后风寒袭于患处，或由肝郁不舒，木火鸱张而患此病。贾氏认为，本病多由风毒相搏，外有火毒，内有痰浊，气滞血瘀等致病因素引起。周氏认为压疮是在正虚的基础上，外感邪毒，邪毒淤积肌肤而发病，与肺、肝、脾关系最为密切，即肺气失调，则皮毛不润，肝阴血不足则皮肤血燥不荣，脾失健运，则气血生化乏源，肌肤失养，且脾虚易聚湿为痰，与外邪互结而引起本病。

（二）发生原因

压疮是多种影响因素综合作用而产生的躯体表现，其危险因素主要包括压力与组织耐受力两个方面。

（1）压力方面

压力方面的因素主要考虑为个体的活动能力受限和感觉丧失。

1）活动能力受限：不能移动或严重活动受限是压疮发生的最重要因素，也是发生压疮的必要条件，若无移动或活动受限情况存在，其他任何单一风险因素可能都不会导致压疮的发生。卧床或坐轮椅的患者因活动限制，发生压疮的概率相对较高。对于长期卧床的患者，自我变换体位的能力非常重要，如果患者能够自行活动，就会大大降低压疮发生的风险。

2）感觉丧失：具有完整神经通路的患者感觉到持续的局部压力时就会感到不适，在组织缺血、缺氧发生之前就已主动调节体位。感觉丧失导致来源于组织的疼痛感觉机制异常，患者处于组织受压风险之中而不自知，无法自发地调整体位，增加了压疮发生的风险。

（2）组织耐受力方面

组织耐受力因素分为外在因素和内在因素，外在危险因素包括摩擦力、剪切力、潮湿和失禁，内在因素包括营养、年龄、伴发疾病等。另外，精神因素、吸烟、体温等也会影响压疮的发生。由于疾病进展和各器官功能减退，姑息治疗患者可能存在多种甚至全部导致压疮发生的危险因素。

1）外在因素：①摩擦力。当两个物体表面发生相对移动时就会产生摩擦力。虽然摩擦力不是导致压疮的直接因素，但它可以降低组织对压力的耐受性。当摩擦力损伤表皮层时，皮肤对压力损伤的敏感性增加，最终出现压疮。②剪切力。剪切力多发生于机体移动或滑动时，多与体位有密切关系，在护理工作中常常被忽视。剪切力是由重力和摩擦力相互作用导致的，由于重力作用，骨骼和深筋膜向下移动，但表面摩擦力的存在使皮下组织和浅筋膜保留在原来的位置，导致局部血管扭曲，从而阻碍血液循环引发缺血，最终导致压疮发生。③潮湿。潮湿多由大汗、伤口引流和二便失禁引起，可导致皮肤角质层的油脂减少，使皮肤更具摩擦性，增加了剪切力和摩擦力对组织损伤的能力。同时，皮肤的持续潮湿导致组织浸渍，使结缔组织软化、组织破溃的可能性增加。④失禁。二便失禁是与压疮密切相关的常见危险因素。失禁可导致皮肤过度潮湿或引发皮肤化学性损害而导致压疮。大便失禁是压疮发生的重要风险因素，比尿失禁更危险，因为粪便中含有大量的细菌和消化酶，可能会增加皮肤损害。

2）内在因素：①营养状况。营养被看作是影响组织耐受性的主要内在因素，多项研究表明，营养在压疮的发生过程中扮演了重要角色。低蛋白血症、消瘦、恶病质和营养不良是常见的压疮危险因素。②年龄。皮肤和其支持结构随年龄的增长而发生改变，老年人因血管硬化、营养不良、皮肤改变、肌肉萎缩、反应迟钝，皮肤对于压力、剪切力和摩擦力的耐受性降低，这些都对压疮的形成和预后产生直接影响。③疾病情况和心理因素。伴发疾病状况也与压疮的发生有关，外科手术、糖尿病、心脑血管疾病、脊髓损伤、精神状态改变等是发生压疮常见的疾病类型。另外，一些心理因素如沮丧、慢性心理压力也被看作是压疮发生的相关因素。

（三）评估

1. 压疮伤口评估

压疮伤口评估是正确制订处理伤口计划的基础，应对患者全身情况及压疮伤口局部进行全面评估，以制订最适宜的处理方案。在对压疮进行初始评估以后，建议每周至少进行一次全面评估，或在伤口变化时随时评估，在每次更换伤口敷料时应密切观察伤口并记录。应经常观察压疮部位，看是否出现需要改变治疗方案的迹象，如出现伤口面积增大、组织质量改变、伤口渗出增多或临床感染的迹象等伤口恶化情况，则应根据评估结果调整治疗方案。

（1）压疮伤口局部评估

1）伤口部位：压疮的好发部位是身体在不同体位的骨隆突处，以骶尾部、坐骨结节、股骨大转子、足跟部多见，也可发生于枕部、耳郭、肩胛骨、膝盖、内外踝以及与医疗相关器械接触的皮肤组织。

2）伤口程度：根据NPUAP-EPUAP压疮分期标准，在原有的四期基础上增加了可疑深部组织损伤和不可分期阶段。新的压疮分期如下。

①Ⅰ期：局部皮肤完好，出现压之不变白的红斑，常位于骨隆突处。肤色较深者可能见不到指压变白现象，但局部皮肤颜色可能与周围皮肤不同。

②Ⅱ期：部分皮层缺失，表现为浅表的开放性溃疡，创面呈粉红色，无腐肉。也可表现为完整的或破损的浆液性水疱。

③Ⅲ期：全层皮肤缺失，可见皮下脂肪，但骨、肌腱、肌肉并未外露。可有腐肉，但并未掩盖组织缺失的深度，可出现窦道。压疮的深度按解剖学位置不同而不同：鼻梁、耳、枕骨部和踝骨部没有皮下组织，这些部位发生Ⅲ期压疮可较表浅；脂肪多的区域可以形成非常深的Ⅲ期压疮。

④Ⅳ期：全层组织缺失，并有骨骼、肌腱或肌肉的暴露。在创面基底某些区域可有腐肉和焦痂覆盖，通常会有窦道。Ⅳ期压疮的深度按解剖位置不同而不同。Ⅳ期压

疮可扩展至肌肉和（或）支撑结构（如筋膜、肌腱或关节囊），有可能引发骨髓炎。

⑤不可分期：深度未知，全层组织缺失，创面基底部覆盖有腐肉（呈黄色、棕色、棕褐色、灰色或者绿色）和（或）焦痂（呈棕褐色、棕色或黑色）。除非去除足够多的腐肉和（或）焦痂来暴露伤口基底部，否则无法判断实际深度，也无法分期。足跟处的稳定型焦痂（干燥、紧密附着、完整而无红斑或波动感）可起到"天然屏障"的作用，不建议去除。

⑥可疑深部组织损伤：深度未知，在皮肤完整且褪色的局部区域出现紫色或栗色，或形成充血的水疱，是由于压力和（或）剪切力致皮下软组织受损导致。此部位与邻近组织相比，先出现痛感、发硬、糜烂、松软、发热或发凉。在深肤色的患者身上，很难辨识出深组织损伤。即使使用最佳的治疗方法，此区域也会迅速出现深层组织的暴露。

3）伤口大小：应选择统一的方式测量压疮伤口的大小，以便于比较不同时间伤口的变化，目前常以患者身体的头脚方向为纵轴表示伤口的长度，与纵轴垂直方向为横轴表示伤口的宽度，不可以不同伤口形状的面积描述伤口的长度和宽度。伤口基底部到皮肤表面的距离为伤口的深度，可使用探针或止血钳进行测量。有黑色坏死组织覆盖的伤口不能进行深度的测量。

4）伤口特征：包括以下几个方面。

① 伤口颜色：伤口基底呈红色为肉芽组织，呈黄色为腐肉坏死组织，呈黑色为焦痂坏死组织。描述伤口颜色可采用将伤口分为四个程度（25%、50%、75%、100%）的描述方法，比如伤口黄色腐肉组织占25%，红色肉芽组织占75%。不同的伤口颜色预示伤口处于不同的时期，伤口处理方案也应有所不同。

② 渗出液性状及量：伤口的渗出液是非常重要的伤口特征，它可以帮助医护人员判断伤口是否感染、评估治疗方案是否合适。伤口渗出液可分为浆液性渗液（淡黄色清亮）、浆液血性渗液（淡粉色）、脓性渗液（黄色或褐色）等，某些特殊感染伤口的渗液可能呈现特殊的颜色，如铜绿假单胞菌感染性渗液为淡绿色。伤口渗出液的某些特征意味着伤口恶化和感染，如渗出液量大或增多，或表现为脓液等。伤口渗液量可依据敷料浸湿情况进行判断，评估的结果与医务人员的经验密切相关，临床上一般可分为少量、中等量和大量渗出，应根据渗出液量不同选择不同的伤口敷料。

③ 肉芽组织及上皮形成：肉芽组织是伤口腔内小血管和结缔组织生长形成的。健康的肉芽组织是鲜亮的牛肉红色，色泽红润而且柔软，组织看上去不平整而且很容易

出血。不健康的肉芽组织血管生成欠佳，呈现浅粉色或发白甚至暗红色。上皮形成是通过上皮移行和表皮化生，最终完成伤口愈合过程，新生皮肤呈粉红色。

④ 窦道：窦道是指完整的皮肤表面下组织的缺失。压疮处的伤口因感染、局部组织严重的循环障碍，可能会出现长期不愈合或伤口停止生长的情况，此时伤口可能开口小，伤口内腔大，如火山口样，在伤口的基底部可探测到很深的腔隙，即为窦道。评估时可采用时钟法描述，如"在伤口的6点到9点的方向有深6cm窦道"。测量时，使用经生理盐水蘸湿的药用棉签探入伤口下的窦道，抬高其尖端以便于看到或感觉到它在皮肤表面的位置，用笔在皮肤表面做好标记，测量皮肤标记到伤口边缘的距离，并按照时钟法进行描述。

⑤ 伤口边缘及周围组织情况：当伤口渗出较多，渗液管理不当时，可能会令伤口边缘和周围组织浸渍，如伤口部位持续受压可能造成周围组织的进一步损害，因此应定期评估距伤口边缘4cm以内的周围组织有无浸渍、水肿、硬化以及颜色改变，如有异常应及时处理。

⑥ 伤口气味：伤口气味是由于组织坏死和细菌过度生长所致。伤口感染会出现腥臭味，糖尿病患者的伤口会出现酸臭味，如烂苹果味。如为厌氧菌或铜绿假单胞菌感染，伤口会出现恶臭味。

⑦ 伤口温度：伤口周边皮肤温度高提示可能已发生感染，伤口周边皮肤温度低可能提示周围组织循环障碍。

⑧ 伤口疼痛：疼痛是伴随现有的或潜在的组织损伤而产生的生理和心理因素复杂结合的主观感受。世界伤口愈合协会将伤口疼痛定义为："与开放性皮肤损伤直接相关的一种不良症状和不愉快的经历"。压疮相关性疼痛普遍存在，在操作和静息时均可出现，医务人员应予以关注，选用适宜的疼痛评估量表评估疼痛等级。

（2）患者的整体状况评估

压疮的发生与伤口愈合受患者自身内在和外在多种因素影响，因此，除了对压疮伤口进行系统评估外，还应包括对患者的病史、体格检查、实验室检查、活动能力、心理社会状况、经济状况以及患者和家属对伤口愈合的期望等的评估。获得主要病史和体格检查信息后，才能确定治疗的目标和照护的方向。某些伴随疾病可能延缓伤口愈合，如糖尿病、血管病变、免疫抑制等，因而在处理压疮伤口的同时应该考虑伴随疾病的治疗。

2. 压疮伤口评估工具

压疮伤口评估是伤口处理和评估治疗计划的基础，伤口的初次评估与定期监测可以帮助判断治疗方案的有效性。目前常用的压疮伤口评估量表如下。

（1）压疮愈合评估量表（pressure ulcer scale for healing，PUSH）

PUSH评估量表包括面积测量、渗出液量和伤口组织类型3个条目，使用时分别将观察和测量3个条目进行评分并相加得出总分，用于评估患者压疮愈合过程是否好转或恶化。评估表总分17分，分数越高问题越严重，0分表示伤口愈合。分数下降表明压疮正在愈合中，可继续当前的护理措施；分数维持不变表明改善不明显，需要查找原因并修正护理计划；分数上升表明压疮恶化，需要立即终止当前措施或联合其他循证支持的方法。

（2）Bates-Jensen伤口评估量表（Bates-Jensen wound assessment tool，BWAT）

1990年Bates-Jensen制订了压疮伤口评估工具，并在2001年和2006年进行了修订，目前BWAT被推荐为评估和管理压疮及其他慢性伤口的工具。它包括15个条目：伤口的部位、形状、大小、深度、边缘、窦道、坏死组织类型和数量、渗出液类型和数量、周围皮肤颜色、周围组织水肿、周围组织硬结、肉芽组织、上皮组织形成。其中伤口部位和形状两个条目没有分值，其余13个条目每项都可用1（最好）到5（最坏）来评价伤口的特征。对伤口进行评价后，将13个条目得分相加得到伤口评估的总分，用以判断伤口是在愈合还是在恶化。总分数从13分（皮肤完好但总是处于进一步损害的风险中）到65分（深部组织恶化），可将伤口划分为4个严重程度：轻微（13~20分）、轻度（21~30分）、中度（31~40分）和重度（41~65分）。此评价结果可以帮助医护人员设定切实可行的伤口处理目标。

3. 压疮风险评估量表

压疮一旦发生，就会对患者及其家庭产生不利影响，因此压疮的预防尤为重要。压疮风险评估量表是一种用来预测、筛查压疮高危人群的工具，应用压疮风险评估量表对高危患者进行筛查是预防压疮的关键。很多风险评估工具可以有效地识别出压疮的高风险因素，以便采取合适的预防措施。20世纪60年代，学者们开始研制评估压疮风险的工具，目前可以用来评估患者压疮风险的工具有40多种，其中在姑息护理中，最常用的压疮风险评估工具是Norton评估量表、Braden评估量表、Waterlow评估量表。

（1）Norton评估量表

该量表是最早用于评估压疮的量表，适用于长期卧床的老年人，它采用4级评分法对5个因素进行评估，包括身体因素、精神因素、活动能力、移动能力和失禁，得分范围为5～20分，分值越低，风险越高，≤16分表示患者有发生压疮的风险，<12分表示患者处于压疮发生的高风险状态。

（2）Braden评估量表

该量表是最常用的评估压疮风险的工具，与其他量表相比，它具有较均衡的敏感性和特异性，适用于内、外科成年患者，但对于手术患者需结合其他评估方法，不宜单独使用。它采用3～4级评分法对6个风险因素进行评估，包括感觉、潮湿、活动、移动、营养、摩擦力和剪切力，得分范围为6～23分，得分越高，发生压疮的风险越低。15～18分表示有发生压疮的低度风险，13～14分则表示有压疮发生的中度风险，10～12分表示有压疮发生的高度风险，≤9分表示有压疮发生的极高风险。

（3）Waterlow评估量表

该量表适用于所有住院患者，量表的条目包括性别、年龄、运动、皮肤类型、失禁情况、体型、手术创伤、神经功能缺陷、组织营养、药物的使用10个方面。每个条目评分不等，得分越高，压疮风险越大。<10分为低度风险，10～14分为中度风险，15～19分为高度风险，≥20分为极高度风险。

（四）护理

1．预防

通过压疮风险评估识别发生压疮的风险人群，针对患者特定风险因素，通过对具体的、可预防的风险因素采取预防措施，减少患者特定的风险因素。对于正在接受姑息治疗的患者来说，如果能成功预防压疮，患者就能避免痛苦、复杂的伤口治疗。预防措施应与患者存在的风险因素相一致。

（1）体位安置与变换

正常情况下，人保持同一个姿势会感到疼痛或产生其他不适，从而不自主地变换体位，但部分患者由于意识丧失、感觉功能减弱或移动能力受限等，无法主动改变体位。因此合理改变压疮高风险患者的体位，是预防压疮的必要措施。对于一些患者来说，由于担心变换体位引起疼痛，可能会对变换体位产生抵抗心理，因此，对于患者及主要照顾者进行健康教育是十分必要的。

1）被动变换体位：这是针对活动能力减退的风险因素采取的必要干预措施，一般每2～4h变换一次体位，包括身体的整体体位变化和局部小范围体位变换。

2）整体变换体位：指将患者翻转到一个新的卧位。侧卧位时应避免压力直接作用于股骨大转子，尽量采用30°侧卧位，可使用体位垫或枕垫进行支撑。

3）应避免长时间采用摇高床头超过30°的体位、半坐卧位和90°侧卧位，因病情需要必须抬高床头超过30°或采用半坐卧位时，应先抬高床尾至一定高度，再抬高床头，避免在骶尾部形成较大的剪切力。

4）体位变化的频率：应以患者的病情、治疗目标、个体组织耐受性、运动和活动水平、治疗情况、皮肤完整性、压力再分布支撑面的使用为基础而定。有研究显示，使用记忆棉支撑面的患者2h或4h变换一次体位，压疮的发生率无显著差异。

5）久坐轮椅的患者的注意点：可以使用脚蹬或脚踏板来分散坐骨结节的压力，可采用前倾、斜倚、直立等多种坐姿，以减少组织的缺血状态。尽量减少患者坐在没有减压装置椅子上的时间，如患者骶尾部或坐骨处已经发生压疮，则每天坐位应少于3次，每次少于1h。

6）坐轮椅患者的自我减压方法：上肢强壮的患者可用手支撑在扶手或坐垫上，将臀部腾空，保证组织的再灌注。

7）对危重患者，在体位安置与变换过程中要注意其观察病情。对于临终患者，变更体位时应优先考虑患者的舒适，而不应仅仅考虑压疮的预防。

（2）支撑面

NPUAP定义支撑面为使压力重新分布的特殊设施，它具有管理组织负荷、微环境或治疗功能，从而预防压疮的发生。支撑表面包括凝胶、泡沫、空气（动态和静态）或泡沫和空气的组合等。所有的支撑表面应具备以下几个特点：①以三维方式重新分配体重；②使压力、剪切力和摩擦损伤最小化；③可协助控制湿度和温度；④易于清洁；⑤可辅助患者的转移和活动；⑥性价比高。目前临床上常见的支撑面包括楔形垫、枕垫、硅胶床垫以及充气式气垫床（包括动力性和非动力性两种）等。

1）高危压疮人群应根据病情、压疮高危因素以及医院的条件合理选择支撑面、在充分评估压疮进展期的高危患者后，应及时使用较高级别的支撑面替代普通床垫。

2）高危压疮人群应避免直接坐在没有减压垫的椅子或轮椅上，可使用舒适减压垫为患者减压。应交替使用压力负荷较小的坐姿，例如前倾位、左或右斜倚位、后倾位等，至少每30min换一种坐姿。

3）枕垫：可用于局部组织受压的患者，如可放置于膝盖内侧、内踝和足部来预防压疮。预防足跟压疮时，应将足跟充分抬离床面，避免将压力作用于跟腱上，减压用的枕头应足够长，可将整个小腿垫起，以分散整个腿部的重量。

4）充气式气垫床：可用于压疮高风险但又不能经常变换体位的患者，对于姑息治疗患者，特别是一活动就伴有严重疼痛的患者，当患者因疼痛不能配合翻身时，充气式气垫床可以减少患者翻身次数，预防压疮的发生。

5）协助患者变换体位时，应对支撑面预防压疮的有效性进行持续评估。①使用持续减压床垫的评估方法：护士可将手掌放于支撑面与患者最低位骨隆突处的接触面之间（如坐骨结节或骶尾部），观察患者身体将床垫压低了多少；当患者取坐位或平卧位时，骨隆突处最低位与床垫下平面之间的距离至少应达5cm，才能达到减压的效果。②使用交替式减压床垫的评估方法：护士将手掌放于床垫与患者接触面放气的一边，感受到该处有足够的支撑力，说明可达到减压效果。

（3）减少摩擦力和剪切力

减少摩擦力和剪切力的措施与患者的被动运动或主动运动有关。移动患者时应使用合适的技巧，避免拖、拉、拽等动作。对于高风险患者，使用保护性贴膜比如透明膜、薄水胶体敷料等可以帮助消除皮肤与床单位之间的摩擦力。很多剪切力损伤可以通过合适的体位来避免，比如避免半坐卧位、直立卧位等，另外还可借助床尾的竖板或于下肢垫枕头来防止身体滑动并维持在特定的体位，从而减少皮肤剪切力的形成。也可通过恰当使用转运辅助设备和转运技巧来减小摩擦力和剪切力，包括过床板、转移单、机械抬起装置、双人或四人抬起装置以及病床上的辅助翻身装置等。

（4）营养支持

营养是维持皮肤和组织健康的重要因素，与压疮的发生关系密切。压疮的严重程度与营养不良的严重程度尤其是低蛋白摄入和低血清蛋白水平有关。对于接受姑息治疗的患者，营养不良可能是压疮发生的一个主要原因，因此应在不增加患者不适的前提下，提供必要的营养支持，包括充足的蛋白质、热量、微量元素及维生素和水分等。对于因急慢性疾病或手术而有营养风险或压疮风险的患者，在正常膳食之外，应提供高蛋白混合口服营养补充制剂和（或）管饲营养。当患者有压疮风险及营养不良风险时，需要营养师、护士、医生等共同会诊，制订合理的个性化营养支持方案，并监测和评价营养支持效果。应对有营养不良风险的患者定期进行营养状况的再评估。对于压疮患者的蛋白摄入量，NPUAP指出，一个健康成人每天大约需要0.8g/kg体重蛋白质和20～35kcal/kg体重热量；但是一个压疮危险患者每天至少需要30～35kcal/kg体重热量、1.5～1.5g/kg体重蛋白质和1mL/kcal液体。为了达到这一目标，NPUAP推荐在普通饮食外额外提供口服高蛋白质混合食品补充，这些补充食物必须在三餐间提供，避免干扰正常食物摄取。

（5）皮肤护理

应定期进行皮肤完整性的评估。患者入院24h内应进行系统的全身皮肤评估，此后皮肤评估的频率应根据首次评估的结果及患者的病情决定。除骨隆突受压部位外，还应关注以下部位的皮肤护理：梯度压力袜、护颈圈、吸氧导管、经鼻导管、桡动脉导管、气管插管及其固定支架、血氧饱和度监测设备、无创面罩、便失禁控制设备、连续加压装置、夹板、支架、尿管等器械与皮肤接触的相关部位。在受压部位使用薄膜敷料、水胶类敷料、泡沫敷料进行皮肤保护均可以减小卧床患者皮肤承受的剪切力，从而预防压疮包括医疗器械相关性压疮的发生。保持皮肤清洁及适度湿润有利于预防压疮。

禁止在受压部位用力按摩，不恰当的按摩可能导致局部组织的进一步损伤。皮肤潮湿可以增加皮肤组织的易损性，引起皮肤潮湿的原因主要是二便失禁，因此，应关注失禁性皮炎的预防与处理。及时清洁皮肤及使用皮肤保护剂可减少皮肤潮湿感和皮肤发红，预防压疮的发生。对于存在压疮风险的失禁患者，应帮助患者养成定时排尿、排便的习惯，排尿、排便时间计划应与患者或家属共同制订，可按时或在特定活动后，如饭后或上床前等。尿失禁患者可使用收集尿液的产品，如吸收性好的尿垫，男性患者可选用外接尿管或避孕套进行尿液收集。大便失禁患者可使用外接引流管、外用造口袋、使用皮肤保护膜等方法保护会阴部皮肤，以免受粪水侵蚀。

2．压疮伤口护理

压疮伤口护理应基于对患者综合评估以及伤口评估，通过消除或降低压疮发生或进展的危险因素，制订适合患者的个体化的伤口处理方案，以促进伤口的愈合。不同时期压疮的处理方法不同。

（1）可疑深部组织损伤

1）处理目标：去除危险因素，消除局部皮肤的压力等，防止进一步损害。

2）处理原则：局部皮肤完整时可以给予具有促进组织修复功能的液体敷料外涂。如出现水疱，可按Ⅱ期压疮中水疱的处理方法给予处理。如果局部皮肤进一步破溃，形成焦痂或坏死组织，可按照Ⅲ期、Ⅳ期压疮处理。

（2）Ⅰ期压疮

此期压疮需要采取措施防止其程度继续加深、加重，并注意预防其他部位压疮发生。

1）处理目标：解除局部受压，改善局部血运，去除危险因素，避免压疮进展。

2）处理原则：局部皮肤完整时可以给予具有促进组织修复功能的液体敷料外涂，或使用水胶体敷料或减压敷料进行保护，同时给予预防压疮的措施。

（3）Ⅱ期压疮

水疱：小水疱（直径≤2cm）时，要减少摩擦，防止破裂，促进水疱自行吸收；大水疱（直径＞2cm）时，可用无菌注射器抽出疱内液体后，消毒局部皮肤，再用无菌敷料包扎，每天观察，如水疱又出现，不要更换薄膜敷料，按照伤口消毒标准消毒敷料外层，在敷料的外层消毒抽吸疱液，直至水疱完全吸收后才将敷料撕除。如果水疱破溃，暴露出红色创面，则按浅层溃疡原则处理伤口。

浅层溃疡：Ⅱ期压疮的创面通常是无腐肉的红色或粉色基底的开放性浅层溃疡。

1）处理目标：去除压疮危险因素，预防进一步损害，提供湿性伤口愈合环境。

2）处理原则：根据伤口渗液情况选择合适的敷料，管理渗液，保护创面。

（4）Ⅲ期、Ⅳ期及不可分期的压疮

Ⅲ期、Ⅳ期及不可分期压疮创面通常比较深，全皮层损伤，伴有大量坏死组织、潜行或窦道。

1）处理目标：控制伤口感染，获得或维持清洁的伤口床，吸收多余的渗液，维持伤口渗液平衡。

2）处理原则：需要按照伤口处理原则进行清创、抗感染，根据伤口渗液情况选用合适的敷料，维持湿性伤口愈合环境。值得注意的是不可分期压疮伤口的清创需要结合患者全身情况，与患者及家属做好充分沟通，达成一致意见后方可进行。进行伤口处理时应关注患者疼痛情况。有研究显示，压疮患者在休息和更换敷料时均可能产生疼痛。低水平的疼痛可以通过选择合适的敷料，避免更换敷料时引发的二次损伤来减少，中重度疼痛可能需要使用阿片类药物来进行预防，可在清创或更换伤口敷料前30min（皮下）或60min（口服）给药，以达到较好的镇痛效果。

3．心理因素和癌因性疲乏

肿瘤患者常情绪低落，甚至丧失信心和绝望，有疼痛或者强迫体位时更不配合翻身、拍背，对治疗有抵触情绪。同时患者家属对压疮也缺乏认识，或存在认识误区，认为只要让患者身心舒适，预防压疮并不重要，直到发生压疮后加重了患者的病情和身心不适才引起重视。Lyder等认为疲乏是肿瘤患者常见的症状之一，又称癌因性疲乏，与免疫抑制、分解代谢增加、营养耗竭，抑郁、贫血等原因有关，疲乏会引起活动减少，肌肉萎缩，为压疮的发生提供了内在环境。

4．患者与家属健康教育

健康教育应根据特定的压疮发生因素、个体学习类型和应对机制以及患者和照顾者完成压疮预防和护理的能力，有针对性地进行。在姑息护理中，患者和家属应该了解终末期压疮的风险因素和预防措施，了解压疮伤口的愈合过程，使他们能更好地配合压疮的预防和治疗。在教给患者及主要照顾者预防措施时，最好使用回馈演示来评估学习效果，保证相关措施有效落实，还应评估主要照顾者完成体位变换、失禁管理和皮肤护理情况来判断后续的教育安排。

实施建议方面有以下几个要点。

1）应教会家属正确预防和处理压疮的方法。对于大多数压疮患者特别是老年压疮患者而言，预防和护理措施依赖于照顾者和患者家属执行，因此对患者家属及照顾者的教育指导尤为重要。需要针对患者及其照顾者和家属存在的问题，进行有针对性的健康教育，告知深度压疮治疗的难度和长期性和家庭照顾的重要性，说明清除坏死组织对压疮治疗的重要性和风险。

2）定期复诊，修正护理计划。建议患者在压疮完全愈合前每周复诊1次，以评估措施执行情况和效果、修正计划和调整敷料。压疮愈合后仍需要定期电话或门诊随访，以检查有无压疮复发或新发压疮。

3）按照循证护理原则，制定个性化压疮治疗和预防计划。

5．起居调护

（1）环境适宜

环境应安静、整洁、舒适，无过多杂物，光线应柔和充足，温湿度应适宜，保持空气清新，无烟尘、异味刺激，同病房患者应以床帘分隔，避免互相影响。

（2）安全防护

日常生活中须注意安全，常用物品应放置于床旁随手可及之处，床旁应加装护栏，防止患者在翻身或转移时坠床。

6．情志护理

（1）心理评估

护理人员应了解患者心理状态，详细解释情绪、心理状态对于治疗及健康的影响，鼓励患者保持积极心态，积极配合治疗和护理；使用焦虑自评量表（SAS）及抑郁自评量表（SDS），评估患者的焦虑、抑郁情况，必要时请心理科医师会诊。

（2）放松疗法

可根据患者喜好、特点行放松疗法，如音乐疗法、肌肉放松疗法等，通过肌肉、精神的放松，让患者有意识地调节自身的心理、生理活动，改善紧张、焦虑的情绪，使交感神经兴奋性降低，减轻不适。多种干预疗法配套使用效果更佳。

1）转移注意力：可播放轻松有趣的电视电影或紧张的竞技节目。鼓励患者坚持自己的爱好，如阅读、听音乐等。

2）芳香疗法：较适用的精油有生姜精油、薰衣草精油、欧薄荷精油、佛手柑精油等，并且复合精油优于单一精油，选择时应结合患者喜好，选择患者可接受的芳香气味。

7．膳食调理

（1）准备

就餐环境宜安静、整洁、舒适，无异味、噪音，可以播放柔和舒畅的轻音乐；就餐时应保持心情愉快，餐前可顺时针按摩腹部，以促进胃肠蠕动，增加饥饿感。

（2）食物

饮食宜清淡、易消化，应选择高热量、高蛋白、富含维生素的食物，并按照患者喜好制定个性化饮食方案，确保口味适宜，并注意色香味搭配；半流质或流质食物较容易消化。

8．经典膳食方

（1）十全大补汤

【主治】①大补气血、阴阳、表里、内外皆虚。（《太平惠民和剂局方》）②治溃疡发热，或恶寒，或作痛，或脓多，或脓清，或自汗盗汗。及偏身流注瘰疬便毒诸疮，久不作脓，或脓成不溃，溃而不敛。若气血不足之人，结肿未成脓者，宜加陈皮、香附、半夏、连翘服之自消。（《外科大成》）

【组成】人参、黄芪、白术、当归、白芍、川芎、熟地黄、茯苓、肉桂、甘草。

（2）人参养荣汤

【主治】①治脾肺气虚、荣血不足、惊悸健忘、寝汗发热、食少无味、身倦肌瘦、负累气短、毛发脱落、小便赤涩。（《和剂局方》）②治溃疡发热恶寒，或四肢倦息、肌肉消瘦、面色萎黄、发焫短气、饮食无味、不能收敛，或气血不足、不能收敛，若大疮愈后，多服之不变他症。（《外科大成》）

【组成】白芍、人参、陈皮、黄芪、桂心、当归、白术、甘草、熟地黄、五味子、茯苓、远志。

（3）补中益气汤

【主治】①烦劳内伤、身热心烦、头痛恶寒、懒言恶食、脉洪大而虚。或喘或咳，或阳虚自汗，或气虚不能摄血。或疟痢脾虚，久不能愈。一切清阳下陷，中气不足之证。②治疮疡元气不足、四肢倦怠、口干发热、饮食无味，或饮食失节，或劳倦身热、脉洪大而无力，或头痛而恶寒，或声高而喘，身热而烦，俱宜服此。（《外科大成》）

【组成】黄芪、人参、甘草、白术、陈皮、当归、升麻、柴胡（《外科大成》加麦门冬、五味子）。

（4）四君子汤

【主治】治一切阳虚气弱、脾衰肺损、饮食少思、体瘦面黄、皮聚毛落。（《太平惠民和剂局方》）

【组成】人参、白术、茯苓、甘草。

（5）四物汤

【主治】治一切血虚，及妇人经病。（《太平惠民和剂局方》）

【组成】当归、川芎、地黄、芍药。

9．中医特色疗法

（1）体针

1）取穴法一

【适应证型】肺脾气虚，湿浊中阻。

【取穴】肺俞，中府，太渊，足三里，丰隆，阳陵泉，脾俞，大都，委中，阴陵泉。

【操作】肺俞、中府、太渊、阳陵泉、脾俞、大都、委中、阴陵泉平补平泻，足三里用补法，丰隆用泻法。

【疗程】每次30min，每天1次，7～10天为1个疗程。

2）取穴法二

【适应证型】气郁痰结。

【取穴】太冲，足三里，阳陵泉，曲泉，悬钟，太冲、足三里、三阴交，内关。

【操作】内关、三阴交平补平泻，太冲、足三里、阳陵泉、曲泉、悬钟用泻法，留针时间：30min，每天1次。

【疗程】7～10天为1个疗程。

（2）耳穴

【适应证型】脾肾气虚。

【取穴】神门，皮质下，内分泌，肝，脾，肾。

【操作】王不留行籽胶布固定穴上，反复按压。

【疗程】5～7天为1个疗程，可连续治疗2～3个疗程。

（3）穴位注射

【适应证型】肺脾气虚。

【取穴】肺俞，足三里，丰隆，曲池，风门及病变部位经络之穴。

【操作】每次取2～3穴，选用维生素B_{12}100μg或0.2%普鲁卡因注射，隔天1次。

【疗程】5～7天1个疗程，可连续治疗2～3个疗程。

第三章

心理和社会支持

第一节 心理护理概述

护理心理学是从护理情境与个体相互作用的观点出发，研究在护理情境这个特定的社会生活条件下个体心理活动发生、发展及其变化规律的学科。而肿瘤患者心理护理则是研究肿瘤患者的心理活动发生、发展及其变化规律的。

肿瘤对于每位患者来讲都是严重的应激性事件，肿瘤的治疗过程及肿瘤疾病本身均不同程度地影响着患者的心理、生理、经济、社会、家庭等方面。

根据不同国家和地区对不同分期肿瘤患者的调查，严重的心理痛苦发生率为20%～52%，不同类型的肿瘤患者情绪障碍发生率为30%～40%。除了癌症的诊断、治疗以及治疗的毒副作用对肿瘤患者造成心理痛苦外，肿瘤患者之前就存在的心理或精神疾病以及当下的心理痛苦也会影响其对癌症的应对能力，形成恶性循环。肿瘤患者的心理问题越来越受关注，肿瘤患者的心理照护作为整个医疗照护的一部分也越来越受到认可。

心理社会肿瘤学主要研究心理社会行为因素在肿瘤的发生、发展及转归中所起的作用，同时也研究肿瘤患者及其家庭因为肿瘤所遭受的心理痛苦及其应对方法和干预措施。我国相关专家团队在系统回顾国内外在肿瘤心理社会方面的研究成果后，根据国际的肿瘤心理治疗进展和我国的肿瘤心理临床实践经验，于2016年制定出了中国第一版《中国肿瘤心理治疗指南》，可见国内也愈发重视肿瘤患者的心理方面。

其实，从20世纪30年代起，心理因素与健康的关系就越来越受到医学界的重视。心理社会因素已成为影响人体健康的重要原因。因此，学习肿瘤心理学知识、掌握肿瘤护理心理学理论及技术，既是主动适应现代护理模式的需要，也是提高护理质量的需要。

第二节 肿瘤患者的心理特征与相关因素

一、心理特征

1. 怀疑否认期

多数患者在被告知患癌症时，都会有一个怀疑否认期，这个时期的患者会极力否认肿瘤的诊断，这是肿瘤患者最初的防御机制，可让其暂时性地获得心理平衡。

2. 愤怒发泄期

在否认之后，患者通常会出现强烈的愤怒和悲痛，一旦癌症的诊断被证实，患者立即会觉得上天不公，对发生的一切事情都感到不满和愤怒。

3. 悲伤抑郁期

当患者在治疗或休养过程中，想到自己还未完成的工作和事业、亲人的生活、治疗疾病所需要的巨大经济费用而自己又不能顾及时，便会从内心深处产生难以言语的痛楚和悲伤。加上疾病疼痛的折磨、用药过程出现的不良反应，悲伤会进一步转化为绝望。

4. 接受与适应期

经过一段时间的内心挣扎后，患者虽有多种矛盾心理，但最终能认识到现实是无法改变的，惧怕是无用的，大多数患者开始接受现实，调整自我心态，情绪逐渐趋向平稳，坦然面对疾病与治疗带来的巨大改变。

并不是所有肿瘤患者都会有以上几个阶段，但是，焦虑和恐惧通常会贯穿整个肿瘤病程和治疗的过程。通过探索患者的心理活动规律，做好相应的护理措施，及时做好心理支持与疏导，处理好患者在疾病过程中存在的或者潜在的心理行为问题，可以调节患者的情绪，缓解患者的心理压力，帮助其增强适应能力，以积极心态去面对疾病，积极配合治疗。

二、相关因素

1. 个性特征

患者的个性特征会影响其对生活事件的感知、评价及应对，从而影响患者的生活质量、情绪的调整以及应对疾病的方式，进而影响疾病的进程。内向型的患者比外向型患者更易表现出焦虑、沮丧、抑郁等心理状态。

2．年龄

不同年龄的肿瘤患者因社会及家庭角色的不同，可产生不同的心理反应。

3．文化水平

不同文化水平的患者，对疾病相关知识的了解不同，可产生不同的心理反应。

4．社会支持

大约2/3的肿瘤患者在确诊后2～6个月就可以进入适应状态，而这些患者往往拥有情感支持来源和广泛的社会关系，并且具有解决问题和处理危机事件的能力；另外1/3的患者不能适应疾病，主要是由于缺乏社会支持、存在孤独感或自身存在应对生活事件的悲观消极态度。

5．治疗方式

治疗方式、疗程、治疗对生活的影响、不良反应和疗效的差异均会使患者产生截然不同的心理反应。

6．疾病症状

严重的疼痛可加重患者的焦虑、紧张、恐惧及烦躁不安的情绪；食欲减退会造成患者的心理承受能力差、情绪敏感，出现烦躁、抑郁、绝望等反应。

7．社会及家庭问题

亲子关系、保险情况、财务状况等均会影响患者的心理。

肿瘤患者的心理问题是不容忽视的，只有及时地了解患者在不同阶段、不同时期、不同类型的心理活动，给予充分的心理支持和针对性的行为指导，才能减轻或消除患者的不良心理反应，帮助其顺利地接受治疗。

第三节 心理状态的筛查与评估

一、心理痛苦筛查工具

已有国家将心理痛苦筛查纳入肿瘤治疗的相关指南与政府管理规范中。痛苦管理指南将心理痛苦（distress）定义为由多种因素影响下的不愉快的情绪体验，包括心理上（认知、行为、情绪）、社会上和（或）灵性层面的不适。心理痛苦的产生对于患者躯体及社会功能、家庭生活以及职业和经济造成严重负面影响，严重心理痛苦可严重影响患者应对疾病，降低患者对临床治疗的依从性，从而影响患者最终的健康结局。

目前常用的痛苦筛查工具分为三大类：①症状筛查；②心理社会问题筛查；③痛苦来源筛查。在临床中，时间限制了医生对肿瘤患者心理社会问题的询问，而对心理精神问题的羞耻感阻碍了患者将此类问题告诉医生，患者的心理社会问题得不到识别，更罔谈治疗。因此，简短、有效的心理痛苦筛查工具成为临床医生的首选。

美国国家综合癌症中心推荐将心理痛苦筛查工具作为肿瘤患者心理困扰的管理工具。它由心理痛苦温度计（distress thermometer，DT）（国内亦有人称之为心理困扰温度计）、问题列表（problem list，PL）2部分组成，具有快速、易操作等优点，已成为评估肿瘤患者心理困扰方向的研究热点。DT是一种快速筛查工具，DT的使用方法类似于经典的视觉疼痛评分法，DT在不同的研究中均显示出良好的灵敏度和特异度，这些研究的对象包括不同的癌症类型，不同的环境，不同的语言、文化和国家的肿瘤患者。

DT是一个标有0～10（0=没有困扰，10=极度困扰）的视觉模拟单一条目量表，通过困扰分值确定患者的心理痛苦水平，并结合PL对患者进行具体问题的评估。美国国家综合癌症中心推荐将临界值定为4分。4分及以上的患者需要接受进一步的专业评估和治疗。临床医生或护士可以这样询问患者："在0～10分之间评分的话，过去1周内您的心理痛苦程度是多少分呢？"并指导患者在DT上标记出相应分数。

PL用于调查患者在过去1周所经历心理困扰的具体情况，共36个问题，包括21个生理问题、6个情绪问题、2个家庭问题、5个实际问题、1个精神信仰或宗教信仰问题和1个开放式询问的其他问题。每个问题的答案为"是"或"否"。

根据DT并结合PL，可将患者的心理痛苦程度分为以下2个级别。

1）轻度心理痛苦：患者DT<4分，或具有轻度心理痛苦的临床表现。

2）中重度心理痛苦：对于任意一次评估中DT ≥ 4 分或具有中重度心理痛苦表现。

二、抑郁自评量表（self-rating depression scale，SDS）

SDS由W.K.Zung于1965年编制，为美国教育卫生福利部推荐的用于精神药理学研究的量表之一。因使用简便、能相当直观地反映患者抑郁的主观感受及其在治疗中的变化，SDS当前已广泛应用于门诊患者粗筛、情绪状态评定以及相关的科研等。SDS的优点为使用简单，不需要经专门的训练即可进行相当有效的评定。

SDS总粗分的正常上限为41分，分值越低，状态越好。标准分为总粗分乘以1.25后所得的整数部分。我国以SDS标准分≥50为有抑郁症状。抑郁严重度=各条目累计分/80，结果在0.5以下者为不抑郁，在0.5～0.59之间为轻微至轻度抑郁，在0.6～0.69之间为中至重度，在0.7以上为重度抑郁。

三、焦虑自评量表（self-rating anxiety scale，SAS）

W.K.Zung于1971年编制了SAS。被用于评估有焦虑症状的个体的主观感受，并被作为衡量焦虑状态的轻重程度及其变化的依据。焦虑是心理咨询门诊常见的一种情绪障碍，近年来，SAS已被广泛用作咨询门诊中了解焦虑症状的一种自评工具。SAS测量的是最近一周内的焦虑水平，评分不受年龄、性别、经济状况等因素的影响，但如果应试者文化程度较低或智力水平较差则不能进行自评。

评定注意事项：SAS可以反映焦虑的严重程度，但不能区分各类神经症，必须同时应用其他量才能对神经症进行临床分类。

四、恩斯抑郁症清单（BDC）

BDS是美国新一代心理治疗专家、宾夕法尼亚大学的David D.Burns博士设计出的一套抑郁症自我诊断表，这个自我诊断表可帮助个体快速诊断出是否存在抑郁症：53～62分为轻度抑郁，63～72分为中度抑郁，73分以上为重度抑郁。

五、肿瘤患者生活质量评分（QOL）

QOL是我国于1990年参考国外的指标制定的一个草案，目前试用的生活质量分级为：满分为60分，51～60分为良好，41～50分为较好，31～40分为一般，21～30分为差，<20分为极差。

第四节 心理社会干预

一、支持性心理干预

支持性心理干预包括群体教育和个体干预两种形式，多采用倾听、解释、理解、适当保证、指导、建议、启发、鼓励、促进自助等手段，对各个阶段的肿瘤患者都具有非常重要的意义，医务人员应全面掌握各种干预手段并适时运用。

在实施支持性心理干预疗法过程中应特别注意：护理人员应热情和蔼地对待所有肿瘤患者，对初诊患者应主动接触，认真细致地做好疾病和住院知识介绍，尽快取得患者信任，消除其疑虑。另外，不论患者处于何种治疗阶段，护理人员都应与患者进行及时有效的语言与非语言交流，并时刻以积极的态度、饱满的精神及时给予患者心理支持，解除不良性情绪对患者造成的影响。对机体有缺陷的患者，接触的方式应恰当，如护理人员的目光应避免长久停留在其敏感部位而使患者产生或加重不良情绪。

（一）倾听与理解

倾听是心理治疗的基础，是心理干预的核心技术。倾听应注意以下技巧：①得体的体态语言；②专注倾听、适时插话；③敏锐地体会谈话意图；④不急于下结论；⑤复核重点内容。有效的心理干预不在于医务人员会讲多少，而在于能听多少。

（二）鼓励

大多患者需要鼓励，当鼓励与患者的治疗阶段有联系时效果会更好，所以护士要在适当的时候有针对性地鼓励患者。护理人员在鼓励患者时，应切合实际，循序渐进，先鼓励患者迈出一小步，当患者达到预期目标时，应及时鼓励以增强其自信心，逐步让患者恢复战胜病魔的勇气。

（三）支持

患者在治疗期间出现恐惧、焦虑、悲观、绝望等负性情绪时，护理人员应合理应用沟通技巧鼓励患者尽可能地表达情绪，帮助患者适当宣泄。沟通时态度应真诚、言语宜中肯，切忌简单化和口号化，避免使用类似"通过我们之间的沟通交流，我认为你有能力处理好这件事"的语句，使患者误认为护理人员态度敷衍。

（四）解释与指导

护理人员应根据患者的需求，及时就其在治疗过程中出现的问题给予真诚的、切合实际的答复，以消除其思想顾虑、改善其心理问题。如化疗前应向患者做好相关知识宣教，详细讲解可能出现的毒性反应，并帮助患者掌握应对毒性反应的有效方法和技能，诸如饮食调节、睡眠调整方法等，让患者心中有数，避免胡思乱想、手足无措。在解释和指导时，应具有针对性，尽量使用通俗易懂的语言，切勿泛泛而谈、缺乏重点或使用过多医学术语。一些心理紊乱的患者无力应付应激事件，只会通过躯体症状来表达情绪上的问题，此时首要目标是让患者正确认识和判断生活中出现的难题，找到解决难题的办法及学会在必要时寻找帮助。

（五）适当保证

为消除应激性事件带给患者的负性情绪，护理人员可给予适当的保证，但这种保证必须建立在全面了解患者病史和对病情的变化有充分把握的基础上，且提出的保证要有足够的依据，切勿信口开河、盲目保证，否则会使患者丧失信任感，而失去继续交流和心理干预的机会。

（六）家庭和婚姻的心理治疗及社会支持系统

家庭和婚姻心理治疗，是指在肿瘤患者的家庭中，对患者及其他家庭成员进行的心理干预治疗。

1. 家庭角色转变

患者在家庭中的角色不同、地位不同、作用不同，可有不同的心理变化，出现不同的抑郁症状，如：觉得自己处于孤独、无助、失败、绝望之中；感到恐惧、焦虑，害怕不能保住工作，自己原有的地位、职务、收入可能受到影响；觉得自己现在是家里的累赘和负担，觉得对不起家人；宁愿早点结束生命，也不愿意接受比死亡更难受的治疗。这些心理变化会降低患者的治疗依从性，在得不到亲人的理解、帮助、照顾或亲人满足不了心理需求的情况下，患者可能出现更严重的情绪和行为异常。

此时，家庭成员特别是配偶参与对患者的心理干预至关重要。应告知家属，对患者在生活上要加倍关心关爱，在精神上应鼓励抚慰，以增强患者战胜疾病的信心和生活下去的勇气。

2. 家庭情感的支持

良好的家庭环境，可以让患者感到有自尊、被理解和被爱，帮助患者尽快释放负性情绪，减少患者的无助感，减轻患者的焦虑和抑郁。反之，家属不良的态度和行为会直接影响患者治疗时的情绪，甚至引起患者生理上的不适，不利于化疗的顺利进行和生活质量的提高。

3. 社会归属支持

这是一类主观的、可体验的社会情感支持，与患者的主观感受密切相关，它强调患者在社会中受尊重、被支持和被理解的情感体验和满足程度。由于躯体不适及形象改变，肿瘤患者常因自卑、抑郁、孤僻等心理而导致社交减少、交往不良或出现社交退缩行为。这时，家庭外的支持对患者心身状况的影响往往大于家庭内的支持。朋友、同事等社会人群往往更能与患者交流内心真实的感受，或是提供应对危机的经验。此外，"抗癌协会""肿瘤俱乐部"等社会公益组织可以让肿瘤患者与有着相似经历的病友一起分享治疗体会，相互支持，相互勉励，学会以积极的态度去面对肿瘤。

4. 生殖系统肿瘤引起的问题

由抗肿瘤治疗带来的性功能障碍发生率相当高，几乎涉及每一位生殖系统肿瘤患者。女性患者主要表现为性欲减退、性高潮缺乏、性满足感下降、性快感减少、性交疼痛及性交不能，男性患者则多见由于勃起障碍或阴茎缺如导致的性交困难或不能。因此，进行夫妻心理治疗颇为重要，可针对不同部位、不同病期为肿瘤患者制定不同的治疗方案，并根据生殖系统的损伤程度提出相应的性生活改善方案。首先，要让患者及伴侣认识到，性生活并不是夫妻生活的全部。然后，可根据性功能障碍的表现，向患者及其配偶普及相关的性知识，如利用抚摸促使性唤起，采用不同的体位以保持体力，女性采用坐位、跪姿或使用润滑剂，可减轻性交疼痛以达到性高潮。阴道放疗后数月内，是阴道愈合及纤维增生阶段，在这一时期，保持一周数次的性生活或使用阴道扩张器，可预防阴道粘连、闭锁，减轻阴道纤维化。特殊患者的性康复，还需特殊的医学处理，如女性患者的阴道重建术、男性患者的阴茎假体植入术等。

5. 乳腺癌对女性生活的影响

乳腺癌是妇女最恐惧的癌症之一，乳腺切除可导致患者出现自卑、抑郁、焦虑、愤怒等心理不适还会导致患者身体不适、生活方式受到影响、生活质量下降、性生活受损甚至出现婚姻危机。患者心理行为的严重程度取决于社会、家庭、亲友特别是丈夫的支持程度。妻子行乳腺切除术，对于丈夫来说也是一种负性生活事件，而丈夫的应对方式又影响着妻子的康复。所以，对患者丈夫的教育至关重要，请丈夫参加制订治疗方案、伤口整形及对性关系的讨论，对于维护良好的夫妻关系、促进患者对疾病的适应是相当有益的。

二、认知疗法

患者在疾病诊疗过程中常会出现各种不合理的认知，认知心理疗法即是针对这些不良认知，通过认知技术与行为技术来改变个体对自己、他人及事物的看法与态度，进而纠正其不良心理行为问题的。常用的方法如下。

（1）教育

向患者介绍治疗过程中的相关知识，可以使其提高应对能力，改善情绪状态，并对疾病的治疗形成较正确、客观的认识。

（2）认知重建

帮助患者找出不合理的认知，运用相应技术纠正绝对化、过分概括化、过度夸大化的不良认知，并使患者了解肿瘤的相关知识，从而重建积极的、合理的认知，认识到肿瘤不等于死亡。

（3）言语重构

语言重构即用积极性的语言替代消极语言。如与一位得不到家庭和社会支持的患者交谈时，用"你需要更多、更好的关心"比"他们都不关心你"更积极。

（4）角色转换

角色转换指站在对方的立场上考虑患者的感受。针对某些因为经济负担重或家庭角色弱化而异常自责的患者，可引导其换位思考，如通过"若家人也患有类似的疾病你会如何处理和对待"等问题，使患者能正确理解家人真实的想法，而减轻愧疚、自责和焦虑。

（5）向下比较

针对丧失治疗信心的患者，可采用与其他病情或康复情况更糟的患者相比较的方式，使其获得更现实的积极评价，以帮助患者建立积极的情绪，增强治病信心。

三、心理行为干预

心理行为干预技术的主要理论基础包括：生理学家巴甫洛夫的经典条件反射原理、美国心理学家Thorndike和Skinner的操作性条件反射、Bandura社会学习理论及Watson的学习理论等。基于这些理论，心理学认为：病态行为是在日常生活经历中尤其是在心理创伤体验中，通过学习并经条件反射固定下来的；既然可以通过学习获得异常行为，那么也可以通过相反的或替代的再学习、条件反射或强化手段，消除或纠正病态行为，从而建立正常而健康的行为。心理行为干预可以通过医务人员的语言、行为进行指导和示范，也可借助药物、仪器等手段来进行躯体训练，但要求患者必须主动参与并积极配合治疗，才能得以顺利实施，取得较好的临床效果。比如，针对预期性恶心呕吐的患者采用镇吐、镇静等药物治疗一般难以奏效，但可运用心理干预技术阻断条件刺激和非条件刺激之间的联系，减少预期性恶心呕吐的发生，提高患者生活质量，保证治疗的顺利进行。

放松疗法、系统脱敏法、注意力分散法、音乐疗法等是目前应用较为广泛的行为干预技术，临床实践中可根据肿瘤患者的心理状态来选择。

（一）放松疗法

放松疗法又称松弛训练，是一种通过特定的肌肉松弛训练程序，有意识地控制或调节自身的心理生理活动，降低机体唤醒水平，改善躯体及心理功能紊乱状态的治疗方法该疗法源自各国的自我心身保健方法，如印度的瑜伽、日本的禅道、德国的自生训练等。

采用放松疗法前应先向患者解释该疗法的目的、意义，并循序渐进地教患者掌握肌肉放松的方法：先紧闭双眼、脸部绷紧，咬紧牙关，然后突然全部放松下来，并让舒适感扩展到全身各个部位。实施过程中应注意：①保持房间安静、整洁、光线柔和；②护理人员应协助患者取舒适体位（可坐在沙发上或平卧在床上，轻轻闭上双眼），尽量使其放松且愉悦；③让患者清除大脑的杂念，使大脑也处于放松状态；④护理人员的指示语言应低沉、轻柔和愉快；⑤可以配合听轻音乐等进行松弛训练。

（二）系统脱敏疗法

系统脱敏疗法是按一定的程序诱导患者缓慢地暴露出导致焦虑、恐惧及其他强烈情绪反应的情境，并通过心理放松来对抗这种情绪状态，从而达到逐渐消除不良情绪的目的的一种疗法。系统脱敏一般分为3个步骤进行。

1）首先，让患者进入放松状态。选择环境适宜的治疗房间，让患者坐靠于舒适的沙发或座椅上，双臂放在扶手上，呈随意、舒适的状态，进行肌肉放松训练。

2）其次，进行想象脱敏训练。让患者想象某一等级可以引起恐惧或焦虑的情境，当能清晰想象并感到紧张时即停止想象并全身放松。之后反复重复以上过程，直到患者不再对该情境感到焦虑或恐惧，即完成了该等级的脱敏。以此类推进行下一等级的脱敏训练。训练中若患者在某一等级出现异常强烈的情绪反应，则应降级重新训练，直到可适应时再往高一等级进行。

3）最后，进入现实脱敏训练。待全部等级的想象训练完成后，即可向现实情境转换，通过实际情境刺激来进行逐步脱敏训练，这是系统脱敏疗法的关键步骤。训练过程仍然从最低级开始，循序渐进地逐级进行放松，最终使患者能完全平静地对待引起恐惧或焦虑的情境。护理人员应协助患者制订现实脱敏训练计划，现场指导后可督促患者进行自行强化训练，每周至少2次，每次30min为宜。

（三）音乐疗法

音乐疗法作为一种医疗手段由来已久，是医学、心理学与音乐相互结合、相互交叉渗透的产物。音乐作为一种高度抽象的特殊语言，可激发人不同的情绪，如节奏鲜明的音乐能使人感受到振奋和鼓舞，旋律优美的音乐能使人心旷神怡、轻松愉快，雄壮的进行曲能使人感到热血沸腾、勇往直前。不同的音调亦可产生不同的作用，如E调能使人安定、D调使人情绪激烈、C调让人感觉温和、B调使人哀怨等。大多数情况下，优美的乐曲会通过听觉产生美感，使人产生安宁、愉悦的心境。

肿瘤及化疗均可作为应激源，导致患者出现一系列的非特异性心理反应，严重干扰其心理内稳态。临床实践证明，适宜的音乐可以使化疗患者的交感神经系统活动减少，副交感神经活动增强，并可影响内啡肽等物质的释放，产生镇静、催眠的作用，最终减轻化疗患者生理和心理上的不适，缓解其不良情绪，增强患者对病痛和化疗毒性反应的耐受能力。实施音乐疗法时应因人而异，如《乐札·师已》中说："爱者宜歌《商》；温良而能断都得宜歌《齐》；宽而静、柔而正者宜歌《颂》；广大而静、疏达而信者宜歌《大雅》；恭俭而好礼者宜歌《小雅》；正直而静、廉而谦者，宜歌《风》。"情绪抑郁的患者，可播放节奏明快的乐曲，优美动听，有开畅胸怀、纾解郁闷之效；情绪焦虑的患者，可播放节奏缓慢的乐曲，旋律柔绵、婉转、曲调低吟，具有镇静宁心、解忧除烦之效。

对临床上常采用的音乐治疗方法有两种：一是音乐演奏法，可由患者独自或与他人组合演奏音乐，达到充分抒发压力和情感的目的，但要求患者具有一定的音乐素养，宜选择较短的、节奏清楚的、技术处理简单的乐曲；二是音乐欣赏法，患者可通过听觉来欣赏音乐、体会音乐本身的内涵及魅力，此方法需更多地考虑到患者的年龄、爱好、文化层次及音乐欣赏水平等。

（四）注意力分散法

注意力分散法是让患者从事感兴趣或需要精神高度集中的事，使其注意力从现有的恶劣情绪转移到其他刺激上，从而阻断条件刺激和条件反应之间的关联，减少对有害刺激的神经元反应，以缓解不良情绪的一种方法。注意力分散法主要归为两大类：一类是把注意力转移到外界环境，如弹琴、练字、听音乐、看电视、读报纸杂志、聊天、听故事等；另一类是把注意力转移到体内，如默数、祈祷、给自己唱歌等。另外，还可以让患者回忆和（或）描绘以前某段难忘的经历和感觉，或想象一些美好的情景，从而实现将患者注意力转移或分散的目的。该疗法实施的关键是活动要与患者的兴趣爱好相一致，能把患者的注意力吸引到活动中。

（五）尊严治疗

护理人员在称呼患者时尽量不要直呼其姓名和床号，而应该根据患者的年龄、职业来源等给予适宜的称呼，如"李老师""陈阿姨""张经理"等，使患者感受到被尊重、被重视，以拉近与患者的距离；与患者沟通时发音清楚、语速适宜，且态度诚恳，耐心倾听患者完整地表达内心想法，切忌中途打断；可协助乳腺癌术后的患者佩戴义乳，告知化疗后脱发的患者可以佩戴帽子、头巾、假发等，使其重拾美丽和自尊。

（六）集体心理治疗

集体心理治疗是把具有类似性质，共同心理问题的患者集合在一起，以集体的方式有组织、有计划地进行治疗的方法。

例如，可将肿瘤患者特别是有心理问题的患者集中在一起成为一个团体，并请患者的亲朋好友加入，平时由医务人员或专家讲课，介绍成功病例，或请抗癌明星现身说法，相互交流自己的治疗、康复经过，共同探讨抗癌之法，了解如何应对抗癌路上的阻碍。这样能充分调动集体成员间的互助性和互动性，发挥集体暗示作用，而让患者保持良好的心态，积极配合治疗。

四、社会支持

社会支持是个体通过正式或非正式的途径与他人或群体接触，由他人提供潜在有用的信息、服务等人际互动，使个体感受到被关怀、被尊重，获得信息、安慰及保证的过程。社会支持作为一种可利用的外部资源，对肿瘤的影响越来越受到护理领域的重视，并作为一个新的健康指标贯穿于整个护理实践中。在肿瘤化疗的各个阶段，有效的社会支持可以减轻患者的心理应激反应，缓冲应激压力，使其维持良好的情绪体验，从而影响患者对治疗方案的选择，提高患者对治疗的依从性和社会适应能力，进而影响其生存质量。

（一）社会支持系统的构成

社会支持具有多维性，包括三个体系：一是社会支持网络，由亲属、朋友、同事、病友等个体构成，也可由家庭、单位、公益机构等集体构成；二是社会支持行为，即支持网络提供的关怀、倾听、建议、指导等行为；三是主观性的支持评价，即患者对他人的行为是否能满足自己需要的评价。

（二）社会支持的类型

肿瘤化疗患者的社会支持主要包括以下几个方面。

1. 实质支持

肿瘤治疗的高额费用，是导致化疗患者生活质量低、治疗中断甚至放弃治疗的主要因素。因此，经济支持是最重要的实质支持，其主要包括国家的各种医保待遇和其他社会资源的医疗补贴。我国正在进一步改革和发展城镇居民基本医疗与农村合作医疗保障体系，尤其对肿瘤患者有大病医保的特殊政策，可解决很多人的后顾之忧。医护人员应结合患者的经济承受能力尽力为其制定效果优、价格低的治疗护理方案，在可能的范围内尽量帮助患者争取单位、社区和全社会的经济支持，以获取必要的社会支持资源。

2. 家庭情感支持

家庭担任了社会支持中最突出的角色，其支持是社会支持系统中最基本、最重要的形式，是患者用于应对压力的重要资源。一个凝聚力强、责任感重、态度积极的家庭，可以成为肿瘤患者积极治疗的坚实后盾，其家庭成员不仅能为患者提供生活上的照料，及时查找治疗相关信息，帮助患者按照计划进行化疗和康复锻炼，且能为患者提供情感支持。这种良好的家庭环境，可以帮助患者尽快释放或减轻负性情绪，提高其对治疗的依从性和耐受性。反之，家属不良的态度和行为会直接影响患者治疗时的情绪，甚至会引起患者生理上的不适，不利于化疗的顺利进行和生活质量的提高。

3. 社会归属支持

社会归属支持强调患者在社会中受尊重、被支持和理解的情感体验和满足程度，是一类主观的、可体验的社会情感支持，与患者的主观感受密切相关。由于躯体不适及形象改变，肿瘤患者常因抑郁、孤僻、自卑等心理而导致社交减少、交往不良或出现社会退缩行为。这时，家庭外的支持对患者心身状况的影响往往大于家庭内的支持。朋友、同事、病友等社会人群往往更能与患者交流内心真实感受，传递应对危机的经验，且乐于照料患者，使患者不会感到孤独和被遗忘。

4．信息支持

绝大多数肿瘤患者都有了解治疗相关信息的愿望，因此健康教育是一项必要的信息支持。医务人员是健康教育知识的主要传播者，是重要的信息来源，可根据患者的实际需求，进行多种形式的信息交流活动。

第五节
照顾者心理负担与支持概述

一、概念与概述

照顾者是指负责照顾和看护弱势群体的人，分为主要照顾者和次要照顾者。目前绝大多数的照顾责任都是由患者家属承担，可见家庭是患者基本也是最主要的社会支持系统。当照顾者看到患者的身体或活动能力改变、患者心理状态不佳、治疗过程或疾病本身对患者产生的巨大不适时，会产生忧虑，当意识到患者无法恢复时，会感到焦虑和悲伤。这时，照顾者的心理、精神痛苦也需要得到医护人员的帮助。

二、照顾者心理负担测量工具

照顾者负担调查研究常用测量工具包括照顾者负担量表（zarit caregiver burden interview，ZBI）、照顾者压力指标（caregiver strain index，CSI）及自设量表。通过相关工具可测量照顾者的心理负担水平，了解照顾者的心理、精神压力等，以帮助医护人员及时了解照顾者的思想负担，及时提供情绪支持。

三、对照顾者的支持措施

1．为其提供相关信息的支持

照顾者对患者的疾病、治疗、康复等信息的了解，可以让其在患者的诊疗过程中更好地发挥支持与陪伴的作用。由于照顾者文化水平及接受度不同，医护人员应用通俗易懂的话语讲解疾病知识，减少专业术语使用，针对照顾者的担忧及顾虑提供个体化的解释。

2．帮助照顾者正确面对患者疾病

医护人员应根据患者疾病过程中照顾者的心理变化，及时评估其心理、情绪反应及需要，根据具体情况给予心理支持。

3．为照顾者提供社会支持

长期照顾患者会给照顾者带来精神及经济上的负担。同时，照顾者失去自己的个人时间、工作、社交等，都会影响其心理。因此，医护人员应为照顾者提供情感支持，最好能建立家庭支持服务系统，帮助其处理各种压力此外还可指导照顾者进行放松训练、释放压力，以提高心理调适能力及自我照顾能力。

第六节　中医情志调养

一、中医情志调养的概论

情志护理是以中医基础理论为指导，以良好护患关系为桥梁，应用科学的护理方法，改善和消除患者不良的情况状态，从而达到预防和治疗疾病目的的一种方法。

二、中医情志调养的理念

《医醇賸义》中写道"夫喜、怒、忧、思、悲、恐、惊，人人共有之境。若当喜而喜，当怒而怒，当忧而忧，是即喜、怒、哀、乐，发而中节"，这里面讲到七情是人体的客观表现。但是如果情志变化过于剧烈，可以致病，如《素问·阴阳应象大论》中提到"暴怒伤阴、暴喜伤阳"，《杂病源流犀烛》中也说"或由于有所大恐、大喜、大忧、大惊，以致失神为之患也"。这说明古人已认识到情志的变化与疾病的关系十分密切。《管子·内业》中说"凡心之刑，自充自盈，自生自成，其所以失之，必以忧乐喜怒欲利。能去忧乐喜怒欲利，必乃反济。彼心之情，利安以宁，勿烦勿乱，和乃自成""暴傲生怨、忧郁生疾"，指出忧虑、抑郁的情绪可以致病。《素问·汤液醪醴论》中说"精神不进、志意不治，故病不可愈"，指出情志调护对疾病康复的重要性。所以肿瘤患者的心理活动对疾病的转归有着至关重要的影响。如果患者负面心理长期存在，将会降低其治疗依从性，不仅无法保证治疗效果，还会缩短患者生存时间。

三、中医情志调养相关措施

（一）经络保健，气顺心定

焦虑的人往往伴有自主神经功能紊乱，通过经络保健，可以调整人体的神经系统，缓解紧张情绪。下面介绍两种常用的经络保健方法。

1. 经脉调情志

（1）拍打心包经

拍打心包经可以清心除烦、活血通络，适用于心烦易怒、失眠不安、口干舌燥、口唇紫黯等症状。中医认为心包经是心经的护卫，当情绪出现问题，邪气最先侵犯的是心包经，拍打心包经，可以让邪气通过心包经而被祛除体外。心包经的位置很容易找到，它位于双上肢内侧的正中线上，我们可以自上而下以空掌拍打双上肢的正中间。重点拍打部位在双手的肘部，经过5～8min的拍打，可以看到一些红点或黑点，这些往往是邪气出表的征象，红点代表着火热之邪，黑点代表着气血不通畅，内有瘀血。

（2）按摩太冲穴

《医经溯洄集·六郁》中说："凡病之起也，多由于郁，郁者，滞而不通之义。"肿瘤患者大多伴有抑郁，因而解郁是很重要的治疗措施。肝为"将军之官"，主怒，主疏泄，而太冲穴而是肝经上重要穴位之一。通过对太冲穴的按摩，可以疏解患者的情绪。操作方法：点按太冲穴。先用大拇指点按一侧太冲穴1min，然后再按另一只侧太冲穴1min，再用双手点按双侧太冲穴1min。

（3）搓揉手脚心

一部分焦虑症患者可表现出兴奋与疲劳交替出现，腰膝酸软，夏天手心发热，冬天手脚冰凉，夜眠时易醒多梦等症状。这时，可以让其每天临睡前用热水泡脚15～30min，然后静坐在床上，用左手掌心（劳宫穴，握拳后中指所对的位置）对准右脚心（涌泉穴，脚底两个小肉球的交际处），揉搓10～15min，再用右手掌心揉搓左脚心。

（二）运动疗法

古人注重"形神合一""形动神静"。《吕氏春秋·达郁》中说"流水不腐，户枢不蠹，动也"，阐释了"形气亦然，形不动而精不流，精不流则气郁"的道理。对于肿瘤患者，可以适当运用一些养生运动方法来提高抵抗力，而且对于抑郁、焦虑可以起到一定程度的舒缓作用。形体锻炼有三要点：一是运动要适度，要因人而异，做到"形劳而不倦";二是要循序渐进,运动量由小到大;三是要持之以恒。

1．太极拳

太极是指万物原始的"浑元之气",其动而生阳,静而生阴,阴阳二气互为其根,此消彼长,相互转化,不断运动则变化万千。太极拳起源于清代,是将意、气、身融为一体的运动形式。太极图呈浑圆一体、阴阳合抱之象,太极拳正是以此为基础,形体动作以圆为本,一招一式均由各种圆弧动作组成,动作舒展、柔和而又绵绵不断,似行云流水,如环无端。

2．八段锦

八段锦是由八种不同动作组成的健身术,故名"八段",分为坐式和站式两种。站式八段锦可强身健体、舒经活络,对急性病痛有针对性的调治作用;坐式八段锦适合于慢性、虚弱性疾病患者,特别是中晚期癌症患者。

3．五禽戏

所谓五禽戏,就是指模仿虎、鹿、熊、猿、鸟五种动物的动作和神志,组编而成的一套锻炼身体的功法,它是由我国古代著名医家华佗整理总结而成的。华佗根据"象其形,取其意"的原则创编了"五禽戏",其中"取其意"的意思是指人的情志,要像虎一样威猛,像鹿一样奔放,像熊一样敦厚,像猿一样机警,像鸟一样飘逸。五禽戏对失眠、抑郁等有一定的预防和治疗作用,肿瘤患者合并失眠、抑郁者较多,勤习五禽戏可有效改善这些症状。

（三）调饮食

1．焦虑症饮食养生

焦虑症患者若常出现手、头、舌等颤抖的症状,可以选用一些酸甜的食物,如白芍、乌梅、杨梅、草莓等。日常的饮食可以选择苋菜、芦荟、樱桃、菠菜、枸杞、玫瑰花、炙甘草、小麦、大枣、怀山药、鸡肉、羊肉、牛肉、低脂牛奶等。饮食调理可以参考以下几种膳食。

（1）枣麦粥

酸枣仁30g,浮小麦50g,粳米100g,大枣5枚。将酸枣仁、浮小麦、大枣洗净,加水煮开约30min,取汁去渣,加入粳米同煮成粥。本方可养心安神,适用于焦虑症有烦躁不安、精神恍惚、喜欢叹息、多呵欠、喜悲伤欲哭、心悸失眠、易汗出者。

（2）百合二仁红枣蜜汤

鲜百合30g,柏子仁20g,酸枣仁20g,红枣10枚,蜂蜜2匙。取百合、柏子仁、酸枣仁加入砂锅，水煎2次，去渣，合1大碗；加红枣和水200mL，文火煎30min，加蜂蜜搅匀即成。本方可滋肝健脾、养心安神，适用于焦虑症有失眠、胸闷心悸、心烦易怒、口干口苦、手心发热、小便偏黄者。

（3）佛手柑粥

佛手柑10～15g，粳米50～100g，冰糖适量。将佛手柑煎汤去渣，再入粳米、冰糖同煮为粥。本方可疏肝理气，健脾养胃。适用于焦虑症有情志不畅、胁肋胀闷、胸闷气滞、食欲不振、嗳气呕吐等。

2．抑郁症饮食养生

抑郁症属于中医所说的气滞，在饮食调养时，最优先选择具有理气解郁、调理脾胃功能的食物，如小麦、荞麦、高粱、刀豆、蘑菇、豆豉、柑橘、萝卜、洋葱、菊花、玫瑰花等。抑郁症患者常出现一些躯体症状，如头晕头痛、胸闷胸痛、心悸失眠、食欲不振等，应少食收敛酸涩之物，如乌梅、泡菜、石榴、青梅、杨梅、草莓、杨桃、酸枣、李子、柠檬等，以免阻滞气机，加重疾病，亦不可多食冰冷食品，如雪糕、冰激凌、冰冻饮料等。

（1）玫瑰菊花粥

干玫瑰花10g，菊花10g，糯米50g，粳米50g。玫瑰花与菊花洗净以纱布包好，与粳米与糯米同放入锅中，大火烧沸后，改小火煮成粥饮用。本方可疏肝理气，降火安神，适用于抑郁症有喜欢叹息，口干口苦，胸胁闷痛者。

（2）人参三七炖猪肉

人参5g，三七10g，猪瘦肉50g，大枣2枚。以上材料加水适量炖熟，油盐调味食用。本方可益气活血祛瘀，适用于抑郁症有精神疲倦、四肢乏力、胸闷胸痛、口唇紫黯者。

（3）行气健胃粥

怀山药30g，橘皮5g，枳壳5g，佛手5g，砂仁3g，粳米100g。上述药材布包水煎，滤汁后加粳米及适量水，共煮成粥食用。本方可健脾养胃，行气化湿，适用于抑郁症有胃脘部疼痛、消化不良、时有嗳气者。

（4）天麻鲤鱼汤

天麻20g，川芎10g，茯苓30g，鲜鲤鱼1尾，生姜5片。将天麻放水中浸泡后切薄片备用，川芎、茯苓洗净后放在纱布中，鲜鲤鱼洗净后放入酱油、食盐、麻油、葱、生姜、淀粉等处理10min后与药料一起加水煮开，30min后调黄酒、白糖、味精、胡椒粉就可食用。本方可祛风通络，适用于抑郁症有头晕头痛、容易感冒、周身困重者。

（5）龙眼大枣粥

龙眼肉20个，大枣20枚，粳米100g。以上食材洗净后加水煮粥食用。本方可补中益气、养血安神，适用于抑郁症有精神困倦、四肢乏力、畏寒肢冷、喜饮热水、腰酸膝软、夜尿频频失眠健忘者。

（四）芳香疗法

人们从大自然中各种芳香植物的不同部位中提炼出具有不同气味和颜色的精油，当这些精油渗透于人的肌肤或挥发到空气中被人体所吸入时，就会对人的情绪和身体的其他主要功能产生作用，安抚神经和愉悦心境。可以选取薰衣草油、茉莉油或蓝菊油，在织物上滴上1～2滴，然后吸入，或将这些精油放入蒸气吸入器或蒸气浴缸中，也可以涂1滴在太阳穴处，可以有效减少或消除负面的情绪。

（五）起居调养

（1）应让患者保证充分的休息和睡眠，护理操作应尽量集中进行，以免影响患者休息。

（2）饮食宜进清淡、富营养之品，避免进食肥甘厚腻、烟酒及辛辣刺激之品。素体血虚者，可多食血肉有情之品，如猪肝、鸡肉。

（3）鼓励患者积极参加各项社会活动，以增强对外界的适应能力。

第四章

饮食营养

第一节 营养管理概述

一、相关概念

尽管多年来的医学文献中常提及"营养风险（nutritional risk）"这个名词，但直到2003年，欧洲肠内肠外营养学会（European Society of Parenteral and Enteral Nutrition，ESPEN）以Kondrup为首的专家组才在128个随机对照临床研究的基础上，提出了"营养风险"的明确定义。该定义为"现存的或潜在的、与营养因素相关的、导致患者出现不利临床结局的风险"。值得注意的是，这里所强调的营养风险，是指与营养因素有关的、出现临床并发症的风险，而不是指出现营养不良的风险。所以，ESPEN的营养风险概念是与临床结局密切相关的，是为了通过及时发现患者的营养风险来预测患者可能的临床结局，以及监测患者对临床营养支持的效果。这与营养不良的风险（risk of malnutrition）是截然不同的两个概念。美国营养师协会（American Dietetic Association，ADA）指出，营养风险筛查是发现患者是否存在营养问题和是否需要进一步进行全面营养评估的过程。ESPEN认为，"营养风险筛查是一个快速而简单过程，通过营养筛查如果发现患者存在营养风险，即可制订营养计划。如果患者存在营养风险但不能实施营养计划和不能确定患者是否存在营养风险时，需进一步进行营养评估"。由此可见，美国协会与欧洲学会对营养风险筛查的定义有显著差异，美国学会（ADA）对营养风险筛查的定义是发现营养不足的过程，而欧洲学会（ESPEN）则认为营养风险筛查是发现营养风险的过程。

二、肿瘤与营养的关系概论

营养，就是人体从外界摄取适当的食物，以继续其生命现象（包括身体细胞的活动、组织的建造和修补以及调节生理功能等）。美国癌症协会（American Cancer Society，ACS）指出肿瘤患者在治疗期间维持良好的营养状态有这些好处：①心情愉快，保持体力和精力；②维持体重及体内储存的营养；③比较能忍受治疗引起的不良反应；④降低感染的风险；⑤加快复原速度。但是在整个治疗期间有太多因素会影响患者的营养状态，包含疾病本身的进展、肿瘤造成患者的生理代谢异常、癌症治疗引发的不良反应影响患者进食等，甚者可导致体重流失、营养不良。

三、肿瘤患者营养的重要性

维持良好的营养状况对于一个人的健康来说很重要，对于一个需要手术、麻醉、化疗、放疗的肿瘤患者，其重要性更是不言而喻。营养状况影响着机体的结构、功能、代谢、免疫状况及损伤后的修复，直接影响了原发疾病的治疗。人体的供能物质有糖、脂肪与蛋白。机体所需能量正常情况下是通过分解糖与脂肪提供，能量缺乏则会引起蛋白分解、糖异生来补充供能。蛋白质是为维持结构与功能而存在的，不宜用于供能，过多消耗蛋白质则会危及生命。人体在健康时，对碳水化合物、脂肪、蛋白质、维生素、电解质、微量元素、水等营养物质的消耗和补充自然地维持在平衡状态。然而，肿瘤疾病导致营养素、热量的不平衡状态出现，手术加速机体蛋白分解代谢，化疗、放疗又直接抑制其合成代谢。能量与营养素的失衡引起肌肉与内脏蛋白、免疫蛋白及各种血浆蛋白、酶的分解，致严重感染发生、多脏器功能衰竭。若外源性营养基质供给不足，肿瘤则从宿主组织获取营养物质满足快速生长需要，致机体处于分解状态，显然，限制营养物质供应对机体危害明显，抑瘤作用不大。

四、肿瘤与营养不良发生率

营养不良主要是因为摄取的蛋白质、热量低于生理需求，造成身体的脂肪与肌肉组织耗损。可凭借实验室生化检验测值、体格检查（身高、体重、体重减轻百分比）、其他理学检查等方法来得知机体是否营养不良。有研究指出，80%左右的患者在被诊断出肿瘤之前就有体重下降的情况，而在治疗期间，有40%~80%的肿瘤患者会出现体重减轻的现象，尤其是以头颈部癌症及消化道癌症的患者最为严重。1980年，Dewys等人指出营养不良在肿瘤患者中的发生率相当高，他们在研究中发现依照肿瘤位置和分期，患者的体重下降及营养不良的发生概率为31%~87%，其中最常发生的是呼吸道肿瘤、消化道肿瘤及晚期癌症患者。

营养不良除了会造成患者体重下降、伤口愈合变差、电解质与体液不平衡、免疫功能降低外，还会降低患者对癌症治疗的反应及耐受度、增加治疗的毒性、增加住院天数及花费、降低生活品质、增加致病率和病死率。美国《营养》期刊指出20%~40%的肿瘤患者最终死于营养不良而非癌症本身。

第二节 营养不良的原因及相关因素

一、营养不良的原因

恶性肿瘤导致的营养不良不仅发生率相当高，而且后果严重。40%～80%的肿瘤患者存在营养不良，20%的肿瘤患者直接死于营养不良。导致肿瘤患者营养不良的原因分为肿瘤本身原因及治疗干扰两个方面，其机制主要与机体各营养物质代谢异常有关。

（一）肿瘤的增生

肿瘤，特别是胃肠道恶性肿瘤，常伴胃肠功能紊乱，极易导致患者出现体质量下降。研究显示，80%以上的胃肠道恶性肿瘤患者患病6个月后体质量有下降，其中，25%以上的患者体质量下降在10%以上，约50%的大肠癌、前列腺癌和肺癌患者有体质量下降，仅乳腺癌、白血病和肉瘤患者较少出现体质量下降。

（二）治疗的不良反应

治疗的不良反应通常包括厌食、异味感、腹胀、便秘、腹泻、口干、咽喉炎、恶心呕吐等，所有这些症状都会影响患者的食欲。此外，发热作为术后或化疗后常见反应，也会进一步加速机体分解代谢，逐渐导致营养不良。

（三）情感与个人生活习惯因素

肿瘤患者常有焦虑、恐惧、失望。如果缺乏有效的支持和调节，患者就会食欲下降，导致营养不良。此外，医院饮食与患者个人生活习惯差异，可直接影响患者食欲。

（四）合并其他疾病

患者如同时合并其他疾病如糖尿病，则需限制碳水化合物的摄入；合并感染时应用抗生素，或其他原因需用兴奋剂、止痛剂等，均会影响患者食欲，导致患者食物摄入不足而出现营养不良。

二、营养不良的相关机制

肿瘤患者静息能量消耗明显升高，总体上处于高代谢状态。不同类型的肿瘤之间机体能量消耗变化存在差异，胰腺癌、食管癌、胃癌和非小细胞肺癌患者能量消耗增加明显，而结肠癌、直肠癌和乳腺癌患者能量消耗改变不显著。

（一）碳水化合物代谢改变

肿瘤细胞在有氧条件下会大量摄取葡萄糖并产生乳酸，以葡萄糖酵解的方式获取能量。这与肿瘤细胞内糖酵解相关酶类表达显著增加有关，其中己糖激酶Ⅱ（HK-Ⅱ）、ATP柠檬酸水解酶（ACL）和丙酮酸脱氢酶激酶（PDK）是肿瘤细胞糖酵解的三大关键酶，协同作用后使肿瘤细胞以有氧糖酵解方式获取能量。由有氧酵解带来的碳水化合物代谢障碍主要表现在葡萄糖转化增加和外周组织利用葡萄糖障碍，以及胰岛素抵抗和胰岛素分泌不足。肿瘤组织通过糖酵解通路产生大量乳酸，由乳酸生成葡萄糖及糖异生作用增加是肿瘤患者葡萄糖转化增加的主要原因。乳酸再合成葡萄糖的循环也浪费大量能量，进一步增加宿主能量消耗：肿瘤患者最多可有50%的葡萄糖转化由Cori循环完成，转化后60%的乳酸会再次进入Cori循环。同时，肿瘤患者的糖耐量也较差，这与周围组织胰岛素敏感性下降和胰岛素释放量下降等有关。

（二）蛋白质和氨基酸代谢改变

机体60%的蛋白质都以各种形式储存在于骨骼肌内。在肿瘤患者体内，可见骨骼肌降解、瘦组织群减少、内脏蛋白消耗和低蛋白血症，当其体重下降30%时，骨骼肌蛋白丢失达75%，且通过饮食补充蛋白质不能逆转此进程。骨骼肌约占正常成人体重的40%，是瘦组织群主要成分，骨骼肌萎缩是肿瘤患者内源性氮丢失的主要方式。肿瘤患者蛋白质代谢改变总体表现为蛋白质合成和分解均增加、分解速度超过合成速度而表现为负氮平衡、蛋白转化率升高、低蛋白血症、血浆氨基酸谱异常、骨骼肌因蛋白分解增加而发生萎缩、瘦组织群下降、内脏蛋白消耗。肌蛋白分解主要有三条途径：①溶酶体蛋白酶途径；②钙依赖蛋白酶途径；③ATP-泛素-蛋白酶体途径，主要降解细胞内蛋白质。其中，泛素依赖的蛋白水解通路是最重要通路，细胞因子TNF-α、IL-1、IL-6、IFN-α和蛋白降解诱导因子（PIF）等均参与其中。

肿瘤患者的急性期蛋白（APP）、纤维蛋白原等肝蛋白质合成均可增加。为适应肿瘤生长，局部炎症细胞会分泌多种细胞因子（IL-1、IL-6、IL-8和TNF-α）入血，使得APP合成明显增高，其他肝蛋白质如清蛋白在晚期癌症患者和健康人的总合成率无明显差异。在蛋白质摄入不足的情况下，肝蛋白质合成意味着对氨基酸的需求增加，导致骨骼肌消耗。因肝蛋白质合成所需氨基酸与肌肉分解得到的氨基酸不匹配，导致这种氨基酸的储备进一步消耗。

（三）脂肪代谢改变

肿瘤患者脂肪代谢改变包括高血脂、高血浆脂蛋白、高甘油三酯和高胆固醇。脂代谢异常是肿瘤的一个早期代谢异常事件，即使是非侵袭性肿瘤，在能量摄入尚未减少时，腹膜后脂肪储存即已严重下降。进入临床中期和晚期阶段后，这种异常通常会更明显。补充足量外源性热量及营养素不能逆转这种异常状态，这是由于脂肪酸是荷瘤状态下宿主主要的能量底物。脂肪分解增加时，部分由脂肪分解而来的脂肪酸再酯化为甘油三酯，表现为甘油三酯和脂肪酸循环增强，该循环过程需要消耗能量，会导致机体的能量消耗增加，这也可能是间接导致机体组织消耗的诱因。

第三节

营养筛查和评估

营养筛查与评估的目的是发现具有营养风险和营养不良的患者，确定营养治疗的对象，进而实施营养治疗，以预防临床并发症、减少治疗失败率、降低医疗健康保健费用，从而达到改善临床结局的总效应。要进行合理的营养治疗，首先需要了解每位患者的营养状况，筛选出具有营养治疗适应证的患者。在营养治疗过程中，护理人员要不断进行再评价以了解营养治疗的效果，以便及时调整治疗方案。目前常用的工具包括：营养风险筛查2002（nutritional risk screening 2002，NRS 2002）、主观整体评估（subjective globe assessment，SGA）、患者主观整体评估（patient-generated subjective global assessment，PG-SGA）、微型营养评估（mini nutritional assessment，MNA）、营养不良筛查工具（malnutrition screening tool，MST）、营养不良通用筛查工具（malnutrition universal screening tools，MUST）及营养风险指数（nutrition risk index，NRI）等。上述方法中，有些是纯筛查性质的，如NRS 2002；有些是纯评估性质的，如SGA、PG-SGA；有些则兼备筛查与评估功能，如MNA、MUST。也有人认为SGA兼具筛查与评估功能。

一、相关筛查工具

（一）营养风险筛查2002（nutritional risk screening 2002，NRS 2002）

这是一种非特异性营养风险筛查工具，适用于一般成年住院患者，肿瘤临床中应用该量表的目的是发现营养风险。步骤：①初步营养风险筛查。询问患者"是否BMI＜18.5kg/m²""过去3个月有体重下降吗""在过去的1周内有摄食减少吗""有严重疾病吗"，有一项肯定回答者，需接受再次筛查。②再次营养风险筛查。评估疾病严重程度、营养状态受损情况及年龄三项，总分≥3说明患者存在营养风险，需要进行进一步的营养状态评估。

（二）营养不良通用筛查工具（malnutrition universal screening tools，MUST）

MUST是由英国肠外肠内营养协会（British Association for Parenteral and Enteral Nutrition，BAPEN）多学科营养不良咨询小组创制的，于2004年正式发表。MUST是适用于不同医疗机构的营养风险筛查工具，适合不同专业人员如护士、医生、营养师、社会工作者和学生等使用。该工具得到了英国营养师协会、英国皇家护理学院、注册护士协会、肠外肠内营养协会的支持。该工具主要用于蛋白质热量营养不良及其发生风险的筛查，主要包括三方面的评估内容：①体质指数（body mass index，BMI）；②体重减轻；③疾病所致的进食量减少。通过三部分的评估最终得出总得分，分为低风险、中等风险和高风险。

（三）营养不良筛查工具（malnutrition screening tool，MST）

MST是1999年澳大利亚昆士兰大学的Ferguson M等研究开发的，它是用于鉴别患者是否存在营养不良风险的一个简单、快捷、有效、可靠的工具，已被美国膳食协会推荐使用。MST适用于入院时成年患者的营养筛查，其优点在于简单、快速、方便，医护人员、患者和家属均可操作，在澳大利亚是比较常用的营养风险筛查工具。但是由于操作时需与患者沟通，故本筛查方法不适用于昏迷、精神异常等不能正常沟通的患者。

二、营养状态评估（nutritional assessment）

营养状态评估分为筛查性评估及进一步评估。筛查性评估使用专业营养评估工具，利用病史及体格检查资料，对患者营养状况做出评价，评估其营养不良的程度，不涉及实验室检查、器械检查。进一步营养评估则是综合利用所有相关资料，如病史、体格检查、身体测量指标、生化指标、器械检查结果，对患者的营养状况及功能状况进行综合评价，其结果不仅仅可用于判断患者营养不良及其程度，还可用于了解患者代谢及功能情况。可依据筛查对象特点和评估目的选择适当工具。

（一）患者总体主观评分法（patient-generated subjective global assessment，PG-SGA）

PG-SGA是在主观整体评估（subjective global assessment，SGA）的基础上发展而来的，主要用于恶性肿瘤患者营养状况的评价。PG-SGA由患者自我评估部分及医务人员评估部分两部分组成，包括体重、摄食情况、症状、活动和身体功能、疾病与营养需求的关系、代谢方面的需要、体格检查7个方面。前4个方面由患者自评，后3个方面由医务人员评估。评估结果有定性、定量两种。定性评估分营养状况为A（营养良好）、B（可疑或中度营养不良）、C（重度营养不良）三级。定量评估为将7方面记分相加后，据最后积分将患者分为0~1分（无营养不良）、2~3分（可疑营养不良）、4~8分（中度营养不良）、≥9分（重度营养不良）。肿瘤临床多以PG-SGA≥4分作为诊断营养不足的切点。定性评价比定量评价更加困难，其难点在于定性评价本身，检查人员常常感觉到难以判定患者属于A、B、C哪一类。

（二）微型营养评定（mini nutritional assessment，MNA）

MNA也是由SGA发展而来。20世纪90年代，Guigoz等人创立和发展了微型营养评定。MNA快速简单、易操作，专门用于65岁以上健康老年人和住院患者的营养风险筛查和营养不足评估。

新版本MNA包括营养筛查和营养评估两部分。营养评估包括人体测量、膳食评价、总体评定与主观评定4个方面。人体测量包括BMI、臂肌围、小腿围、近3个月体重丢失4项；膳食评价包括食欲、餐量及液体摄入量、食物类型、自主进食情况6项；总体评定包括生活方式、医疗保障、疾病情况、治疗情况、体力活动状态、精神状态（疾病）6项。

第四节 营养支持

一、营养支持原则

首先应了解患者潜在的营养不良高危因素，一旦明确，患者应尽快接受营养状态分析与评定，并确定营养支持的方式（管饲、肠外支持）。

二、营养支持途径

（一）饮食指导

1. 蛋白质

肿瘤患者由于代谢紊乱，存在糖异生，疾病本身也可导致蛋白质消耗增加，因此建议肿瘤患者提高蛋白质的摄入量，推荐其蛋白质摄入量为 $1 \sim 1.5g/(kg \cdot d)$。考虑到氨基酸的利用率，氮热比应控制在 $1:100$。如果患者合并肾功能损害，则蛋白质的摄入量不应超过 $1g/(kg \cdot d)$。蛋白质的最好来源是鱼、家禽、瘦肉、鸡蛋、低脂乳制品、坚果、坚果酱、干豆、豌豆、扁豆和大豆食品，尽量少食用加工肉。

2. 脂肪

脂肪在人体中发挥着重要作用。脂肪由脂肪酸构成，能为身体提供能量阻止热量流失并可通过血液输送某些类型的维生素。由于大多数的肿瘤患者存在胰岛素抵抗，所以在适当范围内增加脂肪的摄入量不但可以降低血糖负荷，还可以增加饮食的能量密度。推荐的脂肪摄入量一般不超过总能量的30%，在一些特殊疾病治疗过程中占比可达到45%。

3. 豆类及其制品

豆类食品在营养膳食中的重要性不亚于肉类，具有辅助性抗癌作用的豆类及其制品有大豆（黄豆）、刀豆、扁豆、菜豆、赤小豆、绿豆、豆芽、豆腐等。摄入豆类及制品应适量，建议每天摄入大豆类25g，相当于豆腐100g，豆腐干50g，豆浆400g。

4. 蔬菜和水果

建议的水果蔬菜摄入量：蔬菜为每天500g（叶菜和瓜类为主），水果为每天200g（低含糖量水果为宜）。

5．有合并症患者的饮食建议

对有合并症的患者，具体的饮食建议有这几点。①食欲缺乏：膳食和饮品需富含营养，提供小分量餐食，充分利用患者具有食欲的时间段。②吞咽困难：调整食物的质地；确保患者在用餐时处在合适的体位从而有利于食物的蠕动；避免食物堆积在口腔中；如果患者对液体吞咽困难，食物可以胶状或乳脂类的为主，如果对固体吞咽困难，可准备质地柔软的食物。③黏膜炎：细嚼慢咽，仅进食常温食品；保持口腔卫生；摄入流质或半流质食物；避免辛辣刺激饮食。

（二）口服营养补充（oral nutritional supplement，ONS）

ONS是肠内营养（enteral nutrition，EN）的一种。ONS作为一种常见的日常饮食外营养补充手段，广泛地用于COPD、肿瘤以及艾滋病等慢性消耗性疾病患者的营养补充。要素型肠内营养制剂和整蛋白型肠内营养制剂都可以通过ONS途径进行使用，为患者提供普通饮食外的能量和营养素补充。但是，营养制剂并不能取代饮食摄入，仅可作为饮食摄入不足或不全的补充。

（三）鼻胃途径和鼻肠途径

管饲途径是胃肠功能正常但无法经口摄食或摄食不足的患者接受肠内营养的首选途径。早在1790年，Hunter就通过鼻胃途径喂养吞咽肌肉麻痹的患者。鼻胃途径能够满足患者肠内营养的需要，置管无创、方便、简单，且对患者损伤较小。作为简单而有效的肠内营养途径，鼻胃（肠）管在国内几乎所有的大中型医院的各个临床科室中都有应用。

优点：鼻胃（肠）管是临床中最常用的管饲途径，虽然具有无创、简单、经济等优点，但也有缺点，其缺点是容易造成鼻咽部刺激、溃疡、出血、易脱落、堵塞以及误吸和吸入性肺炎。此外，接受放疗或化疗的肿瘤患者可能会出现口腔和咽喉的黏膜炎症，鼻胃途径或鼻肠途径可能会对患者已有的口腔和咽喉黏膜炎症进一步产生机械刺激，造成严重的损伤。

（四）经皮内镜下胃（肠）造瘘途径（percutaneous endoscopic gastric，PEG）

PEG近年来在国内发展较快，适用范围不断扩展，日益受到临床医师的重视。PEG的适应证包括：①中枢神经系统疾病导致的吞咽障碍；②口腔、咽喉及食管癌导致的吞咽障碍；③有正常吞咽功能，但摄入明显不足或消耗过度，如烧伤、艾滋病、神经性厌食、骨髓移植后等；④慢性疾病如囊性纤维化、先天性心脏病；⑤胃扭转。应用

PEG的前提条件是胃肠道有功能、非短期存活、肠内营养超过30天及食管无梗阻。对于有胃轻瘫、幽门梗阻和晚期肿瘤导致的肠梗阻的患者，PEG可以替代鼻胃管进行胃肠减压，且更为舒适和容易护理；而对消化道肿瘤术后需要胃肠道引流的患者，PEG亦可以建立空肠引流途径，有助于患者的术后恢复。

（五）肠外营养（parenteral nutrition，PN）

恶性肿瘤患者的代谢几乎始终处于慢性消耗和慢性炎症过程中，充足的营养是维持患者正常体重和代谢状况的重要条件。PN一直都是临床营养支持体系中重要的组成部分，应用于临床医学的多个领域。虽然临床营养领域一致认为当肠道具有正常或部分消化吸收功能时，应优先采用EN，PN不作为常规的营养支持手段。但是，现在越来越多的证据显示单纯的EN并不能充分满足患者的营养需求。有充分的证据显示，PN在以下情形下可能是有益的：①预防并治疗营养不良/恶病质；②提高对抗肿瘤治疗的耐受；③控制抗肿瘤治疗中的某些不良反应；④改善患者生活质量。

四、营养制剂

（一）糖/脂肪比例

生理条件下，非蛋白质能量的分配一般为葡萄糖/脂肪=（60%～70%）/（40%～30%）；对荷瘤状态下尤其是进展期、终末期的肿瘤患者，推荐高脂肪低碳水化合物配方，可使二者比例达到1:1，甚至脂肪可供能更多。

（二）脂肪制剂

中/长链脂肪乳剂可能更加适合肿瘤患者，尤其是有肝功能障碍者。ω-9单不饱和脂肪酸具有免疫中性及低致炎症反应的特征，对免疫功能及肝功能影响较小。

（三）蛋白质（氨基酸）制剂

整蛋白型制剂适用于绝大多数肿瘤患者，短肽制剂含水解蛋白无需消化，吸收较快，对消化功能受损伤的患者如手术后早期、放化疗患者、老年患者有益。

（四）药理营养

在肿瘤患者营养配方中添加精氨酸、ω-3 PUFA、核苷酸、谷氨酰胺等成分的免疫调节配方已成为研究的热点，有较多的研究结果显示免疫调节配方对肿瘤患者有正面影响，一般推荐上述四种成分联合使用，单独使用的效果有待证实。

五、中医膳食调养

（一）中医膳食机制

中医认为固本培元可以减少癌症对患者的伤害。肿瘤，用中医解释就是各种致病"邪气"纠结不散而致，在调养和治疗时主要针对寒、热、暑、燥、湿等对症下药。按照中医理论用食物来调理，可以起到固本培元的作用。另外，中医调理、治疗癌症还有其他很多优势。

1. 直接抗癌

中医针对导致肿瘤的病因辨证用药，可以直接抗癌。如热毒和痰湿郁结导致的肿瘤，可以采用清热、除湿、解毒的方法来治疗。

2. 增效减毒

放疗、化疗本身对身体有很大伤害，而且治疗后体内产生的各种毒素不易排出，中医辅助治疗可以起到增效减毒的效果。

3. 防止扩散

补肾固本、益气扶阳的中药及食物可扶助正气、增强患者体力和抗病能力，而使癌细胞"望而却步"。

（二）中医膳食原则

中医膳食抗癌的原则是辨证饮食、固本培元。寒性、凉性食物一般具有清热解毒、养阴生津的功效，这类食物尤其适合放疗或伴发感染高热者食用；热性、温性食物大多能温中、散寒和助阳，而肿瘤患者大多体质偏寒，可选择一些偏温性的食物，特别是化疗、手术后的肿瘤患者更应该选择温性食物。

（三）食物的四气五味

中草药要分四气五味，我们吃的食物，也具有四气五味，把握好四气五味，就能更好地调理自己的身体。

1. 四气

（1）温热食物：辣椒、胡椒、洋葱、青葱、生姜、大蒜、韭菜、芥菜、芫荽、南瓜、芝麻、狗肉、羊肉、荔枝、龙眼、乌梅、榴莲、樱桃、核桃、栗子、金橘、山楂、松子、杨梅、桃仁、杏仁等。

（2）寒凉食物：西瓜、梨、柚子、葡萄柚、柿子、奇异果、火龙果、香蕉、椰子汁、番茄、香瓜、海带、紫菜、西洋菜、大白菜、竹笋、茭白、芦笋、芦荟、莲藕、白萝卜、苦瓜、黄瓜、丝瓜、冬瓜、空心菜、苋菜、绿豆芽、芹菜、莴苣、芥菜、茄子、蛤蜊、蟹，以及所有冰品等。

（3）平性食物：番石榴、苹果、葡萄、柳橙、木瓜、草莓、杨桃、甘蔗、百香果、李子、枣子、枇杷、桑椹、莲子、四季豆、豌豆、芋头、红豆、黑豆、黄豆、木耳、青江菜、白菜、洋白菜、菠菜、红萝卜、茼蒿、花椰菜、金针菜、金针菇、甜椒、苜蓿芽、鸡肉、鱼肉、猪肉、排骨、猪小肠、鸡蛋、牛奶、白米饭、豆浆、山药、甘薯、马铃薯等。

2．五味规律

（1）辛味：具有行气、行血、发散的作用；可调理气血不通、风寒袭表；辛味食物有辣椒、胡椒、葱、姜、薄荷、紫苏、茴香、砂仁、桂皮、白酒、药酒等。

（2）甘味：具有和中、缓急、补益的作用；可调理虚证；甘味食物有蜂蜜、饴糖、糖、甘草、薏苡仁、木耳、丝瓜、黄瓜、南瓜、白菜、芹菜、菠菜、茄子、甘蔗、苹果、西瓜、鱼类、肉类等。

（3）酸味：具有收敛、固涩、开胃的作用；可调理多汗、泄泻、遗精；酸味食物有乌梅、山楂、石榴、柳橙、桃子、李子、梅子、柠檬、荔枝、芒果、葡萄、柚子、橘子、醋等。

（4）苦味：具有宣泄，清热，燥湿的作用；可调理热证、湿证；苦味食物有杏、苦瓜、莴苣、马兰、苦菜、百合、大头菜、香椿、白果、淡豆豉等。

（5）咸味：具有散结、软坚的作用；可调理甲状腺肿大、淋巴结炎；咸味食物有海带、海蜇、海藻、大麦、小米、苋菜、紫菜、海参、蟹肉、蛤蜊、螺、鸭肉、猪肉、盐、酱油等。

第五章

康复运动
与居家护理

　　随着癌症早期筛查、早期治疗的普及和治疗手段的快速发展，越来越多的肿瘤患者在经历综合治疗之后，能长期生存，而康复是肿瘤综合治疗中不可或缺的一部分。肿瘤患者的康复需求是多方面的，包括心理、情感、营养、人际关系、获得疾病相关知识、家庭护理等。肿瘤康复旨在帮助患者回归自我、回归家庭、回归社会。我国学者提出了肿瘤康复医学的五个具体目标：①监测与预防肿瘤复发、转移或新发；②改善与预防因肿瘤及其治疗导致的近期和远期不良反应；③改善身体症状与心理困扰，提高综合生活质量；④加强肿瘤康复多学科、三级防治体系的共同合作；⑤提供个人、家庭、社会人文关怀与支持。运动康复是肿瘤康复方法中重要的一种，不仅能提高肿瘤患者的免疫功能，还能改善患者失眠、焦虑、癌因性疲乏等症状，增加患者的归属感和组织支持感。

第一节　肿瘤康复医学概述

一、肿瘤康复医学面向的人群

（一）癌症幸存者

　　癌症幸存者是肿瘤康复服务所面向的主体人群，其广义定义涵盖从被确诊恶性肿瘤直至生命结束的任何个体，甚至还扩展至肿瘤患者的家属和朋友。这一定义目前被广泛应用，并且被包括美国国立肿瘤研究所（National Cancer Institute，NCI）、美国癌症学会（American Cancer Society，ACS）在内的多个国际学术机构认可。癌症幸存者的狭义定义特指已经结束肿瘤根治治疗（手术、放疗和化疗等）的患者，这一定义常被用于科研项目中。

（二）肿瘤康复服务团队

　　我国癌症幸存人群数量在快速增长，越来越多的患者及家属不仅希望肿瘤得到控制，更希望获得较高的生活质量及和谐的身心，因此肿瘤康复服务的重要性日益凸显。目前我国肿瘤康复服务团队的建设仍处于起步阶段，亟待进一步完善和发展。

二、肿瘤康复医学的概念

（一）广义的肿瘤康复医学

　　肿瘤康复医学为英文"cancer rehabilitation"直译而来，然而在西方国家，"cancer

rehabilitation"是指以物理治疗为主要手段的"功能康复"。广义的肿瘤康复医学涵盖了患者从诊断开始到康复过程中各个方面，涉及患者的身体、功能、心理、社会等方面可能存在的问题。

（二）狭义的肿瘤康复医学

狭义的肿瘤康复医学是指以物理治疗和康复手段为基础的专业学科，一般为物理治疗师、康复医师基于特定的器械和非药物治疗方法实现的医疗服务，其目的是帮助肿瘤患者恢复躯体及生理功能，一般不涉及症状、心理、社会等方面的问题。

我国学者将肿瘤康复医学定义为：基于多学科合作团队、以癌症幸存者需求为中心、从癌症诊断开始直至生命结束的一系列身心及社会支持、医疗与服务，目的为帮助肿瘤患者回归自我、回归家庭、回归社会。

三、我国肿瘤康复的现状与展望

（一）我国肿瘤康复现状

近年来，随着诊疗技术的提高，越来越多的肿瘤患者得以长期生存，广大肿瘤患者对专业化康复服务的需求日益强烈。2015年，在一项针对北京市抗癌乐园540名肿瘤患者的调查中，患者最迫切的康复需求是营养康复（67.0%），其次是改善症状（64.7%）和心理康复（54.6%）。然而我国肿瘤康复医学尚处于起步阶段，仍存在认识不足、专业机构、专业人员数量不足和缺乏健全的多学科合作机制等亟待解决的问题。值得肯定的是，肿瘤康复工作已逐渐受到重视，康复治疗在整个肿瘤治疗过程中的地位也正在被肯定，下面从康复机构特点方面进行简单阐述。

1．肿瘤内科或外科病房里的康复治疗

不少肿瘤科医生正在努力改变临床工作一直以来重治疗、轻康复的现象，在临床治疗阶段就开始康复介入，以降低患者出现继发功能障碍、心理障碍、社会障碍的概率。

2．医院里的康复科

综合医院里的康复科多数以神经科康复和骨科康复为主，甚少涉及肿瘤康复。一些针对手术、放化疗后遗留肢体功能障碍的康复治疗虽然已具备肿瘤康复的雏形，但没有形成有计划的多学科合作，缺少全面的肿瘤康复能力。一些肿瘤专科医院也设立了专门的康复科，成员多为心理科医生和中医科医生，心理治疗和中医药手段在肿瘤患者的康复中发挥了重要的作用，但没有专业的康复科医师、营养师、必要的康复器械等，没有与临床科室有机结合起来，不是真正意义上的肿瘤康复科。

3. 专门的肿瘤康复医院

我国目前还没有公立的专门的肿瘤康复医院。2009年，中国首个肿瘤康复管理机构在上海成立，为有康复需求的肿瘤患者提供就医咨询和康复指导，并为中晚期癌症患者提供心理治疗、自理和居家指导等服务。

（二）展望

近几年，我国肿瘤康复学已经有了较大的发展，不仅提出了肿瘤康复的初步概念，还成立了不同性质、不同规模的肿瘤康复组织，肿瘤康复理念逐渐普及。康复对提高肿瘤幸存者生活质量的意义开始受到关注，心理、营养、运动、躯体功能等康复技术越来越多地被运用于肿瘤幸存者的康复中。有专家认为，我国肿瘤康复虽然较美国、欧洲、日本等地方落后，但有自己的特色。专家认为可根据肿瘤患者所处的不同阶段，构建不同的康复模式，建立三级肿瘤康复平台：①一级康复平台（临床治疗期），即预防康复，进行治疗前功能障碍的预防干预；②二级康复平台（治疗间歇期），继续采取康复手段对因疾病和治疗可能出现或已经出现的功能障碍进行干预和积极处理；③三级康复平台（病情稳定期），继续对各种功能障碍进行康复治疗，同时加强体能训练，使患者回归正常的家庭生活，参与社会活动，重返工作岗位。

值得一提的是，中医药在肿瘤康复治疗中起到了重要的作用，中医适宜技术非常丰富，包括针灸、推拿、音疗、食疗等疗法，在改善症状方面具有独特优势。其中针灸已被国外研究者接受并应用于临床，国外学者认为针灸有望成为肿瘤康复治疗的一线治疗手段。

第二节 运动对肿瘤患者的作用

一、运动能降低恶性肿瘤发病风险

大量的流行病学研究证明，运动能预防癌症的发生，并且与患癌风险之间具有剂量效应关系。一项荟萃分析表明，体力活动能降低胃癌和食管癌的风险。另有研究表明，运动能降低男性和女性发生结肠癌的风险，这种预防作用在男性中表现得尤为明显；每天步行45~60min，每周步行5~6天，可使结肠癌发病率平均降低40%~50%，甚至可高达70%。荷兰的一项研究显示，每周休闲骑自行车和散步超过2h的女性患卵巢癌的风险显著降低；中等强度的体力活动与卵巢癌风险之间存在负相关。有资料显示，运动能降低乳腺癌的发病风险，这适用于任何年龄的女性，对于BMI正常、绝经期的女性作用更强；每周运动 3 ~ 4 h，中等强度或更高强度，女性患乳腺癌的风险比久坐女性低30% ~ 40%。总之，运动对癌症的预防作用已经得到人们的认可，多数研究者认为可将运动作为癌症一级预防手段，建议每天进行30 ~ 60min中等强度到高强度的体力活动。

二、运动对肿瘤患者的康复作用

在肿瘤综合治疗的过程中，肿瘤患者经常会出现疲乏、机体功能下降、睡眠障碍等症状，这些症状往往在肿瘤综合治疗结束后仍持续存在，导致患者高质量的生存时间缩短。Mishra等人发现，运动干预可能会对总体生活质量和健康相关生活质量方面产生有益影响，这些方面包括癌症特有的问题（如乳腺癌）、身体形象/自尊、情绪健康、性行为、睡眠障碍、社交功能、焦虑、疲劳和疼痛。有荟萃分析表明，在乳腺癌康复期进行有氧运动可以有效提高患者的生命质量，特别是在改善心理情绪、家庭/社会功能和乳腺相关功能方面效果显著。一些针对晚期肺癌患者的研究表明，较高的体力活动水平与较高的生活质量、较低的呼吸困难、疼痛和抑郁相关；对正在接受积极治疗的肺癌患者的横断面调查显示，从事轻度或中度活动的肺癌患者的总体生活质量明显优于那些完全久坐的患者。肿瘤及其治疗引起的疲乏、机体功能下降和睡眠障碍可能在治疗结束后也会持续存在多年，给肿瘤幸存者带来巨大的痛苦。传统观念认为，当肿瘤患者发生疲乏等相关症状时应限制活动，但越来越多的证据表明，久坐并不能缓解这些症状，肿瘤患者进行适当的体力活动能够在生理、心理上带来益处。

三、运动对肿瘤患者免疫系统的影响

肿瘤综合治疗如手术、放疗、化疗均会不同程度降低患者的免疫功能。作为肿瘤患者康复治疗的重要手段之一，运动可以通过调控机体神经内分泌功能，起到调节免疫系统的作用，增强机体的免疫功能。运动对与肿瘤有关免疫因子的影响目前尚未得到验证，但有假说认为，运动可使自然杀伤细胞的数量增加，功能增强，这些细胞具有抑制肿瘤的作用。研究表明，间歇性运动会使中性粒细胞、单核细胞、嗜酸性粒细胞和淋巴细胞等免疫功能成分数目增加，而使C反应蛋白、肿瘤坏死因子、白细胞介素

6等炎症因子表达减少。一项研究对25名绝经期乳腺癌幸存者进行有氧运动干预，为期15周，每周3次，每次40min，结果显示运动提高了自然杀伤细胞毒性。众多关于有氧运动改善肿瘤患者生理功能的文献都足以说明运动对肿瘤患者的益处。

第三节 肿瘤康复护理

一、肿瘤康复护理的概述

（一）肿瘤康复护理的定义

肿瘤康复护理目前没有明确的统一概念，我国学者结合康复护理的概念，将肿瘤康复护理概括为运用各种康复护理技术，改善肿瘤患者躯体功能、心理状态、各器官功能和癌痛，以提高生活质量、延长生存期、促进最大限度的功能恢复的一门学科。

（二）肿瘤康复护理的范畴

针对不同疾病阶段、不同个体情况的肿瘤患者康复护理措施是不同的。根据不同阶段肿瘤患者的需求，可将肿瘤康复护理分为以下几种：

1. 预防性康复护理

①普及防癌知识；②在肿瘤治疗前后及治疗过程中进行康复护理，以减轻不适症状及可能引起的功能障碍对患者精神上的打击。

2. 恢复性康复护理

恢复性康复护理的目的是使康复期患者身心功能障碍减轻至最低程度，从而能生活自理，回归社会。

3. 支持性康复护理

支持性康复护理是在治疗过程中或肿瘤进展时进行的康复护理，其目的是改善患者的身体功能，提高其生活自理能力，预防并发症，提高患者的生活质量。

4. 姑息性康复护理

肿瘤患者疾病进展至晚期或终末期，进行康复护理可改善患者的一般状况，尽可能减轻不适症状（尤其是癌痛），使患者的精神得到支持和慰藉，直到临终。

5．社区康复护理

由于经济、社会、文化等条件的限制，部分肿瘤患者无法得到相应的重视，医院可与社区卫生服务中心合作，以家庭为单位，向肿瘤患者提供持续的、可及的康复护理服务。

二、肿瘤康复护理评定

（一）躯体功能评估

1．肿瘤患者躯体功能障碍的原因

（1）肿瘤本身所致躯体功能障碍

1）原发性损伤：如骨肿瘤或肿瘤骨转移破坏骨关节导致的疼痛和肢体活动受限，肺癌侵犯神经所导致的声嘶，鼻咽癌所致的嗅觉减退，咽部或食管肿瘤所致的吞咽不利等。

2）继发性损伤：如癌症消耗所致恶病质、重度疲乏，长期卧床导致肌肉萎缩、肌力减退、关节活动僵硬、下肢静脉血栓栓塞等。

（2）肿瘤治疗继发躯体功能障碍

1）手术损伤：如喉癌术后发声障碍，舌癌术后咀嚼、言语障碍，骨肿瘤术后日常生活活动能力受限等。

2）放疗损伤：如鼻咽癌放疗后出现颞颌关节活动障碍等。

3）化疗损伤：如化疗药物所致肢体末端感觉、功能障碍，大剂量化疗引起严重口腔黏膜炎导致患者进食、吞咽、言语障碍等。

2．肿瘤患者躯体功能评估内容

（1）肌力、肌张力：肌力评估是肢体运动功能检查的基本内容之一，徒手肌力评定（manual muscle testing， MMT）是目前临床最常用的肌力评定方法，检查时无须借助任何器材，要求检查者根据患者肌肉或肌群功能，使患者采取不同的体位，在减重、抗重力和抗阻力的状态下完成标准动作，观察该肌肉完成受试动作的能力，判断该肌肉的收缩力量。MMT相应的肌力六级衡量标准：0级为肌肉无任何收缩；1级为有轻微肌肉收缩，但不能引起关节活动；2级为在减重状态下，能做关节全范围活动；3级为能抗重力做关节全范围活动，但不能抗阻力；4级为能抗重力，抵抗部分阻力运动；5级为能抗重力，并完全抵抗阻力运动。

（2）关节活动度：一般使用量角器来测定关节向各个方向所能活动的范围。一般情况下，主动活动的范围小于被动活动的范围。

（3）感觉：常用的评价工具为简易感觉检查方法（EST）。

（4）平衡与协调能力：主要评估工具有Berg平衡量表、Fugl-Meyer下肢运动功能评定量表。

（5）步行能力：步态分析、Morse跌倒评估量表等。

（6）其他评估：包括心肺功能、泌尿功能和性功能等评估。

（二）日常生活活动能力评估

日常生活活动（activity of daily living）是指一个人为满足基本日常生活需要每天进行的必要活动，如穿衣、洗漱、进食、如厕等。目前临床常用的评估工具是Barthel指数评定，包括进食、洗澡、装饰、穿衣、控制大便、控制小便、如厕、床椅转移、活动和上下楼梯10项内容，每项内容根据是否需要帮助及帮助的程度评分，总分为100分，得分越高，则说明独立性越强，依赖性越小。

（三）心理社会评估

1. 心理评估常用量表

常用的心理评估量表有抑郁自评量表（self-rating depression scale，SDS）、老年抑郁量表（geriatric depress scale，GDS）、焦虑自评量表（self-rating anxiety scale，SAS）、医院焦虑抑郁量表（hospital anxiety and depression scale，HADS）、症状自评量表（symptom checklist，SCL-90）、医学应对问卷（medical coping modes questionnaire，MCMQ）。

2. 社会评估常用量表

常用的社会评估量表有社会支持评定量表（social support rating scale，SSRS）、领悟社会支持量表（perceived social support scale，PSSS）、家庭关怀度指数（family APGAR index）。

（四）疼痛、疲乏等症状评估

请参阅第二章第一节、第二节相关内容。

三、肿瘤康复护理措施

（一）心理康复

由于疾病本身的特殊性，大多数肿瘤患者存在不同程度的心理问题，护理人员要给予患者真诚的关爱，引导患者正确认识、面对自身疾病，帮助患者调整心理状态，消除心理障碍。

1．患者与医护人员之间

良好的护患关系是帮助患者获得心理康复的基础。护士必须具备良好的心理素质，与患者建立信任关系，让患者产生安全感，才能引导患者保持良好心态。

2．患者与患者之间

由于相似的境遇、一致的需求，相同诊断的患者会自然地形成群体，群体成员间的观念和行为会互相影响，这种影响有积极的也有消极的，护士在其中应起到组织和协调的作用，引导病友之间形成互相鼓励、互相关心的积极氛围。

3．患者与亲属之间

一个家庭往往会因为出现肿瘤患者而产生紧张、压抑的气氛，家庭正常生活因此受到影响。患者患病之后容易以自我为中心，专注于自己的疾病，且由于角色的转变，容易产生被遗弃、被隔离的失落感，与亲属互相埋怨。护士应发挥积极的桥梁作用，一方面肯定亲属的付出，指导他们为患者提供情感支持，另一方面对患者进行疏导，促进患者与亲属间的理解和沟通。

（二）营养康复

在治疗前，应评估患者的身高、体重、身体质量指数（BMI）、进食情况、饮食习惯、生活方式、疾病诊断等，应用NRS2002对患者进行营养风险筛查，根据筛查情况对患者进行饮食宣教和指导，纠正其错误的饮食观念和不良的饮食习惯。部分胃癌、食管癌的患者在初诊时已出现严重营养不良，应及时给予营养支持。在治疗过程中，如化疗引起的恶心呕吐、放疗引起的张口困难、食管癌导致的吞咽困难、腹腔转移导致大量腹水等情况均会导致患者进食量减少，长期营养摄入不足导致身体机能退化，免疫力低下，不利于疾病预后。护士应动态评估患者体重及进食量的变化，必要时及早请营养科介入，为患者提供营养治疗和干预。对康复期的患者，应指导其建立良好的饮食习惯，保持均衡饮食，避免盲目忌口，也不可服用过多保健食品，同时适当运动以帮助消化和预防便秘，有助于身体康复。

（三）功能康复

1．康复运动干预

美国癌症学会发布的癌症幸存者营养和体力活动指南中，推荐肿瘤幸存者进行有规律的体力活动，目标是每周至少锻炼150min，包括每周至少进行两天的力量训练。指南指出，肿瘤治疗期间的锻炼可以改善治疗对骨骼健康、肌肉力量和其他生活质量指标的多种不良影响。已经在接受化疗和（或）放疗的人可能需要在治疗期间以较低的强度和（或）较短的时间进行锻炼，主要目标应该是尽可能保持活动。

何时开始和如何维持体力活动，应该根据患者的情况和个人喜好来选择。

（1）制定运动处方：运动处方是指康复医师或体疗师根据体格检查资料（包括运动试验和体力测验等），根据个人的体力以及心血管功能状况，用处方的形式规定运动种类、运动强度、时间及频率，并提出运动中的注意事项。对于每种恶性肿瘤患者运动处方的最佳组成，目前没有一致的建议，现有的推荐方案与美国癌症学会中每周至少5天、每次至少30min中到高强度体力活动的建议一致。

1）运动类型：①有氧运动，即大肌群参与的长时间、有节奏活动（游泳、骑单车、走路）；②抗阻训练，着重练习主要肌肉群，包括负重抗阻练习、克服弹性物体运动、对抗性运动等；③柔韧性训练则主要进行肌肉的拉伸和关节活动度练习。

2）运动强度：①有氧运动强度要达到40%~60%最大储备心率；②抗阻运动也应达到最大强度的40%~60%；③做柔韧性练习时，要缓慢拉伸。

3）运动时间：①有氧运动每天30~60min（必要时可分组进行）；②抗阻运动每天1~3组，每组重复8~12次，对于疲乏、虚弱的个体最大上限是15次；③柔韧性练习：每次拉伸持续10~30s，重复4组。

4）运动频率：①有氧运动每周3~5天；②抗阻运动每周2~3天，两次抗阻训练之间应至少有48h的恢复时间；柔韧性训练每周2~7天。

（2）实施运动处方：在干预途径方面，一般情况下，肿瘤患者都是从医生或者护士那里获得关于体力活动的口头指导或书面运动方案，由于运动干预时间跨度一般都比较长，这种干预方式无法保证患者的依从性。有研究显示，社会人口学特性对胃癌患者运动处方依从性无显著影响，而健康信念越强的患者依从性越好，因此，未来的干预还应考虑患者运动相关知识和信念的教育。另外，随着互联网的普及和发展，借助视频、网络平台等工具，对患者进行随访和监督已经成为趋势。有专家提出，对于肿瘤患者，将来进行运动干预的途径最好能是口头指导、书面运动方案建议、视频、网络平台及电话沟通等方式的综合应用。

（3）康复运动注意事项：尽管研究证据显示，肿瘤患者进行体力活动是安全且有益的，美国运动医学会发布的肿瘤幸存者体力活动指南也指出，各种类型的肿瘤患者在治疗期间和治疗结束后进行体力活动都是安全的。但值得注意的是，我们的患者或多或少都曾经历或正在经历抗肿瘤治疗，这可能会影响他们的锻炼能力，增加运动相关伤害和不良反应的风险，所以在进行运动锻炼的时候一定要注意。

1）接受了肿瘤综合治疗的患者在开始锻炼计划之前应先确定他们化疗副作用的程度。

2）对于那些确诊前久坐不动的患者，开始锻炼时应该采取低强度的活动，如伸展和简短的慢走，并慢慢推进。

3）对于老年人和那些有骨转移，或骨质疏松，或有严重损伤（如关节炎或周围神经病）的患者，应注意保持平衡和安全，以降低跌倒和受伤的风险。在运动过程中最好有护理员或运动专业人员在场。

4）严重贫血的患者应该推迟日常生活活动以外的运动，直到贫血得到改善。

5）免疫功能受损的患者应该避免去公共健身房和公共游泳池，直到他们的白细胞计数恢复到安全水平。完成骨髓移植的幸存者在移植后一年内也应该避免这种暴露。

6）感到严重疲惫的患者如果不想执行锻炼计划，可以每天进行10min的轻度锻炼。

7）接受放疗的患者应避免受辐射的皮肤氯暴露，如不要去游泳池。

8）留置导管或喂养管的患者应谨慎行事，避免可能导致感染的微生物暴露，切勿对导管区域的肌肉进行阻力训练，以免发生移位。

9）严重周围神经病或共济失调的患者可能会因为虚弱或失去平衡而降低使用受影响肢体的能力。对他们而言，使用静止的躺式自行车可能比在跑步机上行走更好。

2．肢体功能康复

手术或长期卧床等因素会导致肢体功能受损，医护人员应帮助患者通过肢体被动或主动活动，改善淋巴循环和血液循环，防止关节僵硬和肌肉萎缩，促进肢体功能恢复。上肢和下肢的功能锻炼：先指导患者和家属从大关节开始被动锻炼，逐步到小关节，动作轻柔，循序渐进，一段时间后鼓励患者进行主动锻炼。下肢功能锻炼至能保持坐位30min后即可开始训练站立。开始站立练习时，要使用支撑点或靠墙，双腿与肩同宽，站稳后松开支撑点，每次练习站稳10min或直至感到疲劳。

3．呼吸功能康复

应教导患者改变浅而快的呼吸为深而慢的有效呼吸，通过腹式呼吸、缩唇呼吸的锻炼，提高肺泡通气量，增强咳嗽、咯痰能力，增强胸、膈呼吸肌的肌力，改善呼吸功能，这对于肺癌患者来说尤其重要。

（1）腹式呼吸：患者处于立位、坐位、卧位均可，初次训练的患者处于半卧位最佳。放松全身，两手分别置于胸部和上腹部，深吸气使腹部尽量隆起，腹肌收缩时，置于腹部的手感觉下降，呼气时用鼻慢慢呼出，腹部收缩，帮助膈肌上移。每天进行锻炼，训练时间由短到长，直到逐渐习惯平稳而缓慢的腹式呼吸。当腹式呼吸能无意识进行时，可尝试边步行，边练习腹式呼吸。

（2）缩唇呼吸：患者可取坐位。深吸气后，将嘴唇缩小呈吹口哨状，用嘴缓慢呼气，尽量将气呼出，延长呼气时间。每次吸气和呼气时间比为1∶2或1∶3，尽量深吸慢呼，每天训练2次，每次10~20min，以每分钟呼吸7~8次为宜。

4. 吞咽进食康复

很多因素都会影响患者的吞咽、进食功能，如严重的口腔黏膜炎、张口困难、食道梗阻、摄食–吞咽活动有关的神经肌肉功能障碍等。要改善吞咽和进食功能，应积极控制原发病并预防、治疗并发症，还应保护口腔黏膜、促进唾液分泌、调整饮食。对放疗引起的张口困难，应指导患者做张口功能锻炼，也可进行局部按摩、上下叩齿、锻炼咀嚼肌等，以促进组织软化，松解颞颌关节粘连。

5. 健康生活方式指导

健康的生活方式与整体健康和生活质量的提高有关。对于一些癌症来说，健康的生活方式与降低复发和死亡的风险有关。NCCN癌症生存指南里提出，应该鼓励所有癌症幸存者实现并保持健康的生活方式，至少应该鼓励他们做到以下几点：①保持健康的体重；②每天进行体育锻炼；③保持健康的饮食，多吃蔬菜、水果和全谷类，少吃过量的糖、油炸食品、红肉和加工肉；④尽量减少酒精摄入；⑤避免吸烟或开始戒烟；⑥做好防晒；⑦确保充足的睡眠时间；⑧坚持定期复查；⑨从食物中获取营养，而不是依赖膳食补充剂；⑩为饮食、体力活动和体重管理设定增量目标。

第四节　中医康复护理

中医的治疗手段非常丰富，如针灸疗法、中药疗法、情志疗法、饮食疗法、推拿疗法等，在肿瘤康复治疗中具有独特优势。

一、中医适宜技术在肿瘤康复中的应用

中医适宜技术包括艾灸技术、刮痧技术、拔罐技术、中药冷敷技术、中药热熨技术、经穴推拿技术等，目前在临床上被广泛应用于恶性肿瘤患者的康复治疗，可减少损伤性治疗带来的并发症、增强患者舒适感、提高患者生活质量。研究发现，以人体经络为基础，采用砭石热敷双肺俞，通过局部刺激，可起到疏通经络的作用，对肺癌根治术后疼痛有明显疗效。陈鹏等人将白芷、制川乌、制草乌、制附子、细辛、花椒等按一定比例研磨制成粉末，加入适量凡士林、冬青油混合，于肺癌开胸术后第3天开始，在患者背部与肩胛骨间的肺俞、心俞、膈俞、肝俞等穴位进行膏摩治疗，选用一指禅推、点、按、揉等推拿手法进行操作，每天1次，共治疗7次，结合呼吸训练，能明显地促进肺癌开胸术后患者肺功能恢复。膏摩疗法具有药物和推拿的双重作用，具有疏通经络、运行气血、调整脏腑功能之功效，通过点、按、推、摩、振等内功手法，也可以帮助患者有效地咳嗽排痰。

二、中医运动康复

中国传统康复手段众多，中医功法种类很多，练功时肢体无运动为静功，包括放松功、内养功和强壮功等，练功时肢体有运动为动功，包括养生功、八段锦、易筋经、五禽戏、六字诀、太极剑和太极拳等。动静功则是将静功和动功有机地结合起来，或先静后动，或先动后静。中医传统功法注重三调，即调意、调身和调息。调意即排除各种内外干扰，使身心处于完全放松的状态，不易做到，需反复锻炼；调身即调整自己身体的姿势，功法不同，要求身体的姿势也各异；调息即调节自己的呼吸，有意识地进行呼吸训练，呼吸训练可兴奋植物性神经系统的活动，调节内脏功能。

在众多中医功法中，八段锦是被研究、运用最多的动功。韩睿将八段锦用于非小细胞肺癌术后患者的康复干预，结果表明，维持3个月的八段锦训练能改善患者气道阻塞程度，并使心肺功能得到一定的改善，运动耐量得到提高同时患者的情感状况和功能状况均有明显改善，故认为八段锦有助于身心状态的改善。另有研究显示，八段锦锻炼配合五行音乐疗法不仅可明显改善肺癌化疗后患者的负性情绪、减轻癌因性疲乏，还可明显改善其睡眠质量。

第五节 肿瘤患者的居家护理

由于疾病的特殊性，肿瘤患者在手术后往往还需要经历长时间的放疗、化疗，放疗和化疗具有周期性，在治疗间歇期和康复期，居家的肿瘤患者对延续护理有着强烈的需求。

一、肿瘤患者延续护理需求

（一）延续护理的定义

美国老年学会对延续护理的定义：为保证患者在变更医疗场所或在同一医疗场所不同级别护理时接受连续的医疗服务而制定的全面护理计划。我国目前对延续护理尚无一致的明确定义，2012年，有研究者提出延续护理的概念：延续护理是在患者从急性期过渡到亚急性期或由医院转移到家庭的过程中，医护人员为提高患者安全性，确保患者能够及时获得照护而存在的一种护理服务。

（二）肿瘤患者延续护理需求

调查显示，肿瘤患者普遍对延续护理需求较高，需护理的方面包括管道护理、伤口护理、饮食指导、功能锻炼指导、后续治疗、疾病及预后信息咨询、并发症预防、生活方式指导等。在对345名乳腺癌患者出院后服务需求的调查中发现，中青年患者倾向于使用手机微信和随访软件等平台，老年患者则倾向于门诊复诊和电话随访。另一项调查显示，在需求提供方式上，89.3%的患者选择到医院复诊，仅有10.7%的患者选择到社区卫生服务门诊复诊。不同肿瘤类型、不同治疗方式、不同人口学特征的患者对延续护理方式的选择不同，这提示针对不同特征的患者，应选用不同的延续护理方式，以满足患者对延续护理的需求。

二、肿瘤患者延续护理模式

（一）基于医院的延续护理

1. 随访

（1）电话随访：电话随访是长时间以来最常见的延续护理方式，多由护士通过电话联系出院患者，了解其症状和心理状况的变化，对健康相关行为进行指导及监督。该随访方式能满足患者对于信息和支持的需求，且能更好地关注患者的心理状态。电话随访突破了空间的限制，使患者在院外能及时获得健康相关信息；研究显示，肿瘤患者对电话随访的认可度很高，在一项对结直肠癌患者的调查中，所有的患者都认为电话随访是有效的，而且希望得到定期的电话随访。

（2）基于网络平台的随访：近年来，随着互联网社交平台在广大人群中的普及，基于网络平台的延续护理方式应运而生。彭爱玲等建立癌痛患者微信群，由疼痛专员管理，分别在患者出院后7天及以后每周随访一次，直到患者疼痛缓解、再次入院或死亡，患者也可随时留言、咨询。有结果显示微信随访患者的生活质量、依从性、癌痛控制满意度均优于电话随访患者。相对于电话随访，基于网络平台的随访更加方便快捷，患者更容易获取疾病和健康相关信息，但不适用于无法正常使用互联网的老年患者或文盲患者。

2．成立病友俱乐部

肿瘤病友俱乐部一般由医护人员组织，以相同病种的患者形成团体，如由肠造口患者组成的"造口人俱乐部"，通过病区宣传资料、健康教育或定期组织活动等方式为患者提供延续护理。肿瘤病友俱乐部为护士、患者搭建了交流平台，有利于护士及时发现患者的心理问题或需求并给予疏导、解决，但俱乐部的建立和维持需要花费大量的人力、物力和财力，对于多数医疗单位而言有一定的困难。

3．制定出院计划

出院计划是医护团体为即将出院的患者制定的延续护理方案。叶茵等通过成立出院计划管理小组，为乳腺癌患者制定了为期6个月的包括饮食、服药、肢体功能锻炼、乳房自我检查等内容的出院计划，由小组成员和社区护士进行随访，结果表明出院计划服务可显著提高乳腺癌患者功能锻炼的依从性，促进其早期康复，提高患者的生活质量。出院计划的制定对医务人员的协调能力和服务水平有较高要求，目前我国缺乏相关指引和专职人员，较难对出院计划进行全面的推广和实施。

（二）基于社区的延续护理

1．日间医院

日间医院即患者日间在医院接受治疗，夜间居家休息，适用于出院后需要一定的治疗但病情比较稳定的患者。日间医院的设置能节省护理人力资源，降低患者医疗成本，同时使患者保持生活常态，弱化患者角色，从而提高生活质量。但日间医院因患者流动量大，病情复杂，对护士有较高的专业要求，如何进行规范、有效的管理仍需进一步探究。

2.家庭访视

家庭访视是由医院或社区组织医护团队，为患者提供上门护理服务，适用于病情稳定后可在家中康复的患者。家庭访视可使医务人员与患者进行面对面交流，有利于医护人员全面获取患者信息并进行准确指导，患者满意度高。然而目前临床工作繁忙，护理人力资源相对短缺，家庭访视实施成本较高，且缺乏相关的法律法规，这导致了家庭访视的开展受限。

（三）医院-社区-家庭三位一体的延续护理

医院-社区-家庭三位一体的延续护理模式合理利用了医疗资源，实现三者的互相合作和优势互补，适用于肿瘤病、脑卒中、糖尿病等病情管理。目前在我国存在医院与社区缺乏转介协作性、社区护理服务有限、社区护理人员素质参差不齐、政策及财政支撑较薄弱等局限性，该模式尚处于探索阶段。

第六章

安宁疗护

第一节 安宁疗护概述

一、安宁疗护的定义

"hospice care"是国际上对于安宁疗护的统称，我国香港和台湾地区对"hospice care"的中文翻译不同，香港地区将其翻译为"善终服务"，而台湾地区翻译为"安宁照顾""安宁缓和"等。2016年WHO对安宁疗护的定义为"通过早期识别、积极评估、治疗疼痛和其他不适症状，包括躯体、心理和精神方面的问题，来预防和缓解身心痛苦，从而提高不可治愈疾病的患者及家属的生活质量的一种有效方式"。

2017年2月，原国家卫计委将安宁疗护定义为"是以临终患者和家属为中心，以多学科协作模式进行，主要内容包括疼痛及其他症状控制，舒适照护，心理、精神及社会支持的一种疗护方法"，并规定了疼痛等症状控制的诊疗护理要点、舒适照护要点，以及对患者及家属的心理支持和人文关怀等服务要求。

二、安宁疗护的内涵

WHO认为安宁疗护的主要内涵是：①肯定生命，认同临终是人生的正常历程；②认同死亡是生命的一种自然的过程，既不加速也不延缓死亡的来临；③尽可能缓解疼痛和其他痛苦的症状；④给临终患者提供心理、社会和精神层面的整体照护；⑤提供支持系统，帮助临终患者尽可能以积极态度生活，直到死亡自然来临；⑥协助家属积极面对临终患者的疾病过程及哀伤历程；⑦以整个多学科医疗团队合作模式来处理和满足临终患者和家属的需求；⑧提高临终患者和家属的生活质量。

三、安宁疗护的发展

（一）国外发展现状

安宁疗护又称临终关怀、善终服务、宁养服务或姑息治疗，始于20世纪60年代，起源于英国。"hospice"一词源于法语，原译意为指客栈、旅馆，朝圣途中的驿站。19世纪80年代，hospice的含义演变成了社区内需要照顾的贫困晚期患者和临终患者提供帮助的慈善性收容机构。1967年7月英国伦敦创建了第一家现代临终关怀医院——圣克里斯多夫临终关怀院（St. Chritopher's Hospice），奠定了现代姑息照护发展的开端，圣克里斯多夫临终关怀院成为世界临终关怀服务的典范。自此，临终关怀服务在世界各个国家和地区迅速发展。1975年，加拿大完善了姑息照护体系。1980年，美国建立以医院为基础的姑息照护体系，且将临终关怀纳入国家医疗保险法案，目前绝大多数美国医院都能提供此类服务。美国综合癌症网络（NCCN）于2017年发布了《2017年版安宁疗护临床实践指南》，从安宁疗护的筛查、评估、干预、再评估和死亡后干预五个方面进行说明并制定流程图。日本是亚洲最早开展安宁疗护服务的国家。1981年日本最早的安宁疗护医院圣立三方医院在浜松成立，同年日本厚生省发布了《临床医生指引》，规范化指导安宁疗护实践。2007年，日本《癌症控制法案》的通过促进了姑息照护快速发展。目前，全球已有20多个国家和地区把安宁疗护纳入了国民医保体系。

（二）国内发展现状

我国香港和台湾地区较早地开展了安宁疗护工作。香港自1982年开始推行安宁疗护，舒缓治疗模式多样化，1992年第一所独立宁养中心建立，2004年12家公立医疗机构开设安宁疗护，形成完整的安宁疗护体系，安宁疗护服务居亚洲第二。台湾安宁疗护起步早，发展快，1982年引进，1983年开展居家护理服务；1990年，成立了第一所安宁疗护住院机构，并广泛开展安宁疗护相关教育培训和学术研究。目前，在台湾地区安宁疗护已经被纳入全民健康保险，安宁疗护病房的覆盖率高达48%。

除香港和台湾外，开展安宁疗护的机构主要分布在一线城市，现在正向二、三线城市延伸。1988年7月，在崔以泰教授的带领下，内地第一家临终关怀专门研究机构——天津医学院临终关怀研究中心正式成立。1988年10月，内地第一所临终关怀医院——南汇护理院成立，并正式开放临终关怀病房。2017年1月，原国家卫计委连发三份安宁疗护相关工作文件，并于同年9月，开展5省市安宁疗护试点工作。2017年12月，北京召开全国安宁疗护试点工作人才队伍能力建设培训班，由原国家卫计委家庭发展司委托北京协和医院老年医学科举办，旨在提升安宁疗护从业人员的业务水平及人文素养。

第二节 安宁疗护的相关概念

一、安宁疗护的服务对象与目标

安宁疗护的主要服务对象是疾病终末期、恶性肿瘤患者，后来逐渐扩展为患有不可治愈疾病的患者及其家属。

安宁疗护以"优死"为照护宗旨，目标是：①减少患者孤独、焦虑及恐惧感；②症状控制，给予临终患者及其家属身、心的照顾；③保持患者身、心舒适，协助患者活得有意义及祥和地面对死亡，有尊严地离世；④不用人工方法加速或延迟患者死亡的阶段；⑤为患者家属提供心理、社会及经济上的支援，以协助他们度过此时困难的阶段。

二、安宁疗护的理念

安宁疗护是一个服务的概念，这个服务基于一个信念，就是人在有生之日，其生命应当备受尊重，富有意义，值得他人所关怀。安宁疗护的理念包含以下几点：

（一）接纳死亡

出生和死亡是每个人必经的阶段，任何生命都必然会死亡。死亡不应被视为禁忌，临终和死亡不是对生命的否定，而是对生命另一种形式的肯定。因此，我们理应采取实际及接纳的态度，正视死亡，接受生命的有限性，认同死亡是自然的过程，在患者的临终阶段继续提供完善的照顾。

（二）尊重生命

疾病终末期的患者是一个活生生的人，与健康人没有本质区别，理应获得尊重、关怀及照顾。疾病终末期的患者到了生命的最后阶段，他们的生命质量很大程度都要依赖他人的照顾，但他们作为一个独立的个体享有与健康人同样的权利。

（三）尊重垂死患者的权利

临终患者既然仍处于患者这一角色，就理应享有他们作为患者的权利，他们有权利选择是否知道病情、病程，治疗方式、照顾方式及死亡地点等。安宁疗护是医学人道主义精神的具体表现。

（四）生命的质重于量

生命的质量远比生命的数量重要。改善终末期患者的生活质量，是为了让临终患者在生命的最后阶段过得舒适而有尊严。安宁疗护从原来以治愈为目的转变为以改善症状为目的，并从延长患者的生存时间转变为提高患者的生命质量，为肿瘤临终患者缓解疼痛，对症治疗，减轻病症，提供良好的护理和身心支持。

（五）"五全照顾"原则

安宁疗护以"五全照顾"为服务原则（全人、全家、全程、全队、全社区），在原来的基础上增加了全社区，更加强调安宁疗护深入社区和居家，实现患者的连续性照护。

全人：是指对个体身体、心理、社交、灵性等方面的完整治疗照顾。

全家：不只关心患者，也关怀患者家属，患者和家属为一照顾单位。

全程：对末期患者进行照顾到离世，并且帮助家属渡过整个哀伤期。

全队：医疗团队共同照顾患者和家属，紧密合作。

全社区：志愿者的参与非常重要。

三、安宁疗护的团队组成

（一）多学科团队协作

安宁疗护团队的核心成员由肿瘤内科医生、肿瘤专科护士、临床药剂师、营养师、心理咨询师、社会工作者和志愿者组成，各学科相互独立但又相互补充，多学科融为一体，使安宁疗护发挥整体效能。

（二）以服务对象为中心

安宁疗护提供的是以满足终末期临终患者及其家属的需求为目的的全面照护服务，因此应建立一种以服务对象为中心的实践模式，满足临终患者、家属及照顾者的真实需求，为其提供身、心、社、灵的全方位照护。

（三）以"姑息照护"为基本实践导向

安宁疗护服务对象的独特性，决定了安宁疗护各项服务的独特性。安宁疗护既挽救不了临终患者的生命，亦无法使者家属不丧失亲人，因此，只能以"优死"为服务宗旨，将"姑息照护"作为安宁疗护的基本实践导向，最大限度地提高临终患者的生存质量，尽最大努力保持患者身、心舒适，协助患者在生命的最后阶段活得有意义，祥和地面对死亡，有尊严地离世，并以最大限度维护和增进患者家属的身心健康。

四、安宁疗护的模式

安宁疗护的照护模式分为居家照护和住院照护。

（一）居家照护

居家照护模式是指终末期患者住在家里，由家属提供基本日常生活照护，医疗机构工作人员定期巡诊，提供帮助。巡诊小组由经过专业培训的医生、护士、药剂师、营养师、理疗师、心理咨询师等多学科团队组成，为患者提供生活护理、疼痛管理、注射药物、伤口换药、心理咨询等方面的帮助。社区志愿者可提供一定程度上的支持，并可参与陪伴。居家照护模式满足了部分患者希望最后的时间能和家属在一起的愿望，且费用低，又能够缓解医院床位紧张的状况。

（二）住院照护

住院照护是指终末期患者住在如医院的安宁疗护病房、临终关怀院、护理院、养老院、社区卫生保健中心等机构接受安宁疗护。综合性医院安宁疗护病房是我国最常见的安宁疗护机构类型，一般是指在医院中设置的安宁疗护病区、安宁疗护病房、安宁疗护病室或病床。

在发达国家，基于医院的姑息照护发展迅速，并根据医院资源多寡分为三个类型，分别是初级、二级和三级照护模式，不同级别的姑息照护模式可提供不同形式的医疗服务。

资源有限的医疗机构多采取初级姑息照护模式，医护人员需接受基础的疼痛和症状控制的培训，为所有疾病终末期的患者提供基本的姑息照护，包括为患者提供症状评估、精神评估、有效沟通，以及关于向临终护理过渡的预先护理计划的讨论。

二级姑息照护是指在初级照护的基础上，由专门或住院部门的跨学科团队提供照护，由来自团队的专家担任顾问提供专业的咨询和支持。

三级姑息照护多由拥有专家团队的教学医院和学术中心提供，他们是具有先进疼痛和症状管理专业知识的专业团队。三级姑息照护的医疗机构和医护人员有参与教育、培训和科研，推动专业团队建设及学科发展的责任。

二级和三级姑息照护模式可有多种形式的服务，包括住院姑息照护病房、多学科咨询团队、姑息照护门诊、居丧服务等，通常这些形式在同一个医疗照顾体系下管理，以保证所提供照护的质量，同时也保证患者在不同疾病阶段和不同场所都能够接受连续姑息照护。在中国台湾，近些年发展的安宁共照模式，是由安宁疗护团队为住在非安宁病房的患者提供会诊咨询服务，该模式也属于住院照护模式。

五、安宁疗护的核心服务

安宁疗护主要的工作任务包括：①提供有效的疼痛和其他症状控制；②识别患者和家属的心理、社会和精神需求，并根据需求制订整体照护计划；③恰当地应用治疗性沟通技巧为患者和家属提供辅导和支持；④尊重患者的意愿，促成符合伦理和法规的治疗决策；⑤为失落、悲伤和居丧期的家属提供支持。安宁疗护机构的核心服务是指安宁疗护机构根据安宁疗护模式为疾病终末期患者及家属提供的基本服务项目，可以简单概括为姑息性医疗照护、临终护理、心理咨询、社会支持几个方面。

（一）姑息性医疗照护

独立的安宁疗护机构需有一定数量的掌握临终医学理论和技术的医师，能为终末期患者提供完善的姑息性医疗照护。安宁疗护中有关疾病的病因治疗将不再继续，也可不进行有关原发疾病进展的检查，但可接受有助于对症治疗的检查，任何能够改善患者不适症状的措施都可以根据患者的需求和意愿来提供，包括姑息性手术、姑息性放疗或介入治疗等，旨在控制和缓解疼痛等不适症状，从而减轻临终患者的痛苦，而非治愈疾病。

（二）临终护理

护士作为安宁疗护团队中不可缺少的一员，在安宁疗护具体实践中发挥着重要角色和职能，因此需要有一定数量的经过培训的专职护士，为终末期患者及家属提供身、心、社、灵的全方位照护，按照终末期患者的需求提供临终生活护理、心理护理和技术护理，同时为患者家属提供有效的社会支持，以提高终末期患者的生存质量。

（三）临终心理咨询

通常安宁疗护会为终末期患者及家属提供临终心理咨询，耐心倾听他们的意见和要求，以减轻他们的身心痛苦，让患者安详、平静地离去，帮助家属疏导悲痛情绪，重建对生活的信心。

（四）社会支持

安宁疗护中的社会支持，既包括对临终患者的社会支持，又包括对患者家属的社会支持。既包括临终患者在接受姑息治疗时的社会支持，又包括终末期患者去世后向其家属提供的社会支持，即居丧照护。安宁疗护机构需拥有一定数量的社会工作者提供志愿服务，来为终末期患者及家属提供各种社会支持。

第三节 安宁疗护的评价工具

目前，国外的临终患者照护质量评价指标较为全面，美国、加拿大等国家已有相对成熟的安宁疗护质量评价标准，内容包括结构指标、过程指标和结果指标，也包括了安宁疗护中心、居家疗养和日间安宁疗护临终患者照护质量的评估。从评估形式而言，这些标准主要以质量评价指标和量表形式呈现。

国内的安宁疗护还处于起步阶段，缺乏规范统一的安宁疗护质量评价指标，导致安宁疗护质量具有不确定性。

一、以终末期患者为调查对象的评价工具

（一）姑息照护结局量表（palliative care outcome scale, POS）

POS量表是由Hearn等于1997年开发的，主要用于测量晚期癌症患者姑息照护质量，包括心理或生活质量和照护质量2个维度、共12个条目，其中前10个条目按Likert 5级评分法（0～4分）进行评分，总分为40分，得分越高表明照护质量越差。后2个条目为开放式问题。该量表具有良好的信效度，患者问卷部分的Cronbach's α系数为0.65～0.69，重测信度系数为0.74～1.00。量表在开发之初仅用于晚期癌症患者，后有研究将此量表应用于艾滋病、慢性阻塞性肺病、帕金森、多发性硬化及慢性肾脏疾病等其他疾病的患者。西班牙学者将该量表进行了改良，改良后的量表内容效度为0.97，Cronbach's α系数为0.56～0.78，同样也具有良好的信效度。闫敏将该工具进行汉化并用于上海晚期癌症患者姑息照护质量现状调查。

（二）癌症患者姑息照护的需求评估表（problems and needs in palliative care，PNPC）

PNPC可用于测评癌症患者的姑息照护的问题和需求，以便为患者的具体需求提供护理。它包含6个维度：日常生活活动能力、身体症状、角色活动、经济（行政）问题、社会问题、心理问题，共90个条目，Cronbach's α系数为0.65～0.70。在PNPC的基础上又开发出了简易量表PNPC-sv，共33个条目，Cronbach's α系数>0.70，PNPC-SV

更简洁，更以患者为中心，有利于明确影响患者生活质量和护理需求的问题，具有良好的普遍性和可靠性。Osse等又针对晚期癌症患者的照护者开发了PNPC-c，用于评估照护者的需求，PNPC-c包含67条关于生活质量和照护者角色的问题以及9个关于信息需求的条目，能够有效反映出安宁疗护中照护者的个体化需求，从而能有针对性地提供指导和帮助。

（三）谢菲尔德评估和转诊护理量表（sheffield profile for assessment and referral to care，SPARC）

SPARC是一个多维筛查工具，用于评估晚期癌症患者的支持性照护和安宁疗护需求，它包含沟通和信息、身体症状心理问题、宗教和精神问题、独立和活动、家庭和社会问题、治疗和个人问题这几个方面，共45个条目。它可对癌症患者进行整体评估，有利于理解患者和随访跟踪，SPAPC适用于所有年龄段的住院、门诊、居家的患者，Cronbach's α系数为0.65~0.86。该工具也同样适用于急性脑卒中、间质性肺病患者。

二、以医护人员为调查对象的评价工具

（一）支持性团队评估量表（support team assessment schedule，STAS）

STAS由Higginson等于1986年研制完成，1993年得到验证。该量表为姑息照护质量评价工具，但安宁疗护属于姑息照顾的一个阶段性服务，故该量表也可用于安宁疗护的质量测量。STAS由医护人员填写，包含17个条目，8个维度（疼痛或症状控制，对疾病及死亡的见解，患者及其家属的心理，家庭需求，居家服务，对事物的计划，其他专业照护者的支持，沟通），采用Likert 5级评分法，从0分最好到4分最差，由于条目较少，完成填写仅需2min。STAS的内部一致性信度系数为0.68~0.89，重测信度为0.36~0.76。该量表是用于评估多学科癌症支持团队的姑息照护质量的标准工具之一，同时也可用于测量姑息照护的结局。

（二）姑息照护评价工具（palliative care assessment tool，PACA）

PACA是Ellershaw等于1995年开发的，用于测量医院专业人员对患恶性疾病的人群实施干预（控制症状）后的结局，包含症状控制、患者及其家属对于诊断的理解、关于患者的安置这3个领域的12个条目。3个领域分别形成3个等级量表，其中有关症状的评分依照Likert 4级标准，0代表"缺乏"，3代表"症状主导的日常生活"。内部一致性为0.44~1.00。该工具在测量癌症患者症状方面具有简单、主观、效度和敏感度好的优点，可被用于评估安宁疗护患者的需要，同时该量表也适用于其他恶性疾病的

患者。

（三）临终关怀态度量表（professional end of life care attitude scale, PEAS）

PEAS是Bert Hayslip等发明的，包括个人的临终关怀经历及临终关怀个人忧虑态度13个条目、专业化临终关怀的态度18个条目，共31个条目，用于了解护士对临终关怀的态度及忧虑程度。本量表采用Likert 6级计分法：从不相关到非常同意，依次赋值1～6分。分数越高，表示不适情绪及忧虑程度越高。杨斐敏将此量表进行了汉化。经过测试，PEAS的内容效度为0.903，Cronbach's α系数为0.897。

三、以患者及照顾者为调查对象的评价工具

安宁疗护舒适量表（hospice comfort questionaire，HCQ）是Novak等人于2001年共同开发的一个安宁疗护舒适度的评估工具。HCQ是一个自评量表，该量表旨在协助护士了解安宁疗护患者及照护者的整体舒适度。该量表中针对安宁疗护患者及其照护者的舒适问卷分别包含49个条目，采取Likert 6级计分法，为"非常不同意"到"非常同意"，得分越高表示舒适度越高。该量表具有良好的信度。

第四节　濒死期患者的护理要点

一、濒死期患者的护理

医学上一般将死亡分为濒死、临床死亡以及生物学死亡三个时期。濒死期是疾病发展的一个阶段，是指人在临死前挣扎的最后阶段，此时由于疾病末期或意外损伤导致人体主要器官生理功能趋于衰竭，脑干以上的神经中枢功能处于抑制或丧失状态，死亡即将发生。在这一时期，我们的护理宗旨是尽可能减少患者的痛苦，提高患者的舒适程度，维持患者的生命质量，使患者安详而有尊严地离世，并给予患者家属精神上的支持。

（一）环境舒适安静

濒死期患者的病房应尽量按患者意愿要求布置房间，使患者感觉安全、舒适。舒适的体位、安静的环境有利于患者保持平静的心情。

（二）尊重患者的意愿

医护人员应倾听患者的诉求，尊重患者的意愿，同时做好死亡教育工作，让患者及其家属认识到死亡是生命发展不可避免的结果，要协助家属完成患者的心愿，使其安详地离开人世。

（三）解除患者的疼痛

慢性复杂的癌痛往往会使患者产生焦虑、抑郁、沮丧、烦躁和绝望等情绪，解除疼痛有助于患者保持平静，安详离世。

（四）加强患者的基础护理

应密切观察濒死期患者的生命体征、意识状态及尿量的变化，详细记录体温、呼吸、脉搏、血压等情况。对昏迷、烦躁不安的患者应注意防护，防止意外发生；对痰液堵塞、呼吸困难的患者可遵医嘱予低流量氧气吸入，必要时进行吸痰，清除气管及口腔分泌物，病情允许可适当抬高床头15°~30°。若患者老发生恶心、呕吐，应观察呕吐物的色、质、量，将其头偏向一侧，防止因误吸而引起窒息；长期卧床、消瘦、摄入不足、大小便失禁的患者，容易出现压疮，应保持床单清洁，定时翻身擦浴，局部按摩，保持皮肤清洁。

（五）做好患者的心理护理

濒死期的患者在面对死亡时常常表现出焦虑、失望、痛苦、烦躁等情绪，医护人员应根据患者不同的心理状况制定护理计划，实施恰当的护理措施。护理过程中，护理人员应密切观察患者情绪、言行的细微变化，与患者及家属进行沟通交流，及时了解患者的心理变化和需求，并根据不同的心理变化实施有效的心理干预措施，使患者恐惧、悲观、焦虑、忧郁等情绪得到缓解。

二、濒死期患者家属的护理

焦虑、失望、痛苦、烦躁是晚期癌症患者家属最常见的心理状态，患者家属在陪伴照顾患者的过程中同样遭受着身体、心理以及社会等各个方面带来的困扰。因此，患者及其家属都属于照护的对象，家属也应该接受相应的护理干预。医护人员应明确告知家属濒死期患者将会发生的一系列症状反应以及接受治疗措施，在执行各项医疗护理操作前充分沟通并取得家属同意。护理人员应帮助家属疏导悲伤的情绪，聆听家属表达自己的情绪、感受、焦虑等。护理人员应随时给予家属关怀和支持，做好哀伤辅导，设法满足濒死患者最后的愿望，帮助家属找到陪伴患者的价值和意义，使家属能以平静的心态陪伴在患者的身旁，使患者能安详地走向生命的终点。

三、中医护理技术的应用

临终患者到了疾病和生命的后期，自身情志因素的影响往往比疾病本身的影响要大。对于采取保守姑息照护的临终患者，中医情志疗法占有一定的优势，可化郁为畅，疏泄情志，给予临终患者心灵上的慰藉。

第五节　死亡教育

死亡是人类生命的终结，是每个人一生的必经之路。死亡教育是要帮助人们正确面对自我与他人的死亡，理解生与死是人类自然生命历程的必然组成部分，从而树立科学、合理、健康的死亡观。

一、对死亡的态度

人们对待死亡的态度指的是对死亡的认识和思考。对死亡的态度受各种社会和个人因素影响。社会因素包括地域的传统文化、生活习惯、政治环境等，个人因素包括年龄、性别、文化程度、职业、家庭环境、宗教信仰、健康状况等。在不同时期，不同国家、民族、地域，人们对死亡的态度有很大差异。

在传统文化的影响下，过去的中国人对死亡和濒死普遍存在惶惑、恐惧和否认的态度。近几十年，随着社会的进步和发展，多元文化的相互碰撞，人们更加注重生命的意义和品质，在关注优生的同时，也越来越关注优死。优死即善终，是指平静而有尊严的离世。

不同年龄段的人对死亡的态度有很大差异。

（一）儿童

3～5岁的儿童认为死亡只是一种活动的变更，是暂时的，如认为死亡是睡着或是去旅行了。到9～10岁，这个时期的儿童逐渐认识到了死亡是无可避免的，对死亡的认知趋于真实。儿童对死亡的认知和理解，受其年龄、生活体验、生长环境及自我认知等因素影响。

（二）青少年

对青少年而言，学习成绩与接受"死亡是不可避免的"具有相关性。有自杀倾向的青少年，应对能力差，遇到挫折时往往表现出消极情绪，容易把死亡看成解脱。因此，青少年对死亡可能会是恐惧或者游戏的态度。

（三）成年人

成年人会较为成熟地看待死亡，会将死亡当成是生命的最后阶段，是每个人一生的必经之路。成年人不会否定自己及家人都会死亡的这一事实，也认识到了死亡可能发生在人生的每个阶段，生老病死是自然的规律。成年中期的人往往比成年后期的人更不能接受死亡，因为此时的成年人大多处于事业有成、有一定社会地位的阶段，肩负着整个家庭的重担。因此，成年人对死亡可能会是逃避死亡、漠视死亡的态度。

（四）老年人

老年人随着年岁的增长，由于经历过亲友离世、自身身体生理机能不断衰退等事件，因此会常常思考死亡问题。反而不害怕和回避死亡，通常老年人能够应付人生必须经历的死亡。但是老年人在缓慢接近死亡的过程中仍会有焦虑的情绪。老年人对待死亡时的表现主要有以下几种。

1. 理智对待

当意识到自己即将面对死亡时，部分老人能够理智地对待死亡，他们会在临终前尽量安排好自己的后事，避免由于自己死亡给亲友带来不良后果。这一类老人一般接受过良好教育，文化程度较高。

2. 积极应对

每个人都有生存的期望，老年人也不例外。部分老年人会忍受着疾病的折磨和诊治带来的痛苦，以坚忍的意志力与病魔作斗争，想尽各种办法延长自己的生命。这一类老年人大多数属于低龄老年人。

3. 恐惧死亡

有的老年人会十分珍惜生命，极度恐惧死亡，这一类老年人通常是拥有一定社会地位和经济实力的人。这一类老年人可能表现为不惜一切代价寻找治疗方法延长自己的生命，把全部精力都倾注在身体上，他们不想失去现阶段拥有的美好生活。

4．接纳死亡

部分有宗教信仰的老年人会平淡地看待死亡，他们信仰某一种宗教，认为死亡是一种解脱或是新生活的开始。还有一部分老年人无法解决现状，只能无奈地接受现实。

5．解脱

由于身体机能的日渐衰退或是受疾病的长期困扰，部分老年人在身体、心理上都承受着难以忍受的痛苦，使得他们不再留恋现有的生活，对生活失去希望。因此，这一类老年人会认为死亡是一种解脱。

二、死亡教育的原则和方法

（一）死亡教育的重要性

大多数癌症患者都是在医院里度过人生的最后一程，可是有些患者和家属没有接受过死亡教育，也没有科学的死亡观，对死亡持绝望和否认的态度，或忌讳谈论死亡相关话题，或极度恐惧死亡，导致患者在临终阶段无法面对死亡将至的现实，在痛苦中离开人世，给自己和家属留下遗憾。医护人员应对临终患者和家属进行科学的死亡教育，帮助患者安详、舒适地离开，并帮助家属接受事实，顺利度过悲伤期，是癌症患者安宁疗护的任务之一，也是肿瘤科护士的重要职责。

（二）进行死亡教育的原则与方法

1．尊重临终患者的权利

尊重患者的权利、告知患者真实病情是死亡教育的前提条件，人员应帮助临终患者及其家属接纳疾病，真正面对和接受当前的疾病状况。每个患者都拥有知情权和选择权。患者有权了解自己的病情、治疗及预后，有权参与自己的治疗决策，并在医生的专业意见下做出符合自己意愿的决定。患者只有知道自己真实的病情，才可能接纳疾病。医护人员应充分了解并尊重患者的权利，特别是在患者临终阶段，医护人员应在全面评估的前提下，应用恰当的沟通技巧告知病情，并尊重患者的自主权和选择权，充分考虑患者对临终阶段的治疗和抢救措施的意见，引导患者坦然地面对死亡，而不应自以为"保护"患者隐瞒实情。

2．评估患者对死亡的态度及影响因素

患者对死亡的态度受各种社会和个人因素影响，因此医护人员应充分评估临终患者的社会和个人因素，包括年龄、性别、文化程度、职业、家庭环境、宗教信仰、健康状况、传统文化、生活习惯、政治环境等。明确影响患者死亡态度的相关因素，有助于医护人员全面理解患者对死亡的态度和行为方式，从而促进有效沟通，制订个体化的护理计划，帮助临终患者树立正确的死亡观，以正确的态度对待死亡。

3. 针对不同心理阶段进行死亡教育

临终患者往往会有复杂的心理体验，主要有否认、愤怒、协议、沮丧和接受等。确诊初期的癌症患者尚未进入终末阶段，还处于茫然或否认的情绪中，此时不宜直接谈论死亡，而应为患者提供正确的诊疗方案，指导患者进行规范治疗。治疗期的患者情绪趋于平静，此时医护人员应引导患者提前做好计划，包括临终抢救的治疗决策以及身后事的安排等，尽量不留遗憾，尽可能不等到临终的时候才做决定。对临终的患者，医护人员和家属应充分尊重和包容，让他们感到被理解、被关怀，使患者安详、舒适地离开。医护人员应准确评估患者所处的心理阶段，针对不同心理状态进行死亡教育，给予适当的指导和支持。

4. 针对患者家属的死亡教育

安宁疗护的内容是对临终患者及家属提供身、心、社、灵的全方位照护。同样，死亡教育的对象也应包括临终患者的家属。家属作为临终患者主要的照顾者，为患者提供最主要的日常生活照料以及情感支持，在陪伴照顾患者的过程中同样承受着身体、心理以及社会等各个方面带来的巨大压力。家属对死亡的态度极大地影响着临终患者对死亡的态度。医护人员应评估家属对死亡的态度，引导他们正确面对死亡并克服自身的恐惧，指导家属陪伴、倾听和关怀患者，为患者提供有效的情感支持，帮助患者安详地离开。在患者离世之后，护理人员应与家属保持沟通并提供支持性的建议和辅导，帮助家属早日走出悲伤，积极面对生活。

三、死亡教育的内容

死亡教育起源于美国，经过多年的发展，现已形成较成熟的教育模式。在美国，死亡教育课程从小学生开始普及，主要通过小学、中学、大学等多阶段的系统教育完成死亡教育目标。而我国，由于受到传统"重生忌死"的文化制约，死亡教育在我国发展比较缓慢，其理论和实践推广至今仍停留在起步阶段，有关教育内容、教学方式及模式等研究仍处于不断探索的状态。死亡教育的内容应根据教育对象、地域文化、宗教信仰等情况的不同而适当调整，现阶段常见的死亡教育内容包括：

（一）莱维顿（Leviton）的死亡教育内容

莱维顿认为死亡教育是一个将有关死亡的知识及其应用传递给人们及社会的发展历程。他在1969年指出的死亡教育内容包括三大类：死亡的本质、对死亡及濒死的态度和引起的情绪问题、对死亡及濒死的调试。同时指出自杀、自杀防范相关内容也应纳入死亡教育的探讨。其中具体内容可分为以下5个方面：①死亡的本质及意义，包括哲学和伦理学及宗教关于死亡及濒死的观点，医学、心理学、社会学及法律对死亡的定义，生命过程及老化过程，死亡禁忌，死亡的跨文化比较；②对死亡及濒死的态度，包括儿童、青少年及成年人对死亡的态度，儿童生命概念的发展，性别角色和死亡，了解及照顾垂死的亲友，分离与哀悼，为死亡预先做好的准备，文学艺术中对死亡的描写等；③对死亡及濒死的处理及调试教育，包括如何与疾病终末期亲人沟通、爱人和亲人死亡对生者的影响、如何对儿童解释死亡、遗体处理方式、葬礼仪式和丧事的费用预算及对亲友的吊慰方式安排、器官捐献与移植、遗嘱和继承权及健康保险等与死亡相关的法律问题、生活状态和死亡的关系；④特殊问题探讨，包括自杀及自毁行为、安乐死、意外死亡、暴力行为等；⑤死亡教育实施，包括死亡教育的发展及其教材撰写和教学法研究、死亡教育的课程发展与评价、死亡教育的研究与应用等。

（二）罗森托尔（Rosenthal）的死亡教育内容

罗森托尔认为死亡教育应包括以下内容：死别与悲痛、死亡的宗教与文化观、对生命周期的认识、死亡的原因、死亡的法律问题、死亡的经济问题如丧葬费用、社会服务机构、儿童死亡、人口统计的背景知识、死亡概念的界定、安乐死、自杀、遗体处理、丧葬及其他风俗等。

（三）雅博（Yarber）的死亡教育内容

雅博认为死亡教育内容应包括死亡的定义、原因和阶段、社会上关于死亡的定义、有关死亡文化的观点、有关死亡的社会资源、生命周期、葬礼仪式和选择、哀悼、尸体处理方法、器官移植与捐赠、自杀和自毁行为、对亲人和朋友的吊唁、宗教对死亡的解释、法律和经济对死亡的解释、音乐及文学中表现的死亡、了解濒死者亲友的需要、死亡准备及安乐死等。

（四）张淑美的死亡教育内容

台湾学者张淑美将Leviton、Corr、Alles等美国学者的死亡教育内容归纳为：死亡的本质及意义、对死亡及濒死的态度、对死亡及濒死的处理及调整、对自杀及安乐死等特殊问题的探讨、有关死亡教育的实施。